高等职业教育规划教材

药用化学基础

第二版

訾少锋　主编

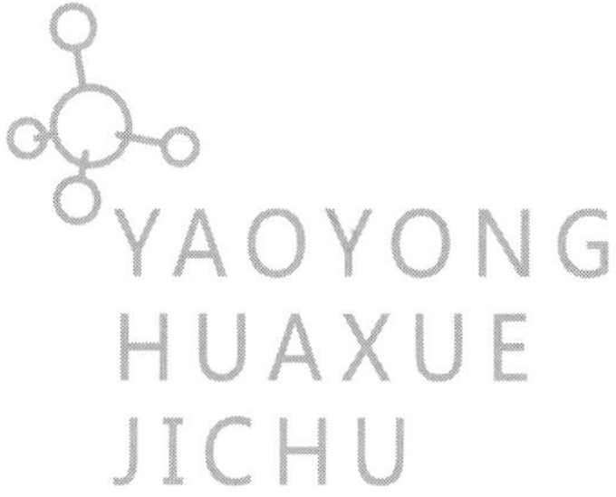

化学工业出版社
·北京·

内 容 提 要

《药用化学基础》充分体现了高等职业教育的针对性和实用性，突破传统教学内容和体系，将无机化学和化学分析知识整合成适用于药学各专业的教学模块。全书模块化布局，共设分散系与溶液、化学结构理论与运用、化学反应原理及运用、化学分析法原理与运用、有机化学基础和化学分析基本技能训练六大模块。其中“化学分析基本技能训练”模块采用任务驱动模式编写，并且配有相关二维码，扫码可以获取化学分析基本操作技能的动画资源。

本书突出“药用”特色。从章节标题、教材内容、实验项目选择，到语言风格、专业术语，尽力融入《中华人民共和国药典》，使药学及相关专业学生及早在药业行业根本大法——《中华人民共和国药典》——的规范下学习。

本书适合高职高专药学、中药学及药品生产技术、药品经营与管理等相关专业学生学习使用，也可供相关技术专业人员参考。

图书在版编目（CIP）数据

药用化学基础/訾少锋主编．—2版．—北京：化学工业出版社，2020.10（2023.10重印）

高等职业教育规划教材

ISBN 978-7-122-37366-3

Ⅰ.①药…　Ⅱ.①訾…　Ⅲ.①药物化学-高等职业教育-教材　Ⅳ.①R914

中国版本图书馆CIP数据核字（2020）第121369号

责任编辑：旷英姿　刘心怡　　文字编辑：林　丹　张瑞霞

责任校对：张雨彤　　装帧设计：王晓宇

出版发行：化学工业出版社（北京市东城区青年湖南街13号　邮政编码100011）

印　　装：大厂聚鑫印刷有限责任公司

787mm×1092mm　1/16　印张15½　彩插1　字数404千字　　2023年10月北京第2版第4次印刷

购书咨询：010-64518888　　售后服务：010-64518899

网　　址：http://www.cip.com.cn

凡购买本书，如有缺损质量问题，本社销售中心负责调换。

定　　价：42.00元

前言

《药用化学基础》第一版较好地实现了“基础理论教学要以应用为目的，以必需、够用为度”的教学原则，贯彻了“素质为基础、能力为本位”的指导思想。随着高职教育的发展和高职教材建设研究成果不断涌现，有必要对第一版教材内容进行修订，以满足高职教育教学的需要。

在本书修订过程中，适逢国家教材委员会、教育部印发全国教材建设规划和四个教材管理办法，使本次修订在政治上、思想上起点更高，内容选择上有了遵循的依据和明确的目标。为此，在“课题三”学习情境栏目中选择了潘建伟量子团队的事迹，鼓舞学生努力攀登科学高峰。(1) 坚持理论联系实际、反映化学学科教学和科研最新进展。为此，及时更新了元素周期表；化学实验项目选择依据学生就业岗位的实际，精选 12 个技能训练。(2) 遵循教育教学规律和人才培养规律。为此在知识体系的安排上遵循“螺旋上升”的规律，把“四大平衡”与“四大滴定”分开学习。(3) 编排科学合理。吸收模块化教学的成果，将内容分为六个模块进行布局、整合、优化编写；吸收任务驱动法的教学成果，将化学实验依据“药典工作任务驱动”模式进行编写。

本次修订除了坚持第一版的优势特色外，还有以下特点：

1. 突出“药用”特色。结合教育部新版“高职高专专业目录”，研究了中药学、药学、食品药品相关专业的课程标准，精选《中华人民共和国药典》(2015 版) (简称《药典》)实例——特别是实验项目——融入教材。语言风格贴近药典方式，专业术语上采用药典词汇，使学生及早在药业行业根本大法——《药典》——的规范下学习。当然，由于 2015 版《药典》正在修订，部分案例选择了 2020 版《药典》的征求意见稿的内容，如实验“熔点的测定”。

2. 增设栏目、丰富教材呈现形式。如增设“学习情境”“走进药典”“学有余力”“拓展阅读”等学习栏目，丰富文本形式、设定育人语境，从而激发学生阅读兴趣，提升育人效果。

3. 内容编排上吸收“模块化”“任务型”的教育教学成果。内容选择做到增减结合，进一步删除了过深的理论分析和阐述；增加表面活性剂、重量分析法内容，调整晶体结构为药物晶型内容。

4. 章节标题既坚持专业性——化学学科特点，又彰显灵活性——药的特色，如“影响药物性的作用力”等。

5. 在数字融合教材建设上做了初步尝试，体现在化学实验操作技能采用动画形式呈现，激发学生的学习兴趣。

本次修订分工如下：丁锐编写课题三、五以及任务一、二、三、四；丁瑞平编写课题一、六、七以及任务五、六、七、八；杨文峰编写课题八、九、十以及任务九、十、十一、十二；訾少锋编写课题二、四、十一、十二、十三。全书由訾少锋统稿。

本次修订得到 2018 年度安徽省高等学校省级质量工程“高水平高职教材建设”项目支持 (编号：2018yljc214)，也得到了化学工业出版社和亳州职业技术学院领导和同行们的热情关心和帮助，在此谨向他们表示真挚的感谢。

设想很好，但鉴于编者水平和能力所限，疏漏在所难免，恳请有关专家、老师和广大读者指正。

编者

2020 年 4 月

第一版前言

本教材是根据高职高专药学专业人才的培养目标和规格以及高职高专学生应具有的知识与能力结构和素质要求编写的。编写时，努力贯彻高职高专“基础理论教学要以应用为目的，以必需、够用为度”的教学原则；以“素质为基础、能力为本位”的指导思想；改革高职高专教育教学内容和课程体系，打破学科型的教材体系，紧扣学以致用原则，构建适用于高职高专医药类各专业所编写的一门化学综合基础课，其任务是使学生掌握医药类专业所必备的化学知识。

本教材充分体现了高等职业教育的针对性和实用性，突破传统教学内容和体系，将无机化学和化学分析知识整合成适用于医药类各专业的教学内容，并为药品营销专业设置有机化学教学内容。

在章节编排上将定量化学分析中的四大滴定分析融入四大化学平衡中；元素化学部分只介绍了最具代表性的元素及其化合物。内容上突出重点，加强基础，精简复杂公式和繁琐计算的推导，删除了过深的理论分析和阐述，使内容言简意赅、通俗易懂。为强化培养应用型、实用型人才的高职教育特点，在编写中注重理论联系实际，注重对学生独立工作能力和操作技能的培养，在每章后设置了相关的“实验”内容，部分章节后还安排有“开放实验”，充分体现基础理论与应用技术的一体化。

本教材具有以下特点。

1. 本着理论“必需、够用”的原则，结合各相关专业特点和后续课程需要，将原属于无机化学和分析化学两门课程的基本内容进行解构、精选，突出重点，加强基础，删除了过深的理论分析和阐述。

2. 本书以无机化学及定量化学分析内容作为主干，同时专门为药品营销类专业增加有机化学内容，使本教材既满足本门课程的需要，又为与相关平行课程和后续课程的衔接建立了一个很好的起点，同时也为将来从事有关化学及其检测工作奠定了扎实的基础。

3. 充分考虑高职高专特点，对无机化学、分析化学两门课程的教学内容精心遴选后进行有机整合，将定量化学分析中的四大滴定分析融入四大化学平衡，实现了两门课程真正意义上的有机结合，充分体现基础理论与应用技术的一体化。

4. 对无机化学中元素化学部分只介绍了最具代表性的元素及其化合物；对各种基本化学分析方法强化实际应用，既体现化学课程的特色，又以培养学生分析问题和解决实际问题的能力为重。

5. 在知识点的选取上，力求具有时代保持先进性；为拓展知识视野，开辟“知识拓展”小栏目。教材中的物理量，统一采用法定计量单位，符号采用国家标准 GB 3100～3102—93，力求体现准确性和规范性。为巩固课堂所学知识，设置了“课堂反馈”和“课堂互动”

等内容。

6. 为更好地突出高职高专教育教学与专业岗位（群）相结合，开辟“职业资格标准”栏目，使学生学习目的明确，更好的培养学生的技术应用能力相综合实践素质。

本书按84学时编写，其中实验实训占28学时（药品营销专业使用时因增加有机化学内容，可以适当调整)。

本书编写分工如下：第一章、第七章第一节由丁锐编写；第二章、第七章第二节由丁瑞平编写；第三章、第七章第三节由朱勇编写；第四章、第八章第二节由纪东汉编写；第五章、第八章第一节由权春梅编写；第六章、第八章第三节由杨文峰；第九章由李飞编写；第十章、第十一章、第十二章由訾少锋编写。全书由訾少锋主编并统稿。

本书的编写得到了化学工业出版社和亳州职业技术学院领导和同行们的热情关心和帮助，在此谨向他们表示感谢。

鉴于编者水平和能力所限，疏漏在所难免，恳请有关专家、老师和广大读者指正。

编者

2010年7月

目 录

模块二　化学结构理论与运用　/029

模块三　化学反应原理及运用　/072

模块四　化学分析法原理与运用　/ 109

模块一　分散系与溶液

课题一　药物剂型必备的分散系与溶液知识

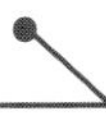

学习目标

1. 掌握分散系的概念和分类；熟悉溶胶、高分子溶液的性质和应用；了解悬浊液与乳浊液的概念和应用。

2. 掌握溶液浓度的常见表示方法和有关计算；熟悉溶液的配制方法；了解溶液稀释与混合的原理。

3. 掌握稀溶液依数性的原理和应用，熟悉渗透压的概念、计算及其在医药学上的应用。

4. 熟悉表面活性剂的概念、分类和应用。

5. 能解释溶胶、高分子溶液的稳定性；能熟练配制一定浓度的溶液；能处理与渗透压相关的医药学问题。

溶液在人类的生产活动、科学实验以及生命过程中有非常重要的作用。人体内的体液多属于溶液的范畴，临床上许多试剂需配制成一定浓度的溶液才能使用，很多药物的制备和分析也都是在溶液中进行的。

本章在学习分散系的基础上，将详细介绍溶液的有关知识。

第一节　分　散　系

学习情境

生理盐水，急支糖浆，血液，蓝黑墨水，牛奶，泥浆水等，都是生活中常见的物质，想一想它们有什么异同特点？

人们喝豆浆时，常常加糖而不加食盐，这是为什么？

希望通过本节的学习你能回答这些问题。

一、分散系及其分类

1. 分散系

为了方便研究，化学上常把一部分物质与其余的物质划分开来作为研究对象，这种被划分出来的研究对象称为体系。体系中物理性质和化学性质完全相同而与其他部分有明显界面的均匀部分称为相。只含一个相的体系称为单相体系（或均相体系）。含有两个或两个以上相的体系称为多相体系（或非均相体系）。

分散系是一种或几种物质以细小颗粒分散在另一种物质中所得到的体系。其中被分散的物质称为分散质（或分散相）。分散系中容纳分散质的物质称为分散介质（或分散剂）。如，在碘酒、泥浆水、油水分散系中，碘、泥沙、油为分散质，酒精、水为分散介质。

2. 分散系的分类

根据分散质颗粒大小的不同，分散系可分为三种类型：粗分散系、胶体分散系和分子或离子分散系。分散质微粒决定了分散系的特征，不同分散系的主要性质见表 1-1。

表 1-1 分散系的分类及主要性质

分散系名称		分散系组成	粒子大小	性质	示例
粗分散系	悬浊液	固体小颗粒	＞100nm	非均相，不透明，不均匀，不稳定，不能通过滤纸和半透膜	泥浆水、炉甘石洗剂、豆浆等
	乳浊液	液体小液滴			
胶体分散系	溶胶	分子、原子、离子的聚集体	1～100nm	非均相，不均匀，有相对稳定性，能通过滤纸不能通过半透膜	氢氧化铁溶胶、As_2S_3 等
	高分子溶液	单个高分子		均相，透明、均匀，稳定，能通过滤纸不能通过半透膜	蛋白质、动物胶溶液等
分子或离子分散系	真溶液	小分子或离子	＜1nm	均相，透明、均匀，稳定，能通过滤纸，某些能通过半透膜	蔗糖、食盐、葡萄糖等水溶液

在粗分散系中，分散质颗粒平均直径大于 100nm，主要包括悬浊液和乳浊液。悬浊液是不溶性固体分散质以微粒形式分散在液体分散介质中形成的分散系，如泥浆水、硫酸钡悬浊液（钡餐）。乳浊液是不溶性液体分散质以微小液滴形式分散在另一种液体分散介质中得到的分散系，如石油原油。粗分散系的均匀性和稳定性较差，外观浑浊，属于非均相体系，放置后分散质和分散介质会分离，其中悬浊液会产生沉淀，乳浊液会出现分层。

在胶体分散系中，分散质颗粒平均直径在 1～100nm 间，根据其聚集状态，可分为溶胶和高分子溶液。溶胶是以分子的聚集体为不溶性分散质分散在介质中形成的体系。溶胶是非均相体系，有一定的稳定性。根据分散介质状态分为：气溶胶（如雾霾），液溶胶（溶胶）（如氢氧化铁溶胶），固溶胶（如珍珠）。高分子溶液是以分子量很大的单个高分子为分散质分散在分散介质中所形成的体系。高分子溶液是均相体系，溶液透明、稳定性高。

在分子或离子分散系中，分散相粒子平均直径小于 1nm，以分子或离子状态均匀分散在介质中所形成的分散系，也称真溶液或溶液。溶液是一种高度分散的均相体系，稳定性很高。根据分散介质状态分为：气态溶液（如空气），液态溶液（如生理盐水），固态溶液（如合金）。通常所指溶液是液态溶液。溶液的分散质也称溶质，分散介质称溶剂。常见溶剂有水、乙醇、液体石蜡等，一般不指明溶剂的溶液都为水溶液，如临床上用的葡萄糖溶液等。

在实际应用中，分散系往往是比较复杂的。如牛奶就是一个复杂的分散系，主要成分有水、油脂、干酪质、乳糖等，其中油脂、干酪质、乳糖分别以乳浊液、胶体和溶液三种分散系共存，因此牛奶不表现出某单一分散系的性质。

二、溶胶及其性质

溶胶的胶粒是由大量分子（或原子、离子）形成的聚集体。直径为 1～100nm 的胶粒分散在分散介质中形成的多相系统能否长时间存在取决于胶体的性质。

（一）溶胶的动力学性质

利用超显微镜可以观察到溶胶中分散质的颗粒在不断地做无规则的运动，这种运动叫布朗（Brown Tan）运动。布朗运动是由于分散剂分子的热运动自四面八方不断地撞击溶胶粒子所引起的，撞击合力的大小和方向在不同瞬间都不同，导致溶胶粒子时刻以不同的速度、沿着不同的方向做无规则运动。

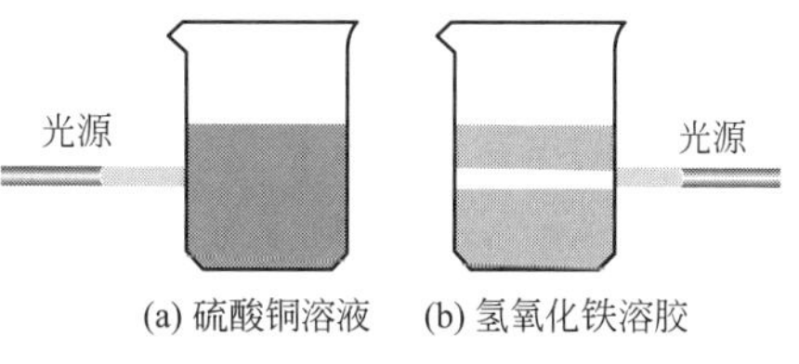

图 1-1　丁达尔现象

（二）溶胶的光学性质

将一束聚光光束照射到胶体时，在与光束垂直的方向上可以观察到一个发光的圆锥体，这种现象称为丁达尔现象或丁达尔效应（图 1-1）。

当光束照射到大小不同的分散相粒子上时（图 1-2），如果分散质粒子远大于入射光波长，光在粒子表面按一定的角度反射或折射；如果粒子远小于入射光波长，散射现象很弱，发生透射作用；如果分散质粒子小于光的波长，产生光的散射。

项目	离子分散系	胶体	粗分散系
光路示意图			
对光的主要作用	透射	散射	反射或折射

图 1-2　不同分散系对光的作用

由于溶胶粒子的直径在 1～100nm 之间，小于入射光的波长（400～760nm），因此发生了光的散射作用，产生丁达尔现象。此时溶胶粒子本身像是一个光源，光波绕过粒子向各个方向散射出去，散射出的光称为散射光或乳光。高分子溶液虽属胶体范围，但它是均相体系，分散相和分散介质的折射率相差不大，分散相和分散介质之间无明显界面，散射光很弱。丁达尔效应是溶胶所特有的光学性质，可以用于与其他分散系的区分。

（三）溶胶的电学性质

1. 电泳现象

在电场的作用下，溶胶粒子定向地移动称为电泳。根据电泳实验可以测定溶胶粒子的带电性。若在 U 形管中加入 $Fe(OH)_3$ 溶胶，给两个电极通以直流电，即发现 $Fe(OH)_3$ 溶胶粒子移向负极，而使溶胶在两个管中的高度有一定的差距（图 1-3），证明 $Fe(OH)_3$ 溶胶粒子是带正电荷的。若在上述 U 形管中加入 As_2S_3 或 Sb_2S_3 溶胶，接通直流电后，发现溶胶粒子将移向正极，说明 As_2S_3 或 Sb_2S_3 溶胶粒子带负电荷。

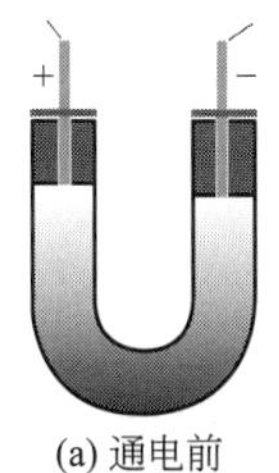

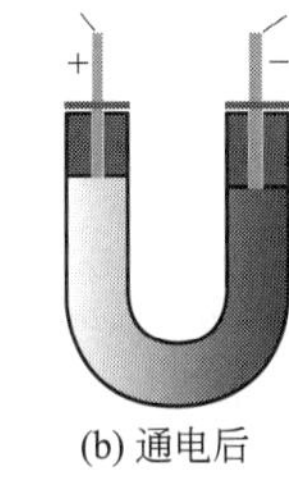

图 1-3　$Fe(OH)_3$ 溶胶电泳现象

电泳现象说明溶胶粒子是带电的，而带电的主要原因有以下两个方面。

（1）吸附作用　溶胶中的分散质颗粒具有较大的比表面积和较强的吸附作用，在电解质溶液中发生离子的选择性吸附，从而使溶胶粒子带上与被选择吸附的离子相同的电荷。例如：$FeCl_3$ 水解是分步进行的，除了生成 $Fe(OH)_3$ 外，还有 FeO^+ 生成，由大量 $Fe(OH)_3$ 分子聚集而成的溶胶颗粒选择吸附 FeO^+ 而带正电荷。

（2）解离作用　有些溶胶是通过表面基团的解离而带电的。例如：硅酸溶胶是由许多硅酸分子缩合而成的，解离后 H^+ 进入溶液中，$HSiO_3^-$ 留在离子表面而使离子带负电荷。

溶胶粒子带电原因十分复杂，以上情况只能说明溶胶粒子带电的某些规律，具体怎样带电，带什么电荷，还需要通过实验来证实判断。例如，将 $AgNO_3$ 与 KI 混合制得 AgI 溶胶，该溶胶带的电荷则需要根据反应过程中哪种物质过量来判断。若 $AgNO_3$ 过量，AgI 固体选择性吸附 Ag^+，溶胶粒子带正电；若 KI 过量，则吸附 I^-，溶胶粒子带负电。

2. 溶胶粒子的结构

下面以 AgI 在 KI 过量时形成的胶团为例（图 1-4）来说明溶胶粒子的结构。在胶粒或胶团的核心存在着分子、原子或离子的聚集体（m 个 AgI 的集合体），称为胶核；胶核能选择吸附介质中与其组成相似的某种离子或表面分子解离而形成带电离子（n 个 I^-），称为电位离子；由于电位离子的静电引力又吸引了介质中部分与胶粒带电性相反的离子［$(n-x)$ K^+］，称为反离子。电位离子与部分反离子紧密结合在一起构成吸附层，另一部分反离子（x K^+）因扩散作用分布在吸附层外围，形成与吸附层电性相反的扩散层，这样吸附层和扩散层就构成了电性相反的双电层。

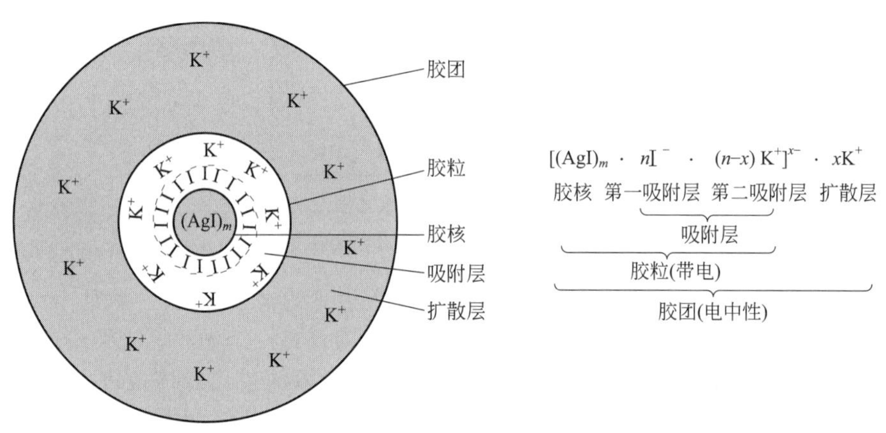

图 1-4 碘化银胶团结构示意图

通常将胶核和吸附层合称为胶粒，胶粒和扩散层合称为胶团。胶粒和扩散层所带的电量相等、电荷相反，整个胶团呈电中性。发生电泳时，胶团会从吸附层与扩散层之间裂开。溶剂化吸附层的胶粒向与其电性相反的电极移动，而溶剂化的扩散层则向另一电极移动。

（四）溶胶的稳定性和聚沉

1. 溶胶的稳定性

溶胶是高度分散的多相体系，它具有很大的表面积和很高的表面能。因此，从热力学角度看，体系中的胶粒有自发聚沉的倾向。然而，用正确方法制得的溶胶可以保存很长时间而不沉淀，这说明它又具有一定的稳定性。溶胶的不稳定性是绝对的，而稳定性是相对的，有条件的。溶胶具有稳定性的主要原因有三个：

（1）动力学稳定性　由于溶胶的胶粒具有强烈的布朗运动，可以克服重力作用，所以不易沉降，即具有动力学稳定性。

（2）胶粒带电　同种溶胶中的胶粒带有相同电荷，同种电荷间的相互排斥作用使胶粒不易聚集成大颗粒，保持了溶胶的稳定。这是溶胶稳定的主要原因。

（3）胶粒表面水化膜的保护作用　由于胶团具有双电层结构，而双电层中的离子都是水化离子，这就使胶粒表面形成一层水化膜。水化膜的存在阻碍胶粒相互碰撞合并变大，不至于引起聚结。水化膜的厚度主要取决于扩散层的厚度，扩散层越厚，溶胶越稳定。

2. 溶胶的聚沉

使溶胶聚沉的因素很多，如加热、加入电解质等，其中对电解质作用研究得最多。

(1) 电解质的聚沉作用 电解质的聚沉能力主要由离子的价态决定，离子价态愈高，电解质的聚沉能力愈大。

同价离子的聚沉能力也不同，例如对负电性溶胶来说，一价金属离子的聚沉能力顺序为：$Cs^+ > Rb^+ > K^+ > Na^+ > Li^+$。一般认为同价离子的水合离子半径越小，聚沉能力越强。

(2) 溶胶的相互聚沉作用 胶体粒子都带有一定的电荷，若将带有相反电荷的溶胶混合在一起，则会发生相互聚沉，这种现象称为溶胶的相互聚沉作用。例明矾净水。

(3) 加热聚沉 加热增加了胶粒之间的碰撞机会，同时削弱了胶粒的溶剂化作用，使溶胶聚沉。例如将 As_2O_3 溶胶加热煮沸时，As_2O_3 呈黄色沉淀析出。

另外，增加溶胶的浓度、改变介质的 pH 等也能促使溶胶聚沉。

三、高分子化合物溶液

1. 高分子化合物的概念

高分子化合物是指分子量在 1×10^4 以上的化合物，如蛋白质、核酸、天然橡胶、聚苯乙烯等高聚物。天然木质素等非高聚物也是高分子化合物。

2. 高分子化合物的特性

(1) 稳定性大 高分子化合物溶液属均相分散系，可长期放置而不沉淀，稳定性与真溶液相似。由于高分子化合物具有许多亲水基团（如—OH、$—NH_2$ 等），当其溶解在水中时，其亲水基团与水分子结合，在高分子化合物表面形成一层水化膜，使分散质粒子不易靠近，增加了体系的稳定性。

(2) 黏度大 黏度是指液体对流动的抵抗能力。高分子化合物溶液是黏稠性流体，黏度比一般溶液或溶胶大得多。高分子化合物常形成线型、枝状或网状结构，从而牵制溶剂，使其在溶剂中的行动困难，导致部分液体失去流动性。由于黏度与粒子的分子量、形状及溶剂化程度直接相关，所以测定蛋白质溶液的黏度就能推知其分子的形状和分子量。

(3) 荷电性 高分子溶液中高分子化合物结构的某些基团因解离而带电。某些高分子化合物所带电荷受溶液 pH 的影响。例如蛋白质分子中含有羧基和氨基，在水溶液中，当溶液 pH>等电点时，蛋白质带负电荷；pH <等电点时，蛋白质带正电荷；pH=等电点时，蛋白质不带电，此时高分子溶液的黏度、溶解度等都变为最小值。

(4) 溶解过程可逆 高分子溶液能自动溶解在溶剂中形成真溶液，蒸发或烘干可从溶剂中分离，再加溶剂可恢复。

(5) 盐析 在高分子化合物溶液中加入大量电解质时可使其从溶液中析出，这就是盐析作用。使一升溶液出现盐析现象所需电解质的最小量称盐析浓度，单位为 $mol \cdot L^{-1}$。盐析浓度一般都比较大，如血浆中各种蛋白质盐析所需的盐一般不少于 $1.3\sim2.5mol \cdot L^{-1}$。

已发现各种盐的盐析能力，其阴离子有如下次序：$SO_4^{2-} > CH_3COO^- > Cl^- > NO_3^- > Br^- > I^- > CNS^-$；其阳离子次序：$Li^+ > Na^+ > K^+ > NH_4^+ > Mg^{2+}$。

盐析作用的实质，主要是高分子化合物与溶剂（水）间的相互作用被破坏，盐的加入使高分子化合物分子脱溶剂化。盐的加入还使一部分溶剂（水）与它们形成溶剂（水）化离子，致使这部分溶剂（水）失去溶解高分子化合物的能力。溶剂（水）被电解质夺去，高分子化合物沉淀析出。所以盐类的水化作用越强，其盐析作用也越强。上述离子盐析能力顺序实质上反映了离子水化程度大小的次序。

盐析时，分子量大的蛋白质比分子量小的蛋白质更容易沉淀。利用这一原理可以用不同浓度的盐溶液使蛋白质分段析出加以分离，这称为分段盐析。例如，$(NH_4)_2SO_4$ 使血清中球蛋白盐析的浓度是 $2.0mol \cdot L^{-1}$，清蛋白盐析的浓度是 $3 \sim 35mol \cdot L^{-1}$。在血清中加 $(NH_4)_2SO_4$ 达一定量，则球蛋白先析出，滤去球蛋白，再加 $(NH_4)_2SO_4$ 则可使清蛋白析出。

3. 高分子化合物对溶胶的保护作用

在一定量的溶胶中加入足量的高分子溶液，能显著地增强溶胶的稳定性，不易发生聚沉，这种现象称为高分子化合物对溶胶的保护作用。这是由于加入的高分子化合物都是卷曲的线型分子，很容易被吸附在溶胶粒子表面上，将整个胶粒包裹起来形成一层稳定的保护膜，因而增加了溶胶的稳定性。

在生理过程中，高分子物质的保护作用有着重要意义。如：微溶性的碳酸钙和磷酸钙等无机盐均以溶胶形式存在于血液中，血液中的蛋白质对它们起保护作用，使其表观溶解度大大提高，并能稳定存在而不聚沉。若血液中蛋白质减少或保护能力下降，则极易导致微溶性盐类发生聚沉，堆积在肝、肾等器官中，就会形成某些器官结石。

4. 凝胶

在温度下降或溶解度减小时，不少高分子溶液的黏度会逐渐变大，最后失去流动性，形成具有网状结构的半固态凝胶。形成凝胶的过程叫胶凝。

凝胶可分为刚性凝胶和弹性凝胶两大类。硅胶等刚性凝胶，粒子间的交联强，网状骨架坚固，若将其干燥，网孔中的液体可被驱出，而凝胶的体积和外形无明显变化。琼脂等由柔性高分子化合物形成的弹性凝胶，经干燥后体积明显缩小而变得有弹性，但如再放到合适的液体中，它又会溶胀变大，甚至完全溶解。

凝胶有下面一些主要性质。

（1）溶胀　将干燥的弹性凝胶放置于合适的液体中，它自动吸收液体而使其体积增大的现象称为溶胀。如果溶胀作用进行到一定的程度便停止，称为有限溶胀。凝胶在液体中的溶胀可以一直进行下去，最终使凝胶的网状骨架完全消失而形成溶液，这种溶胀称为无限溶胀。溶胀在生理过程中有很重要的意义，人体衰老出现皱纹是机体溶胀能力衰减所致；另外老年人的血管硬化虽然客观原因很多，但与构成血管壁的凝胶溶胀能力下降是有关的。

（2）结合水　凝胶溶胀吸收水分，与凝胶结合得相当牢固的水分称结合水。结合水的介电常数低于纯水，在相同条件下比纯水蒸气压低，凝固点和沸点也偏离正常值。

（3）脱液收缩　脱液收缩或称离浆是将弹性凝胶露置，一部分液体自动从凝胶中分离出来，体积逐渐缩小的现象。脱液收缩是高分子溶液胶凝过程的继续，即高分子化合物间网状骨架的连结点继续增多，凝胶的体积进一步缩小，最终把液体全挤出网状骨架。

凝胶制品在医学上有着广泛应用。如中成药“阿胶”是凝胶制剂；干硅胶是实验室常用的干燥剂；人工半透膜、皮革等都是干凝胶。在生命科学实验中，凝胶制品作为支持介质用于电泳与色谱分离。

学有所成

1. 依据分散相粒子的大小，分散系统可分为________、________和__________三大类。

2. 溶胶和高分子溶液同属胶体分散系，试从分散相粒子大小、扩散性能、滤纸和半透膜透过性能及体系的热力学稳定性和动力学稳定性方面简述其异同。

四、悬浊液与乳浊液

1. 悬浊液

悬浊液是不溶性固体小颗粒悬浮在液体里形成的不均一、不稳定的混合物，静置后会分层。为了提高安全性，增强疗效，在悬浊液中还常加入助悬剂（如树胶等）。在医药方面，常把一些不溶于水的药物制成悬浊液来使用，如用于治疗急性瘙痒性皮肤病的外用复方药炉甘石洗剂、用于 X 射线检查病人肠胃的硫酸钡悬浊液（钡餐）、农药敌百虫粉等。

2. 乳浊液

乳浊液是液体小颗粒分散在另一种液体里面形成的不均一、不稳定的混合物，静置后会分层。要得到稳定的乳浊液，一般需要乳化剂（如肥皂等）的存在，乳化剂可以使由机械分散所得的液滴不能相互聚结，从而增加安全性和疗效。

第二节　溶液的组成

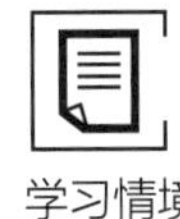
学习情境

从药物的实验研究、生产到临床应用过程中，经常将各种药物试剂配制成溶液来使用。常用作补液及其他医疗用途的生理盐水溶液含氯化钠约为 0.9%（$g \cdot mL^{-1}$）。2020 年初新型冠状病毒肺炎肆虐，家家常用浓度为 75% 的乙醇杀菌、消毒。

氯化钠浓度约为 0.9% 是什么意思？什么是溶液浓度？溶液浓度还有哪些表示方法？

希望通过本节的学习你能回答这些问题。

一、溶液浓度的表示方法

溶液的浓度是指一定量溶液或溶剂中所含溶质的量。表示溶液浓度的方法有很多种，本节将介绍医药学上常用的几种。

1. 物质的量浓度

单位体积溶液（通常是 1L）中所含溶质 B 的物质的量称为物质 B 的物质的量浓度。用符号 c_B 或 $c(B)$ 表示。即：

$$c(B)=\frac{n(B)}{V}$$

根据 $n(B)=\frac{m(B)}{M(B)}$ 有：

$$c(B)=\frac{m(B)/M(B)}{V}$$

物质的量浓度单位是 $mol \cdot m^{-3}$，但在化学和医药学上常用摩尔每升（$mol \cdot L^{-1}$），或毫摩尔每升（$mmol \cdot L^{-1}$）。

注意：在使用物质的量浓度时必须指明物质的基本单元。例如：

$c(NaOH)=3mol \cdot L^{-1}$，表示每升溶液中含有 120g NaOH，基本单元是 NaOH。

$c(1/2H_2SO_4)=1mol \cdot L^{-1}$，表示每升溶液中含有 49g H_2SO_4，基本单元是 $1/2H_2SO_4$。

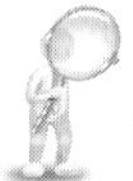

例 1-1

某 NaOH 溶液 500.0mL 中含 NaOH 1.000mol，求其物质的量浓度为多少？

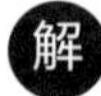

$$c(\mathrm{NaOH})=\frac{n(\mathrm{NaOH})}{V}=\frac{1.000}{(500.0/1000)}=2.000(\mathrm{mol\cdot L^{-1}})$$

即该 NaOH 溶液的物质的量浓度为 $2.000\mathrm{mol\cdot L^{-1}}$。

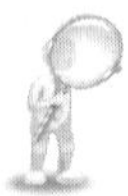

例 1-2

临床上的常使用乳酸钠($NaC_3H_5O_3$) 注射液纠正代谢性酸中毒，已知 500mL 乳酸钠溶液中含乳酸钠 9.33g，求乳酸钠注射液的物质的量浓度是多少？

解 $m(NaC_3H_5O_3)=9.33\mathrm{g}$，$M(NaC_3H_5O_3)=112\mathrm{g\cdot mol^{-1}}$，$V=500\mathrm{mL}=0.500\mathrm{L}$

$$c(NaC_3H_5O_3)=\frac{\frac{m(NaC_3H_5O_3)}{M(NaC_3H_5O_3)}}{V}=\frac{\frac{9.33\mathrm{g}}{112\mathrm{g\cdot mol^{-1}}}}{0.500\mathrm{L}}=0.167(\mathrm{mol\cdot L^{-1}})$$

即该乳酸钠注射液的物质的量浓度是 $0.167\mathrm{mol\cdot L^{-1}}$。

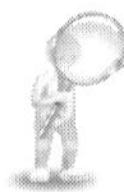

例 1-3

已知正常人的血清中含 Ca^{2+} 浓度是 $2.50\mathrm{mmol\cdot L^{-1}}$，计算 100mL 正常人血清中所含 Ca^{2+} 的质量。

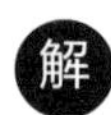

根据 $c(\mathrm{B})=\frac{m(\mathrm{B})/M(\mathrm{B})}{V}$，$m(\mathrm{B})=c(\mathrm{B})\cdot V\cdot M(\mathrm{B})$

得：$m(Ca^{2+})=2.50\times0.1\times40=10.0(\mathrm{mg})$

即 100mL 正常人血清中所含 Ca^{2+} 的质量是 10.0mg。

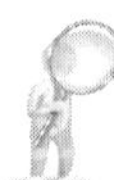

例 1-4

中和 $0.1\mathrm{mol\cdot L^{-1}}$ H_2SO_4 溶液 20.0mL，需要 $0.2\mathrm{mol\cdot L^{-1}}$ NaOH 溶液多少毫升？

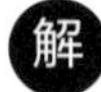

设需要 $0.2\mathrm{mol\cdot L^{-1}}$ NaOH 溶液的体积为 V(L)。

$$\begin{array}{lcl} H_2SO_4 & + & 2NaOH = Na_2SO_4 + 2H_2O \\ 1\mathrm{mol} & & 2\mathrm{mol} \\ 0.1\times0.020 & & 0.2\times V \end{array}$$

$$V=\frac{0.1\times0.020\times2}{0.2\times1}=0.020(\mathrm{L})=20.0(\mathrm{mL})$$

物质的量浓度在医药学上使用较广。世界卫生组织提议：凡是已知分子量的物质，其溶液含量用物质的量浓度表示；对于未知分子量的物质，可用其他浓度表示，如质量分数。

2. 质量浓度

单位体积溶液（通常是 1L）中所含溶质 B 的质量 m_B 称为物质 B 的质量浓度，用符号 ρ_B 或 $\rho(\mathrm{B})$ 表示。即：

$$\rho(\mathrm{B})=\frac{m(\mathrm{B})}{V}$$

国际单位制中，质量浓度的单位是 $kg \cdot m^{-3}$，常用单位是 $g \cdot L^{-1}$、$mg \cdot L^{-1}$ 和 $\mu g \cdot L^{-1}$。

注意质量浓度符号 $\rho(B)$ 与密度符号 ρ 的区别。

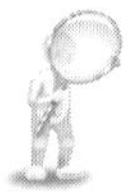

例 1-5

在100mL 生理盐水中含有 0.90gNaCl，计算生理盐水中 NaCl 的质量浓度。

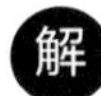

解　依据上式：

$$\rho(NaCl)=\frac{m(NaCl)}{V}=\frac{0.9}{100/1000}=9.0(g \cdot L^{-1})$$

即生理盐水中 NaCl 的质量浓度为 $9.0g \cdot L^{-1}$。

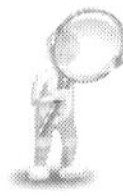

例 1-6

配制质量浓度为$2g \cdot L^{-1}$ 的硫酸铜溶液 1.5L，需要 $CuSO_4 \cdot 5H_2O$ 多少克？

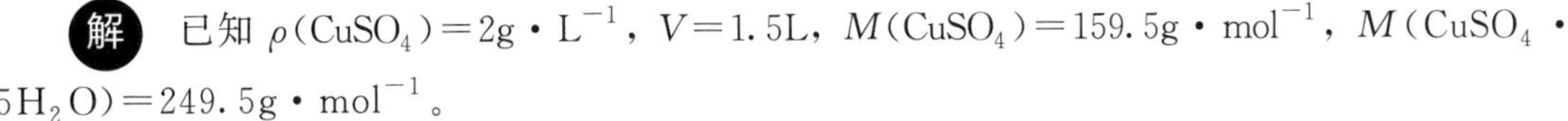

解　已知 $\rho(CuSO_4)=2g \cdot L^{-1}$，$V=1.5L$，$M(CuSO_4)=159.5g \cdot mol^{-1}$，$M(CuSO_4 \cdot 5H_2O)=249.5g \cdot mol^{-1}$。

根据 $\rho(B)=\frac{m(B)}{V}$得：$m(CuSO_4)=\rho(CuSO_4)V=2\times1.5=3(g)$

$$m(CuSO_4 \cdot 5H_2O)=3\times\frac{249.5}{159.5}=4.7(g)$$

3. 质量摩尔浓度

溶质 B 的物质的量除以溶剂的质量，符号为 b_B 或 $b(B)$。即：

$$b(B)=\frac{n(B)}{m(A)}$$

质量摩尔浓度的单位是 $mol \cdot kg^{-1}$。

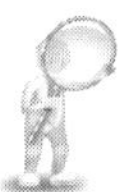

例 1-7

将1.0g 氢氧化钠溶于 25g 水中制成溶液，问其溶液的质量摩尔浓度是多少？

解　已知 $m(NaOH)=1.0g$，$m(H_2O)=25g=0.025kg$

依据 $n(B)=\frac{m(B)}{M(B)}$，得：$n(NaOH)=\frac{1.0}{40}=0.025(mol)$

又依据 $b(B)=\frac{n(B)}{m(A)}$，得：$b(NaOH)=\frac{0.025}{0.025}=1.0(mol \cdot kg^{-1})$

4. 质量分数

溶质 B 的质量除以溶液的质量称为物质 B 的质量分数，用符号 $w(B)$ 表示，即：

$$w(B)=\frac{m(B)}{m}$$

$w(B)$ 没有量纲。可以用小数或百分数表示，如市售浓盐酸的质量分数为 0.98（98%）。

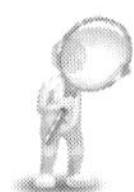

例 1-8

现有质量分数为98%的市售浓硫酸 0.5L（密度为 1.84kg·L^{-1}），试求该浓硫酸中所含浓硫酸的质量。

解 已知 $\rho=1.84\text{kg}\cdot\text{L}^{-1}$，$w(H_2SO_4)=98\%$，$V=0.5\text{L}$。

该浓硫酸的质量为：$m=\rho V=1.84\text{kg}\cdot\text{L}^{-1}\times0.5\text{L}=0.92\text{kg}=920\text{g}$

依据 $w(\text{B})=\dfrac{m(\text{B})}{m}$，得：$m(H_2SO_4)=mw=920\text{g}\times98\%=901.6(\text{g})$

5. 体积分数

在同温同压下，溶质 B 的体积与溶液的体积之比，称为物质 B 的体积分数。用符号 φ_B 或 $\varphi(\text{B})$ 表示。根据定义：

$$\varphi(\text{B})=\frac{V(\text{B})}{V}$$

注意：体积分数也是一个无量纲的量，其值可以用小数或百分数表示。

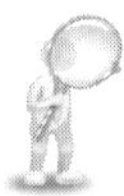

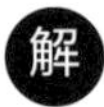

例 1-9

取100mL 医用酒精溶液［$\varphi(\text{B})=75\%$］加水配成 1000mL 酒精溶液，计算该酒精的体积分数。

解 已知该医用酒精溶液 $\varphi(\text{B})=75\%$，$V=100\text{mL}$。

则　所含酒精的体积为：$V(\text{B})=V\times\varphi(\text{B})=100\times75\%=75(\text{mL})$

根据　$\varphi(\text{B})=\dfrac{V(\text{B})}{V}$，得：$\varphi(\text{B})=\dfrac{75}{1000}=0.075$

即配成的酒精溶液的体积分数为 0.075。

6. 摩尔分数

溶质 B 的物质的量除以混合物中各组分物质的量之和称为物质 B 的摩尔分数。用符号 $x(\text{B})$ 表示。即

$$x(\text{B})=\frac{n(\text{B})}{\sum n_i}$$

如果溶液由溶质 B 和溶剂 A 组成，则

溶质 B 的摩尔分数为：

$$x(\text{B})=\frac{n(\text{B})}{n(\text{A})+n(\text{B})}$$

溶剂 A 的摩尔分数为：

$$x(\text{A})=\frac{n(\text{A})}{n(\text{A})+n(\text{B})}$$

$$x(\text{A})+x(\text{B})=1$$

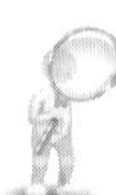

例 1-10

现将36.5g NaCl 溶于 162g 水中配成 NaCl 溶液，求该溶液的质量摩尔浓度。

解　已知 $m(\mathrm{NaCl})=36.5\mathrm{g}$，$m(\mathrm{H_2O})=162\mathrm{g}$

则　$$n(\mathrm{NaCl})=\frac{36.5}{36.5}=1.00(\mathrm{mol})，n(\mathrm{H_2O})=\frac{162}{18}=9.00(\mathrm{mol})$$

根据 $x(\mathrm{B})=\dfrac{n(\mathrm{B})}{n(\mathrm{A})+n(\mathrm{B})}$ 得：$x(\mathrm{NaCl})=\dfrac{1.00}{9.00+1.00}=0.100$

二、溶液浓度的换算

在实际工作中，溶液浓度往往需要从一种表示形式转化另一种表示形式，转换过程中只是单位变化，溶质和溶剂的实际量都没发生变化。因此，我们只要充分理解溶液的表示方法的定义就能完成换算。常见有如下两种形式：

1. 物质的量浓度与质量浓度的相互转化

这类转换的关键是溶质的质量与其物质的量之间的转换，桥梁是溶质的摩尔质量。

$$c(\mathrm{B})=\frac{m(\mathrm{B})/M(\mathrm{B})}{V}=\frac{m(\mathrm{B})}{V}\times\frac{1}{M(\mathrm{B})}=\frac{\rho(\mathrm{B})}{M(\mathrm{B})}$$

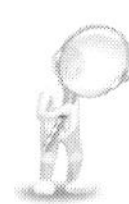
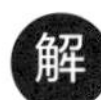
例 1-11

已知碳酸氢钠($NaHCO_3$) 摩尔质量为 $84.0\mathrm{g\cdot mol^{-1}}$，注射液的质量浓度为 $12.5\mathrm{g\cdot L^{-1}}$，计算该注射液的物质的量浓度。

解　已知　$M(\mathrm{NaHCO_3})=84.0\mathrm{g\cdot mol^{-1}}$，$\rho(\mathrm{NaHCO_3})=12.5\mathrm{g\cdot L^{-1}}$

$$c(\mathrm{NaHCO_3})=\frac{12.5}{84}=0.149(\mathrm{mol\cdot L^{-1}})$$

2. 物质的量浓度与质量分数之间的转换

这类转换涉及两个问题：一是溶质的质量与溶质的物质的量之间的转换，转换的桥梁是溶质的摩尔质量；二是溶质的质量与溶液的体积之间的转换，转化的桥梁是溶液的密度。

$$c(\mathrm{B})=\frac{m(\mathrm{B})/M(\mathrm{B})}{V/1000}=1000\times\frac{m(\mathrm{B})}{M(\mathrm{B})V}=1000\times\frac{\rho Vw(\mathrm{B})}{M(\mathrm{B})V}=1000\times\frac{\rho w(\mathrm{B})}{M(\mathrm{B})}$$

注意：在计算过程中密度的单位为 $\mathrm{kg\cdot L^{-1}}$，物质的量浓度的单位为 $\mathrm{mol\cdot L^{-1}}$。

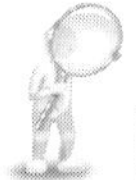

例 1-12

市售浓硫酸的质量分数为 $w(\mathrm{H_2SO_4})=0.98$，密度为 $1.84\mathrm{kg\cdot L^{-1}}$。求该浓硫酸的物质的量浓度。

解　已知 $w(\mathrm{H_2SO_4})=0.98$，$\rho=1.84\mathrm{kg\cdot L^{-1}}$，根据

$$c(\mathrm{B})=1000\times\frac{\rho w(\mathrm{B})}{M(\mathrm{B})}$$

则：$$c(\mathrm{H_2SO_4})=1000\times\frac{1.84\times0.98}{98}=18.4(\mathrm{mol\cdot L^{-1}})$$

三、溶液的配制、稀释和混合

溶液的配制是药品生产和临床上常用的基本操作，而配制一定浓度的溶液可以用纯物质

直接配制也可以通过溶液稀释或混合来完成。

1. 溶液的配制

（1）一定质量溶液的配制　称取一定质量的溶质和一定质量的溶剂，混合均匀即得。

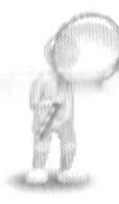

例 1-13

如何配制500g生理盐水（质量分数为0.9%）。

解　500g溶液中含有氯化钠的质量为：$m(NaCl)=0.9\%\times500=4.5$（g）

配制所需水的质量为：$m(H_2O)=500-4.5=495.5(g)$

由上述计算可知：称取4.5gNaCl和495.5g H_2O均匀混合即可得所要配制的溶液。

（2）一定体积溶液的配制　将一定质量（或体积）的溶质与适量的溶剂混合，完全溶解后，再加溶剂之所需体积，搅拌均匀即可。

一般情况下，在配制溶液时，可用台秤称量物质的质量，用量筒取体积。若需精确配制溶液，则可用电子天平、吸量管和容量瓶进行溶液的配制。

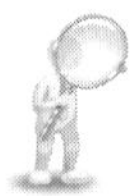

例 1-14

需要配制用于治疗等渗性失水静脉滴注的葡萄糖（$C_6H_{12}O_6$）注射液500mL，其质量浓度为$50g\cdot L^{-1}$，称取葡萄糖多少克？如何配制？

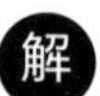
解　已知：500mL=0.5L，根据题意，所需葡萄糖的质量为：

$$m(C_6H_{12}O_6)=50\times0.5=25(g)$$

配制方法为：称取25g葡萄糖置于烧杯中，加入少量的水溶解后，用玻璃棒引流，转移至500mL容量瓶内，烧杯加水冲洗2～3次，将冲洗液也全部转移至容量瓶内，最后加水至刻度线，振摇均匀，贴上标签。

2. 溶液的稀释

在浓溶液中加入一定量的溶剂得到所需组成的溶液的操作称为溶液的稀释。设浓溶液的浓度为c_1，体积为V_1，稀释后稀溶液的浓度为c_2，体积为V_2。根据溶液稀释前后溶质的量（物质的量或质量）不变，有：

$$c_1V_1=c_2V_2$$

上式叫作稀释公式，适用于与体积有关的溶液浓度的表示方法。使用时注意等式两边的单位必须一致。

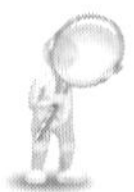

例 1-15

用$10mol\cdot L^{-1}$的浓硫酸制备浓度为$0.20mol\cdot L^{-1}$的稀硫酸500mL，问需浓硫酸多少毫升？如何配制？

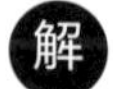
解　设需浓硫酸体积为V_1mL，根据稀释公式及题意：

$$10\times V_1=0.2\times500$$

$$V_1=10.0(mL)$$

配制方法为：量取 10.0mL 浓硫酸，沿烧杯壁缓缓倒入盛少量水的烧杯中，同时用玻璃棒不断搅拌，然后冷却至室温全部转入容量瓶中，烧杯加水冲洗 2～3 次，将冲洗液也全部转移至容量瓶内，再加水至刻度线，振摇均匀，贴上标签。

注意：用浓硫酸配制稀溶液时，要缓缓地将浓硫酸加入烧杯里的水中，边加边搅拌。一定不可把水倒入浓硫酸中！

3. 溶液的混合

在一定量的浓溶液中加入一定量的同溶质的稀溶液，得到所需组成的溶液的操作称为溶液的混合。其计算的依据是混合前后溶质总的量不变。

设浓溶液的浓度为 c_1，所用体积为 V_1；稀溶液的浓度为 c_2，所用体积为 V_2；混合溶液浓度为 c，总体积为 V。则：

$$c_1V_1+c_2V_2=cV$$

式中 $V_1+V_2=V$，忽略混合后的体积改变。操作时注意事项同溶液的稀释。

例 1-16

配制 $0.60\text{mol}\cdot\text{L}^{-1}$ 的葡萄糖溶液 1000mL，需用 $1.00\text{mol}\cdot\text{L}^{-1}$ 的葡萄糖溶液和 $0.30\text{mol}\cdot\text{L}^{-1}$ 的葡萄糖溶液各多少毫升混合？（稀溶液密度均视为 $1\text{g}\cdot\text{mL}^{-1}$）

解　已知 $c_1=1.00\text{mol}\cdot\text{L}^{-1}$，$c_2=0.30\text{mol}\cdot\text{L}^{-1}$，$c=0.60\text{mol}\cdot\text{L}^{-1}$，

$$V_1+V_2=V=1000\text{mL}$$

又根据公式 $c_1V_1+c_2V_2=cV$，得：

$$1.00\times V_1+0.30\times(1000-V_1)=1000\times0.60$$

$$V_1=429\text{mL},V_2=571\text{mL}$$

配制方法：取 $1.00\text{mol}\cdot\text{L}^{-1}$ 葡萄糖溶液 429mL，取 $0.30\text{mol}\cdot\text{L}^{-1}$ 葡萄糖溶液 571mL 混合均匀即可。

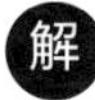

走进药典

《中华人民共和国药典》(2015 版，本书简称《药典》)规定：

1. 药材和饮片、植物油脂和提取物的含量（%）均按重量计。一般按照每一计量单位（1 片、1mL 等）的重量计。即制剂的规格系指每一支、片或其他制剂中含有主药的质量或含量。如维生素 B_1 注射液规格为“100mg：2mL”，系指 2mL 溶液中含有主药 100mg。

例：药典规定氯化钠注射液规格有 11 种，如（1）50mL：0.45mg，（2）100mL：0.9g，（3）250mL：2.25g 袋/瓶等。实际上其主药 NaCl 的质量浓度均为 $9\text{g}\cdot\text{L}^{-1}$。

2. 符号“%”表示百分比，系指质量的比例；但如果是溶液的百分比，除另有规定外，系指 100mL 溶液中含有溶液若干克。此外，根据需要可采用下列符号：

$\%(\text{g}\cdot\text{g}^{-1})$：表示 100g 溶液中含有溶质若干克；$\%(\text{mL}\cdot\text{L}^{-1})$ 表示 100mL 溶液中含有溶质若干毫升；$\%(\text{mL}\cdot\text{g}^{-1})$ 表示 100g 溶液中含有溶质若干毫升；$\%(\text{g}\cdot\text{mL}^{-1})$ 表示 100mL 溶液中含有溶质若干克。

3. 溶液后标示的“（1→10）”等符号，系指固体溶质 1.0g 或液体溶质 1.0mL 加溶剂使成 10mL 的溶液。

第三节 稀溶液的依数性

学习情境

生活中有很多有趣的现象，如在冬天，湖泊和河流都结冰了，海水却依然波涛汹涌，极少结冰。海洋大部分鱼类不能在淡水里生存；淡水鱼也不能在海水里养殖。

临床用于补液的生理盐水溶液含 NaCl 约为 0.9%（$9g \cdot L^{-1}$），这是因为其渗透压与动物或人体血浆的渗透压基本相等。

为什么海水不容易结冰？ 为什么海洋鱼类不能在淡水里生存？

什么是渗透压？ 补液时可以随意更换其他浓度的氯化钠溶液吗？

希望通过本节的学习你能回答这些问题。

当溶质溶于溶剂形成溶液后，其性质发生变化，所形成的溶液既不同于纯溶质也不同于纯溶剂。稀溶液的这种变化分为两类：一类是由溶质本性引起的，如颜色、体积、密度等的变化；另一类与溶质的本性无关，只与溶质的微粒浓度有关，如蒸气压下降、沸点升高、凝固点降低和渗透现象等。德国化学家奥斯特瓦尔德（Ostwald）把这类性质称为溶液的依数性。当溶液是浓溶液或溶质是易挥发的溶液及电解质溶液时，情况比较复杂。本节只讨论难挥发性非电解质稀溶液的依数性。

一、溶液蒸气压的下降

1. 蒸气压

相是系统中物理性质和化学性质相同的均匀部分，相与相之间有界面，同一物质不同相之间可以互相转化，即发生相变。在一定温度下，将水放进密闭容器，一部分水分子将逸出表面成为水蒸气分子，称为蒸发；同时，也有一部分水蒸气分子撞击水面成为液态的水分子，称为凝结。当蒸发速率与凝结速率相等时，气相和液相处于平衡状态：

$$H_2O(l) \rightleftharpoons H_2O(g)$$

与液相处于相平衡的蒸气所具有的压力称为水的饱和蒸气压，简称蒸气压，单位为 kPa。

蒸气压与物质本性有关。在同一温度下，蒸气压大的物质称为易挥发物质；蒸气压小的物质为难挥发性物质。本节述及的溶质都视为难挥发性物质，即忽略其蒸气压。

蒸气压与温度有关，同一种物质，温度愈高，蒸气压也就愈大。

相变的方向是由蒸气压大的向小的转变。0℃时液相水与冰的蒸气压均为 0.6106kPa，所以两相共存。若为－5℃，冰的蒸气压为 0.4013kPa，小于液相水的蒸气压（0.4213kPa），水就自发转变为冰。

2. 溶液蒸气压的下降

若在水中加入一种难挥发的非电解质溶质，制成稀溶液（$\leqslant 0.2 mol \cdot kg^{-1}$），此时，原来表面为纯水分子所占据的部分液面被溶质分子所占据，而溶质分子几乎不会挥发，所以单位时间内从表面逸出的水分子数减少。当蒸发与凝结重新达平衡时，溶液的蒸气压低于同温度下纯水的蒸气压，即溶液的蒸气压下降。拉乌尔（Raoult）研究得出了一定温度下难挥发性非电解质稀溶液的蒸气压下降值（Δp）与溶液质量摩尔浓度关系的著名的拉乌尔定律：

$$\Delta p = Kb(B)$$

式中，Δp 为难挥发性非电解稀溶液的蒸气压下降值；$b(B)$ 为溶液的质量摩尔浓度；K 为比例常数。

在一定温度下，难挥发性非电解质稀溶液的蒸气压下降（Δp）与溶液的质量摩尔浓度成正比，而与溶质的种类和本性无关。如相同质量摩尔浓度的尿素溶液、葡萄糖溶液，其蒸气压降低值应该是相等的。

二、溶液的沸点升高和凝固点降低

1. 溶液的沸点升高

液体的蒸气压与外界压力相等时的温度称为液体的沸点，正常沸点指外压为 101.3kPa 时的沸点。液体的沸点随外界压力而变化，压力越大，沸点越高。如纯水在 101.3kPa 下，沸点为 100℃。而在稀溶液中，由于加入了难挥发性溶质，致使溶液的蒸气压下降。

图 1-5 中 AB、$A'B'$、AC 分别为纯水（溶剂）、溶液和固态水（固态纯溶剂）的蒸气压曲线，T_b^0 和 T_b 分别是纯水和溶液的沸点。在 T_b^0 时溶液的蒸气压和外界的大气压（101.3kPa）并不相等，只有在大于 T_b^0 的某一温度 T_b 时才能相等。换言之，溶液的沸点要比纯溶剂的沸点高。其升高的数值与溶液的蒸气压下降多少有关，而蒸气压降低又与溶液的质量摩尔浓度成正比，可见沸点升高也应和溶液的质量摩尔浓度成正比。即

$$\Delta T_b = T_b - T_b^0 = K_b b(\mathrm{B})$$

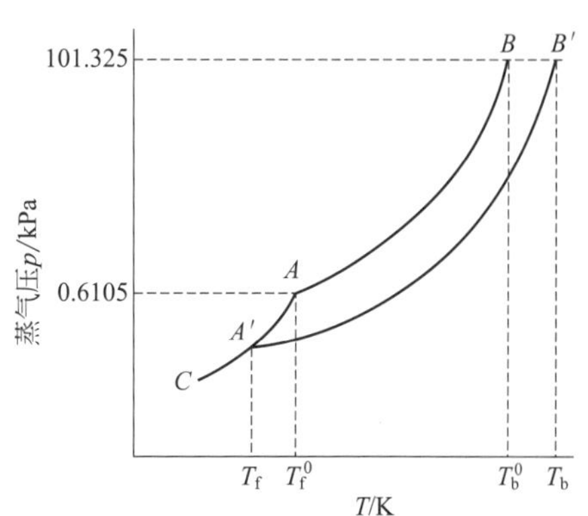

图 1-5　溶液沸点升高和凝固点降低

式中，ΔT_b 为沸点升高数值；$b(\mathrm{B})$ 为溶液的质量摩尔浓度；K_b 为溶剂的质量摩尔沸点升高常数，它是溶剂的特征常数，随溶剂的不同而不同。几种常见的沸点升高常数如表 1-2 所示。

根据液体沸点与外压有关的性质，在实际的工作中提取和精制对热不稳定的物质时，常采用减压蒸馏的方法降低液体的沸点，降低蒸发的温度，防止高温对这些物质的破坏。而对热稳定的注射液和医疗器械灭菌时，常采用热压灭菌法。在高压下，液体的沸点升高，温度升高，从而缩短灭菌时间并提高灭菌效果。

表 1-2　常见纯溶剂沸点 T_b^0 及沸点升高常数 K_f

溶剂	水	乙酸	苯	萘	四氯化碳	氯仿
T_b^0/K	373.15	391.05	353.25	491.15	349.87	334.35
K_f/ K·kg·mol^{-1}	0.51	3.07	2.53	5.8	4.95	3.85

2. 溶液的凝固点降低

物质的凝固点是指在某外压时，其液相和固相的蒸气压相等并能共存的温度。如在 101.3kPa 外压时，纯水和冰在 0℃时的蒸气压均为 0.611kPa，0℃即为水的凝固点。而溶液的凝固点通常是指溶液中纯固态溶剂开始析出时的温度，对于水溶液而言，就是指水开始变成冰析出时的温度。与稀溶液中沸点升高的原因相似，水和冰的蒸气压曲线只有在 0℃以下的某一温度 T_f 时才能相交（图 1-5），即在 0℃以下才是溶液的凝固点，显然 $T_f < T_f^0$，溶液的凝固点降低了。由于溶液的凝固点降低也是溶液的蒸气压降低所引起的，因此凝固点的降低也与溶液的质量摩尔浓度 $b(\mathrm{B})$ 成正比。即

$$\Delta T_f = T_f^0 - T_f = K_f b(\mathrm{B})$$

式中，ΔT_f 为凝固点降低数值；K_f 为溶剂的质量摩尔凝固点降低常数，也是溶剂的特征常数，随溶剂的不同而不同。几种常见的凝固点降低常数如表 1-3 所示。

表 1-3 纯溶剂凝固点（T_f^0）及凝固点降低常数（K_f）

溶剂	水	醋酸	苯	环己烷	环己醇
T_f^0/K	273.15	289.75	278.65	279.65	297.05
K_f/K·kg·mol^{-1}	1.86	3.90	5.12	20.2	39.3

溶液的沸点升高和凝固点降低的性质还有许多实际应用，如：常在汽车散热器的冷却水中加入适量乙二醇或甘油，既可以防止冬天水结冰，又可以防止夏天水沸腾；在水产品和食品贮藏运输时，常采用食盐和冰混合成的制冷剂来保鲜。

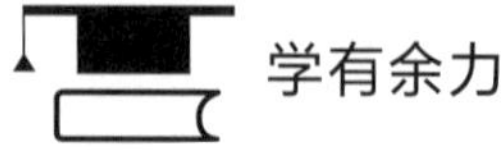
学有余力

溶质分子量的测定

溶质的分子量可通过溶液的沸点升高及凝固点降低方法进行测定。设溶质的质量为m(B)(g)，溶剂质量为m(A)(g)，溶质的分子量为M(B)，实验测得凝固点降低值ΔT_f。

则：

$$\Delta T_f = K_f \cdot b(\text{B}) = K_f \times \frac{m(\text{B})}{m(\text{A})M(B)} \times 10^3$$

$$M(\text{B}) = K_f \times \frac{m(\text{B})}{m(\text{A})\Delta T_f} \times 10^3$$

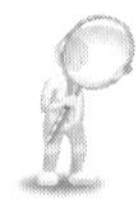
例 1-17

将0.2g难挥发物溶于10.0g水，测得其凝固点降低值$\Delta T_f = 0.207$℃，求此物的相对摩尔质量M(B)。

解 水的$K_f = 1.86$kg·mol^{-1}，根据$M(\text{B}) = K_f \times \dfrac{m(\text{B})}{m(\text{A})\Delta T_f} \times 10^3$

得：$M(\text{B}) = 1.86 \times \dfrac{0.200}{10.0 \times 0.207} \times 10^3 = 180(\text{g} \cdot \text{mol}^{-1})$

在实际工作中，常用凝固点降低法测小分子溶质的分子量，这是因为：①对同一溶剂来说，K_f总是大于K_b，所以凝固点降低法测定时的灵敏度高；②用沸点升高法测定分子量时，往往会因实验温度较高引起溶剂挥发，使溶液变浓而引起误差；③溶液达到凝固点时有晶体析出，易于观察；④某些生物样品在沸点时易被破坏。

三、溶液的渗透压

1. 渗透现象和渗透压

如将蔗糖溶液和水用理想半透膜（只允许水通过而不允许溶质通过的薄膜）隔开，并使膜内溶液的液面和膜外水的液面相平，不久，即可见膜内液面升高［图 1-6(a)］。溶剂透过半透膜进入溶液的自发过程称为渗透。

产生渗透现象的原因是：在单位体积内，纯溶剂中的溶剂分子数大于溶液中的溶剂分子数，在单位时间内，由纯溶剂通过半透膜进入溶液的溶剂分子数比由溶液中进入纯溶剂的多，而溶质分子不能通过半透膜，致使溶液的液面升高。液面升至一定高度后，膜内的静水压力增大，而使膜内外水分子向相反方向扩散的速度相等，这时膜内液面不再升高，体系处于渗透平衡状态。如果膜两侧为浓度不等的两个溶液，也能发生渗透现象。溶剂（水）渗透的方向为：从稀溶液向浓溶液渗透。

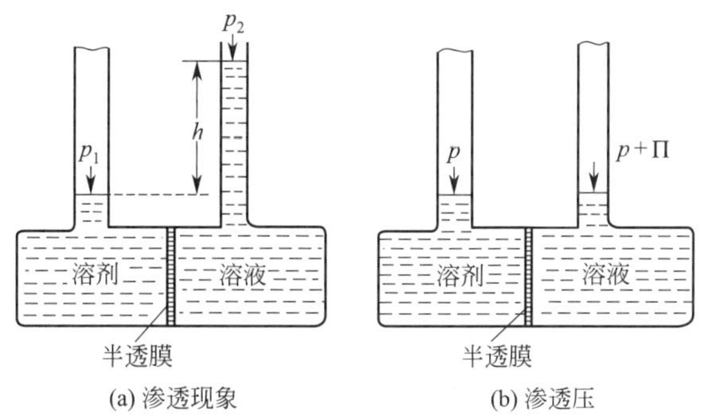

图 1-6　渗透压示意图

产生渗透现象的必备条件：①有半透膜存在；②半透膜两侧单位体积内溶剂分子数不等。

2. 溶液的渗透压力与浓度及温度的关系

为了阻止渗透的进行，即保持膜内外液面相平，必须在膜内溶液一侧施加额外压力［图1-6(b)］，通常用额外施加的压力表示溶液渗透压力，用符号Π表示，单位为 kPa。

1886 年，荷兰物理学家范特霍夫（van't Hoff）指出："稀溶液的渗透压力与溶液的物质的量浓度和温度的关系同理想气体方程一致。"即

$$\Pi V = nRT$$

$$\Pi = \frac{n}{V}RT = c(\mathrm{B})RT$$

式中，Π是溶液的渗透压力；V是溶液体积；n是溶质的物质的量；$c(\mathrm{B})$是溶液的物质的量浓度；R是理想气体常数［$R=8.314\mathrm{J\cdot(K\cdot mol)^{-1}}$］。由$\Pi=c(\mathrm{B})RT$可知，难挥发非电解质稀溶液的渗透压与溶液的物质的量浓度及热力学温度成正比，此为范特霍夫定律。该定律表明，在一定温度下，稀溶液的渗透压力只取决于单位体积溶液中所含溶质粒子数，而与溶质的本性无关。因此，渗透压力也是稀溶液的一种依数性。

注意，该定律表达式虽与理想气体方程式相似，但溶液渗透压与气体压力本质不同。

对于稀溶液，$c(\mathrm{B}) \approx b(\mathrm{B})$，所以：

$$\Pi = b(\mathrm{B})RT$$

稀溶液的四个依数性是通过溶液的质量摩尔浓度相互关联的，即

$$b(\mathrm{B}) = \frac{\Delta T_\mathrm{b}}{K_\mathrm{b}} = \frac{\Delta T_\mathrm{f}}{K_\mathrm{f}} \approx \frac{\Pi}{RT}$$

因此，只要知道 4 个量中的任意一个，即可通过上式计算其他的 3 个量。

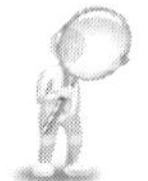

例 1-18

一种体液的凝固点是-0.50℃，求其沸点及此溶液在 0℃时的渗透压力（已知水的$K_\mathrm{f}=1.86\mathrm{K\cdot kg\cdot mol^{-1}}$，$K_\mathrm{b}=0.512\mathrm{K\cdot kg\cdot mol^{-1}}$）。

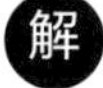

解

$$\Delta T_\mathrm{f} = K_\mathrm{f} b(\mathrm{B})$$

$$b(\mathrm{B})=\frac{\Delta T_f}{K_f}=\frac{0.50}{1.86}=0.269\ (\mathrm{mol\cdot kg^{-1}})$$

$$\Delta T_b=K_b b(\mathrm{B})=0.512\times0.269=0.138(\mathrm{K})$$

故其沸点为100.138℃。

0℃时的渗透压

$$\Pi=c(\mathrm{B})RT\approx b(\mathrm{B})RT$$
$$=0.269\times8.314\times273$$
$$=610.6(\mathrm{kPa})$$

常用渗透压力法来测定高分子物质的分子量。

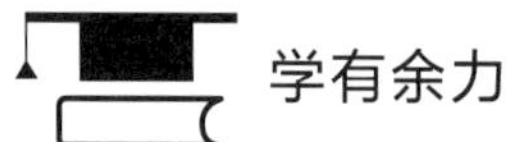
学有余力

电解质溶液的依数性

强电解质在溶液中完全解离成相应的正、负离子。相对纯水而言，溶液中任何质点（分子、离子）均可产生渗透压力，一个Na^+和一个葡萄糖分子在产生渗透压力的作用上是相等的。所以，对于强电解质溶液，其依数性公式为：

$$\Delta T_b=ib(\mathrm{B})K_b,\ \Delta T_f=ib(\mathrm{B})K_f,\ \Pi=ib(\mathrm{B})RT$$

这里i为校正因子，即1“分子”电解质解离出的离子个数，如NaCl、$CaSO_4$，$i=2$；$MgCl_2$、Na_2SO_4，$i=3$。

3. 渗透压在医药领域的应用

（1）渗透浓度　能产生渗透压力的物质（分子、离子）统称为渗透活性物质，医药学上用渗透浓度表示渗透活性物质的总浓度，单位为$\mathrm{mmol\cdot L^{-1}}$，符号为$c_{os}$，即：$c_{os}=ic(\mathrm{B})$。它表示单位体积溶液中所含渗透活性物质的总质点数。

（2）等渗、高渗和低渗溶液　渗透压的高低是相对的。医学上以血浆的渗透压力作为比较标准：渗透压力与血浆渗透压力（$280\sim320\mathrm{mmol\cdot L^{-1}}$）相等的溶液称为等渗溶液，渗透压力大于$320\mathrm{mmol\cdot L^{-1}}$的溶液称为高渗溶液，渗透压力小于$280\mathrm{mmol\cdot L^{-1}}$的溶液称为低渗溶液。

若将红细胞置于低渗溶液中，由于细胞膜是半透膜，因此低渗溶液中的水分将进入红细胞，最后细胞膜破裂，导致溶血；反之，将红细胞放入高渗溶液中，红细胞中的水分将进入高渗溶液，致使细胞皱缩，称为胞浆分离；若放入等渗溶液，红细胞正常形态不发生变化。临床输液常用的生理盐水（$9\mathrm{g\cdot L^{-1}}$ NaCl溶液）和$50\mathrm{g\cdot L^{-1}}$葡萄糖溶液都是等渗溶液。

（3）晶体渗透压力和胶体渗透压力　高分子物质（如蛋白质）产生的渗透压力称为胶体渗透压力，它对调节血浆和细胞间液之间水的转移起重要作用。小分子物质（如无机盐类、葡萄糖等）产生的渗透压力称为晶体渗透压力，它对调节细胞间液和细胞内液之间水的转移起重要的作用。由小分子物质产生的质点数远大于大分子物质的质点数，故晶体渗透压力大于胶体的渗透压力。

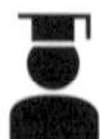
学有所成

1. 把下列水溶液按其沸点由小到大的顺序排列：①$1\mathrm{mol\cdot L^{-1}}$ NaCl；②$1\mathrm{mol\cdot L^{-1}}$ $C_6H_{12}O_6$；③$1\mathrm{mol\cdot L^{-1}}$ H_2SO_4；④$0.1\mathrm{mol\cdot L^{-1}}$ CH_3COOH；⑤$0.1\mathrm{mol\cdot L^{-1}}$ NaCl；⑥$0.1\mathrm{mol\cdot L^{-1}}$ $CaCl_2$

2. 临床上用来治疗碱中毒的针剂$NH_4Cl(M_r=53.48)$，其规格为20.00mL一支，每支含0.1600g NH_4Cl，计算该针剂的物质的量浓度及该溶液的渗透浓度，在此溶液中红细胞的行为如何?

第四节 表面活性剂

在药剂中，一些挥发油脂溶性纤维素、甾体激素等许多难溶性药物为了形成透明溶液及增加浓度，都需要加入某类物质。此类物质应用广泛，啤酒、饼干、冰淇淋等食品都离不开；在药剂制备过程中，还是不可缺少的乳化剂、润湿剂和起泡剂等；在医药行业还可以作为杀菌剂和消毒剂；因为具有润滑起泡等作用，所以还可以用于去除油脂污垢。

此类物质是什么呢？主要具有哪些特性？

希望通过本节的学习你能回答这些问题。

一、表面活性剂的基本概念

肥皂泡和荷叶上的水珠都是球形的，这是因为任何纯液体在一定条件下都具有表面张力。表面张力是指使液体表面分子具有向内运动的趋势，并自动收缩至最小面积的力。在一定温度下，纯液体的表面张力是一个定值，在液体中加入溶质后，表面张力就会发生变化。

表面活性剂是具有很强的表面活性，能使液体的表面张力显著下降的物质。在医药和其他领域，表面活性剂可以用于增溶、乳化、润湿、消毒、杀菌、助悬、起泡、消泡等。

表面活性剂的分子结构具有两亲性，一端为亲水基团，如氨基、羟基等极性基团；另一端为非极性的亲油基团（疏水基团），常为非极性烃链，如 8 个碳原子以上烃链（图 1-7）。

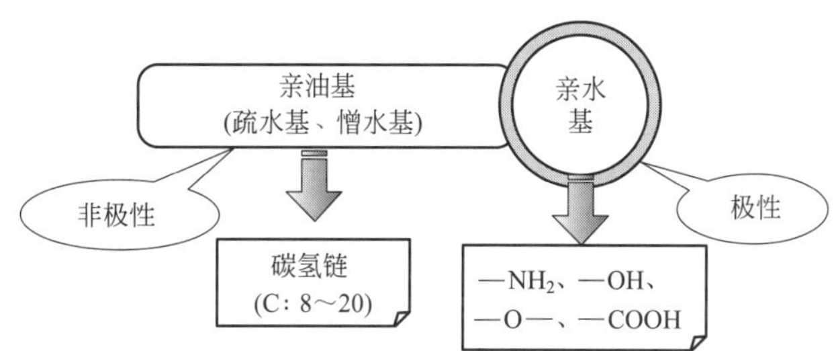

图 1-7 表面活性剂分子结构

表面活性剂由于特殊的两亲性，可以在两相界面间发生定向排列，从而改变两相界面性质。表面活性剂在水中少量溶解时，亲水基团朝向水，亲油基团朝向空气。当溶液较稀时，表面活性剂几乎完全集中在表面形成单分子层，因此溶液表面层的表面活性剂浓度大大高于溶液中的浓度，并将溶液的表面张力降低到纯水表面张力以下，这种表面活性剂分子在溶液表面层聚集的现象称为正吸附［见图 1-8(a),(b)］。正吸附改变了溶液表面的性质，最外层呈现碳氢链性质，体现出较低的表面张力，进而产生较好的润湿、乳化、起泡等性质。

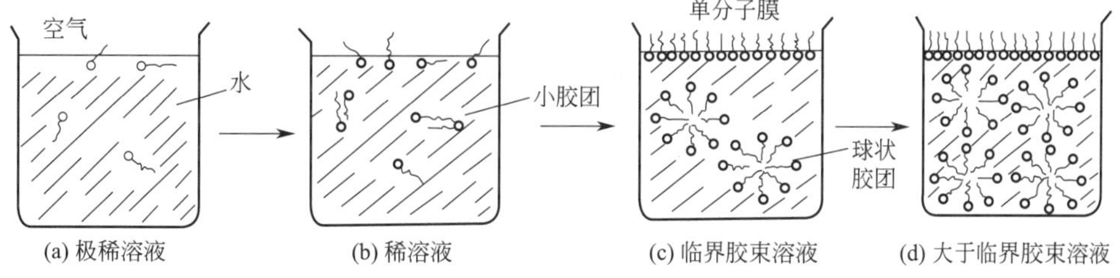

图 1-8 不同浓度时表面活性剂的吸附作用

表面活性剂在水溶液中的浓度达到一定程度后，在表面的正吸附达到饱和，此时溶液的表面张力达到最低值，表面活性分子开始转入溶液中，因为亲油基团的存在，水分子与表面活性分子相互的排斥力大于吸引力，导致表面活性剂分子自身依靠范德华力相互聚集，形成亲油基向内，亲水基向外，在水中稳定分散，颗粒大小在胶体粒子范围的缔合体，称为胶团或胶束［见图 1-8(c)，(d)］。表面活性剂分子缔合形成胶束的最低浓度称为临界胶束浓度。

二、表面活性剂的分类

按照不同的分类方法，表面活性剂的分类不同。

按来源分为天然表面活性剂和合成表面活性剂。

按分子量大小分为低分子量表面活性剂（分子量小于 1000）；中高分子量表面活性剂（分子量为 1000～10000）；高分子量表面活性剂（分子量大于 10000），如羧甲基纤维素钠等。

按水溶性分为水溶性表面活性剂和油溶性表面活性剂。

按用途分为乳化剂、润湿剂、分散剂、起泡剂、消泡剂、柔顺剂、杀菌剂、渗透剂等。

按亲水基类型分为离子型表面活性剂和非离子型表面活性剂。

离子型表面活性剂又分为阴离子、阳离子和两性离子表面活性剂。

（1）阴离子表面活性剂　起表面活性作用部分是阴离子，即带负电荷。常用作胃肠脂肪的乳化剂、润湿剂、洗涤剂等。如肥皂（高级脂肪酸盐）、十二烷基苯磺酸钠等。

（2）阳离子表面活性剂　起表面活性作用的部分是阳离子，即带正电荷。此类表面活性剂毒性较大，只能外用，常用作杀菌剂、柔顺剂。如苯扎氯铵、苯扎溴铵等。

（3）两性离子表面活性剂　分子结构中同时具有正、负电荷的表面活性剂，随介质 pH 的变化表现为阳离子型或阴离子型。适用于任何 pH 的溶液，在等电点也无沉淀，碱性水溶液中呈阴离子性质，起泡性良好，去污力强；酸性水溶液中呈阳离子性质，杀菌能力强，毒性小。如卵磷脂、氨基酸型和甜菜碱型。

（4）非离子型表面活性剂　在水溶液中不发生解离，亲水基团是甘油、聚乙二醇、山梨醇；亲油基团是长链脂肪酸、长链脂肪醇、烷基或芳基；两者以醚键或酯键相结合。此类表面活性剂毒性低，不解离，不受溶液 pH 的影响，能与大多数药物配伍，可外用、内服和注射，应用广泛。如脂肪酸甘油酯、蔗糖脂肪酸酯。

三、表面活性剂的应用

1. 增溶作用

增溶是指物质由于界面活性剂胶团的作用而增加溶解的过程。增溶剂是用于增加物质溶解度的表面活性剂。若在药物中加入增溶剂，药物分子就能钻进胶束的中心或狭缝中，使溶解度明显提高，但并不增加溶质的粒子数。在制药过程中，一些挥发油、脂溶性维生素等药物在水中溶解度较低，可加入增溶剂使其溶解度达到治疗所需的浓度。如消毒防腐的煤酚在水中溶解度为 2%，加入肥皂溶液后增大到 50%；如维生素等药物常用吐温增溶。

2. 乳化作用

两种或两种以上互不相溶的液体组成的体系中，一种液体以液滴形式分散在另一种液体中，使互不相溶的液体体系形成具有一定稳定性的乳状液，这一过程叫乳化。乳化剂是具有乳化作用的表面活性剂。乳化剂可以降低油水两相的界面张力，并在液滴周围形成保护层。如少量油加入水中搅拌，静置片刻后油水分层，但是若加入少量肥皂，振摇后可以得到外观均匀、稳定的乳浊液。例如阿拉伯胶、琼脂等可用作内服制剂的乳化剂。

3. 润湿作用和去润湿作用

促进液体在固体表面铺展或渗透的作用叫润湿作用。润湿剂是起润湿作用的表面活性剂，它可以定向吸附在固-液界面上，降低固-液界面张力，减小液体与固体的接触角，从而改善润湿程度。如医药中外用软膏中常加润湿剂，来增加药物对皮肤的润湿程度，提高药效。

使薄层液体在固体上由于张力的影响而形成小液滴的作用叫去润湿作用。去润湿剂可以定向吸附在原来与液体润湿良好的固体上，增大液体与固体的接触角，变成不润湿表面。如在装注射液的玻璃安瓿内壁涂一层二氯二甲基硅烷，注射液就不会残留在内壁上。

4. 起泡作用和消泡作用

起泡剂是降低液体表面张力，增加液体黏度，发生泡沫或使泡沫稳定的表面活性物质，又叫稳泡剂。发泡剂分子定向吸附在液膜表面，形成具有一定机械强度的单分子层保护膜或带电荷的双电层，从而降低液膜表面张力。在医药学上主要用于腔道给药及皮肤用药。

消泡剂是用于消除泡沫的表面活性物质。消泡剂加入后，形成的新膜表面张力较小，使泡沫在挤压中破裂而被消除。在发酵、草药提取等过程，大量泡沫存在危害很大，因此在制药工业中消沫远比发泡重要。除此之外，消泡剂还可以用于灭火、原油开采等。

5. 洗涤作用

洗涤剂是用于除去污垢的表面活性物质，又称去污剂。洗涤剂在界面的吸附作用，可以降低界面张力，增加固体表面的润湿性，减弱污物与固体表面的黏附作用，从而使污垢与固体表面分离，再利用其增溶、乳化、分散等作用，防止污垢再沾污。常用的洗涤剂有高级脂肪酸盐、烷基苯磺酸盐、十二烷基硫酸钠等。

6. 杀菌作用和消毒作用

大多数阳离子和两性离子表面活性剂都可以用作消毒剂，它们能与细菌生物膜蛋白质作用使之变性或破坏从而达到杀菌消毒的效果。根据需要使用不同的浓度，可分别用于手术前的皮肤消毒、伤口或黏膜消毒、环境消毒等。如苯扎溴铵经过几分钟接触即可杀灭革兰氏阳性和阴性菌（如大肠杆菌、痢疾杆菌和霉菌等）。

7. 其他作用

表面活性剂还可以通过吸附，降低纤维织品的摩擦系数，使之平滑柔软，又称柔顺剂。此外还有抗静电、分散和絮凝等作用。

课题小结

1. 三种分散系：粗分散系、胶体分散系、分子或离子分散系。

2. 常见浓度表示方法：物质的量浓度、质量浓度、质量摩尔浓度、质量分数、体积分数、摩尔分数。常见浓度之间的换算，溶液的配制、稀释和混合。

3. 难挥发性非电解质稀溶液的依数性：蒸气压的下降、沸点的升高、凝固点的降低、渗透压。渗透压在医药学方面的应用。

4. 表面活性剂的概念、分类和应用。

知识训练

一、填空题

1. 表示溶液组成量度的方法很多，医学上常用的有________________。

2. 进行溶液的稀释所依据的原则是________________。

3. 产生渗透现象的条件是________________和________________；水的渗透方向为________________。

4. 血浆渗透压正常范围相当于________ mmol·L^{-1}。9g·L^{-1}的氯化钠溶液的渗透浓度是________ mmol·L^{-1}，所以它属于________溶液。将红细胞置于6g·L^{-1}的NaCl溶液中，红细胞会发生________现象；0.1mol·L^{-1}的NaCl溶液比0.1mol·L^{-1}的蔗糖溶液的渗透压________。若将两种或两种以上等渗溶液混合，所得溶液是________溶液。

5. 从结构上看，表面活性剂是由________和________两个部分组成的。

6. 表面活性剂的主要应用有________________。

二、选择题

1. 胶体溶液区别于其他溶液的实验事实是（　　）。

A. 丁达尔现象　B. 电泳现象　C. 布朗运动　D. 胶粒能通过滤纸

2. 配制500mL体积分数为0.75的酒精溶液，需要体积分数为0.95酒精（　　）mL。

A. 500　B. 395　C. 356　D. 375

3. 测得200mL某溶液中含有8mg Ca^{2+}，则溶液中Ca^{2+}的浓度是（　　）。

A. 0.1mol·L^{-1}　B. 0.1mmol·L^{-1}　C. 1mmol·L^{-1}　D. 1mol·L^{-1}

4. 配制300mL 0.10mol·L^{-1} NaOH溶液，需要固体的质量是（　　）。

A. 1.2mg　B. 2.0mg　C. 1.2g　D. 4.0g

5. 下列能够使红细胞皱缩的溶液是（　　）。

A. 100g·L^{-1}葡萄糖　B. 1.00g·L^{-1} NaCl

C. 12.5g·L^{-1} $NaHCO_3$　D. 6.0g·L^{-1} NaCl

6. 水中加入乙二醇，则溶液的（　　）。

A. 蒸气压下降　B. 蒸气压上升　C. 冰点升高　D. 沸点降低

7. 溶解2.76g甘油于200g水中，凝固点下降0.278K，则甘油的分子量为（　　）。

A. 78　B. 92　C. 29　D. 60.

8. 已知硫酸溶液的物质的量浓度为a mol·L^{-1}，密度为b g·cm^{-3}，则该溶液的质量分数为（　　）。

A. $(1000/98)a/b\times100\%$　B. $(98/1000)a/b\times100\%$

C. $(1000/98)b/a\times100\%$　D. $(98/1000)b/a\times100\%$

9. 大部分淡水鱼与海洋鱼类不能交换生活环境，是因为淡水和海水的（　　）。

A. pH不同　B. 密度不同　C. 渗透压不同　D. 溶解的氧气不同

三、计算题

1. 临床上需1/6mol·L^{-1}乳酸钠（$NaC_3H_5O_3$）溶液300mL，如用112g·L^{-1}乳酸钠针剂（10mL/支）配制，需要此针剂几支？

2. 实验室中要配制0.10mol·L^{-1}盐酸溶液1000mL，如用37%的浓盐酸（密度为1.19g·mL^{-1}）来配制，需要浓盐酸多少毫升？

3. 用实验方法测得某水溶液的凝固点为−0.53℃，问此水溶液是等渗、低渗还是高渗溶液？并求出此溶液在37℃时的渗透压。

课题二 溶液中进行的无机药物一般鉴别

学习目标

溶液体系是药物的鉴别、检查、含量测定的主要体系。通过本课题学习，体会溶液体系在实际工作中的重要性，并且达到以下目的：

1. 知道无机药物一般鉴别项目；
2. 会描述无机药物一般鉴别的原理和方法。

鉴别试验是根据药物的分子结构、理化性质，采用化学、物理化学或生物方法来判断药物的真伪。它是药物质量检验工作的首项任务。

药物一般鉴别试验是以某些类别药物的共同化学结构为依据，根据其相同的理化性质进行药物真伪的鉴别，以区别不同类别的药物。一般鉴别试验方法的原则是：专属性强，重现性好，灵敏度高，操作简便、快速。对无机药物是根据其组成的阴阳离子的特殊反应；有机药物根据典型的官能团反应，因而只能证实为某一类药物，不能证实为哪一种药物。

一般鉴别实验适用于单一的化学药品，如有干扰需分离或排除之；如果某药物有一项以上实验方法时，除有特殊规定外要逐一实验，不得任选其中之一。

本课题只研究无机酸盐、无机金属盐的一般鉴别，九类有机物鉴别在后续课程学习。

第一节 无机金属盐类药物的一般鉴别

在对药物一般鉴别时，根据对药品处理的方法分为干法和湿法。湿法主要是把固体样品转化为溶液，再用于测试，根据化学反应的特征进行判断。干法主要是对样品进行高温处理或研磨，如焰色反应和熔珠反应等。干法分析多用于检验无机物和作试样的初步试验，常作为湿法分析的辅助实验。

职业标准

药物检验工考核大纲对初级工的工作要求是：

1. 能分清药品质量标准中哪些检验项目属于鉴别试验；
2. 掌握八种一般鉴别试验的方法。

一、用试纸或指示剂法鉴别

1. 仅用试纸法鉴别

如亚锡盐的鉴别：取供试品的水溶液 1 滴，点于磷钼酸铵试纸上，试纸应显蓝色。该蓝色物质称为钼蓝。钼蓝是钼以Ⅴ、Ⅵ混合氧化态所形成化合物的总称。

2. 可用指示剂的方法鉴别

可用指示剂的方法鉴别：一种以上鉴别方法，其中一种方法是采用指示剂的。

（1）铵盐 取供试品，加过量的氢氧化钠试液后，加热，即分解，发生氨臭；遇用水湿润的红色石蕊试纸，能使之变蓝色，并能使硝酸亚汞试液湿润的滤纸显黑色。

$NH_4^+ + OH^- \xlongequal{加热} NH_3\uparrow$ 红色石蕊试纸变色范围是 pH 5～8。

$$2Hg_2(NO_3)_2+4(NH_3\cdot H_2O)=\left[\begin{array}{ccc} & Hg & \\ O & & NH_2 \\ & Hg & \end{array}\right]NO_3+2Hg\downarrow(\text{黑色})+3NH_4NO_3+3H_2O$$

（2）铝盐　取供试品溶液，加氨试液至生成白色胶状沉淀，滴加茜素磺酸钠指示液数滴，沉淀即显樱红色。反应为：

$$Al^{3+}+3OH^- = Al(OH)_3\downarrow$$

二、可用于焰色反应的离子鉴别

多种鉴别方法中有一种方法是采用焰色反应鉴别，包括锂盐、钠盐、钾盐、钙盐、钡盐。这些离子在溶液的特征反应有：

$$2Li^+ +CO_3^{2-} = Li_2CO_3\downarrow(\text{白色})$$

$$Li_2CO_3+2NH_4Cl = 2LiCl+CO_2\uparrow+2NH_3\uparrow+H_2O$$

$$KSb(OH)_6+Na^+ = NaSb(OH)_6\downarrow+K^+$$

$$(C_6H_5)_4BNa+K^+ = (C_6H_5)_4BK+Na^+\downarrow(\text{白色})$$

$$Ca^{2+}+(NH_4)_2C_2O_4 = CaC_2O_4\downarrow(\text{白色})+2NH_4^+$$

$$CaC_2O_4+2HCl = CaCl_2+H_2C_2O_4$$

$$Ba^{2+}+SO_4^{2-} = BaSO_4\downarrow(\text{白色})$$

拓展阅读 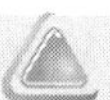

焰色反应鉴别的历史

焰色反应是一种非常古老的定性分析法，早在中国南北朝时期，著名的炼丹家和医药大师陶弘景（456—563）在他的《本草经集注》中就记载有“以火烧之，紫青烟起，云是真硝石（硝酸钾）也”。德国人马格拉夫（1709—1782）在1762年发现钠盐和钾盐可以分别使火焰着上各自特征的焰色。从此以后利用焰色反应鉴别钾盐、钠盐就成为常用手段了。

三、其他特征反应鉴别

1. 可用金属置换的方法鉴别

一种以上鉴别方法，有一种采用置换金属方法的。如汞（二价）盐：取不含过量硝酸的供试品溶液，涂于光亮的铜箔表面，擦拭后即生成一层光亮似银的沉积物。

2. 用与沉淀现象相关的方法鉴别

（1）用生成沉淀的方法鉴别　一种以上鉴别方法都采用生成沉淀的，包括锌盐、亚汞盐。

如锌盐的鉴别方法：①取供试品溶液，加亚铁氰化钾试液，即生成白色沉淀；分离，沉淀在稀盐酸中不溶解。②取供试品制成中性或碱性溶液，加硫化钠试液，即生成白色沉淀。涉及的反应有：

$$3Zn^{2+}+2K_4[Fe(CN)_6] = K_2Zn[Fe(CN)_6]_2\downarrow(\text{白色})+6K^+$$

$$Zn^{2+}+S^{2-} = ZnS\downarrow(\text{白色})$$

如亚汞盐的鉴别方法：取供试品，加碘化钾试液，振摇，即生成黄绿色沉淀，瞬即变为灰绿色，并逐渐转变为灰黑色。

$$Hg_2(NO_3)_2+2KI = Hg_2I_2\downarrow(\text{黄绿色})+2KNO_3$$

$$Hg_2I_2+2KI \longrightarrow Hg\downarrow(黑色)+K_2[HgI_4]$$

（2）用沉淀生成与溶解的方法鉴别　一种以上鉴别方法，都采用沉淀生成与溶解的方法鉴别；或者其一采用沉淀生成方法、其二采用沉淀生成与溶解鉴别的，有银盐、锑盐、镁盐、铜盐等。

如银盐鉴别方法如下：取供试品溶液，加稀盐酸，即生成白色凝乳状沉淀；分离，沉淀能在氨试液中溶解，加稀硝酸酸化后，沉淀复生成。涉及的反应有：

$$Ag^++HCl \longrightarrow H^++AgCl\downarrow(白色)$$

$$AgCl+2NH_3 \longrightarrow [Ag(NH_3)_2]^++Cl^-(沉淀溶解)$$

$$[Ag(NH_3)_2]^++Cl^-+2HNO_3 \longrightarrow AgCl\downarrow+2NH_4NO_3$$

再如铜盐的鉴别方法如下：取供试品溶液，加亚铁氰化钾试液，即显红棕色或生成红棕色沉淀。涉及的反应有：

$$2Cu^{2+}+K_4[Fe(CN)_6] \rightleftharpoons Cu_2[Fe(CN)_6]\downarrow(红棕色)+4K^+$$

（3）用沉淀生成和溶液颜色变化的方法鉴别　一种以上鉴别方法，其一采用沉淀生成方法，其二采用沉淀生成与溶解鉴别的，有铋盐、亚铁盐、铁盐等。

如铋盐的检查方法是：

① 取供试品溶液，滴加碘化钾试液，即生成红棕色溶液或暗棕色沉淀；分离，沉淀能在过量碘化钾试液中溶解成黄棕色的溶液，再加水稀释，又生成沉淀。

② 取供试品溶液，用稀硫酸酸化，加10%硫脲溶液，即显深黄色。涉及的反应有：

$$Bi^{3+}+3KI \longrightarrow BiI_3+3K^+\downarrow(暗棕色或红棕色)$$

$$BiI_3+KI \rightleftharpoons KBiI_4(黄棕色溶液)$$

$$KBiI_4+H_2O \longrightarrow BiOI\downarrow(橙色)+2HI+KI$$

$$BiCl_3+CS(NH_2)_2 \longrightarrow Bi[CS(NH_2)_2]Cl_3(黄色溶液)$$

第二节　无机酸根类药物的一般鉴别

学习情境

药典对硝酸盐的鉴别方法是：(1)取供试品溶液，置试管中，加等量的硫酸，小心混合，冷后，沿管壁加硫酸亚铁试液，使成两液层，接界面显棕色。(2)取供试品溶液，加硫酸与铜丝（或铜屑），加热，即发生红棕色的蒸气。(3)取供试品溶液，滴加高锰酸钾试液，紫色不应褪去（与亚硝酸盐区别）。

根据方法描述请思考：

三种方法都是在溶液中进行的反应，有什么特点?

一、燃烧观察火焰颜色的方法鉴别

一种以上鉴别方法，其中一种方法是燃烧、观察火焰颜色的。如硼酸盐：取供试品，加硫酸，混合后，加甲醇，点火燃烧，即发生边缘带绿色的火焰。

$$B_4O_7^{2-}+H_2SO_4+5H_2O \longrightarrow 4H_3BO_3+SO_4^{2-}$$

$$H_3BO_3+3CH_3OH \longrightarrow B(OCH_3)_3+3H_2O$$

二、使用试纸或指示剂方法鉴别

一种以上鉴别方法，其中一种方法是使用试纸或指示剂的。

1. 使用试纸鉴别

氯化物的鉴别：取供试品少量，置试管中，加等量的二氧化锰，混匀，加硫酸湿润，缓缓加热，即发生氯气，能使用水湿润的碘化钾淀粉试纸显蓝色。

$$10Cl^- + 2KMnO_4 + 8H_2SO_4 = 5Cl_2\uparrow + K_2SO_4 + 2MnSO_4 + 8H_2O + 5SO_4^{2-}$$

$$2KI + Cl_2 = 2KCl + I_2\text{(使淀粉显蓝色)}$$

2. 使用指示剂方法鉴别

（1）碳酸盐与碳酸氢盐　取供试品溶液，加酚酞指示液，如为碳酸盐溶液，即显深红色；如为碳酸氢盐溶液，不变色或仅显微红色。

（2）碘化物　取供试品溶液，加少量的氯试液，碘即游离；如加三氯甲烷振摇，三氯甲烷层显紫色；如加淀粉指示液，溶液显蓝色。

三、两相溶液颜色的改变鉴别

一种以上鉴别方法，其中一种方法是采用两相溶剂颜色变化的。如溴化物：取供试品溶液，滴加氯试液，溴即游离，加三氯甲烷振摇，三氯甲烷层显黄色或红棕色。反应为：

$$2Br^- + Cl_2 = Br_2 + 2Cl^-$$

Br_2 溶于氯仿层中，低浓度时呈黄色，高浓度时呈红棕色。

四、沉淀生成与溶解鉴别

一种以上鉴别方法都是采用沉淀生成与溶解的。

（1）硫酸盐　取供试品溶液，滴加醋酸铅试液，即生成白色沉淀；分离，沉淀在醋酸铵试液或氢氧化钠试液中溶解。涉及的反应有：

$$SO_4^{2-} + Pb(CH_3COO)_2 = PbSO_4\downarrow\text{(白色)} + 2CH_3COO^-$$

$$PbSO_4 + 2CH_3COONH_4\text{(浓)} \rightleftharpoons Pb(CH_3COO)_2\text{(溶解)} + (NH_4)_2SO_4$$

走进药典

硫酸盐的应用——甲硫酸新斯的明的鉴别

甲硫酸新斯的明是一种常用异逆性抗胆碱酯酶药，常用于内科、妇科及五官科的各种弛缓麻痹、肌肉和神经官能症。药典中其鉴别方法为：取本品约 20mg，加 20%氢氧化钠溶液 1mL 与浓过氧化氢溶液 10 滴，煮沸，冷却，加稀盐酸使成酸性，加氯化钡试验，即生成白色沉淀。请体会其鉴别过程。

（2）磷酸盐　取供试品的中性溶液，加硝酸银试液，即生成浅黄色沉淀；分离，沉淀在氨试液或稀硝酸中均易溶解。反应为：

$$PO_4^{3-} + 3Ag^+ = Ag_3PO_4\downarrow\text{(浅黄色)}$$

$$Ag_3PO_4 + 3HNO_3 = 3AgNO_3\text{(溶解)} + H_3PO_4$$

五、可生成气体或特殊气味的方法鉴别

一种以上鉴别方法，其中一种方法是生成气体或特殊气味的。

（1）硝酸盐　取供试品溶液，加硫酸与铜丝（或铜屑），加热，即发生红棕色的蒸气。

$$Cu + 4HNO_3 = Cu(NO_3)_2 + 2NO_2\uparrow\text{(红棕色)} + 2H_2O$$

（2）亚硫酸盐或亚硫酸氢盐　取供试品，加盐酸，即发生二氧化硫气体，有刺激性特臭，并能使硝酸亚汞试液湿润的滤纸显黑色。

$$SO_3^{2-} + H^+ = HSO_3^-$$

$$HSO_3^- + H^+ = H_2SO_3$$

$$H_2SO_3 = SO_2\uparrow + H_2O$$

$$Hg_2^{2+} + SO_2 + 2H_2O = 2Hg\downarrow + 2H^+ + H_2SO_4$$

（3）醋酸盐　取供试品，加硫酸和乙醇后，加热，即分解产生乙酸乙酯的香气。

$$CH_3COOH + CH_3CH_2OH \xlongequal{加热} CH_3COOC_2H_5 + H_2O$$

课题小结

1. 药物一般鉴别试验是以某些类别药物的共同化学结构为依据，根据其相同的理化性质进行药物真伪的鉴别。

2. 无机药物的化学鉴别一般通过阴阳离子的特殊反应进行。

3. 干法化学鉴别是将供试品加适当试剂在规定的温度下试验，观察此时发生的特异现象。如颜色反应。

4. 湿法化学鉴别是将供试品与试剂在适当的溶剂中，在一定条件下反应，发生易于观察的化学变化，如颜色、沉淀、气体等。

知 识 训 练

一、选择题

A. 本品显碳酸盐与碳酸氢盐的鉴别反应。

B. 取本品约 50mg，加乙醇制氢氧化钾试液 2mL，置水浴中加热 5min，放冷，加硫酸溶液（1→2）2mL，缓缓煮沸 1min，即发生乙酸乙酯的香气。

C. 取本品约 0.1g，加稀硝酸 5mL，加热至沸约 1min，放冷应显磷酸盐的鉴别反应。

D. 水溶液显硝酸盐的鉴别反应。

E. 取本品 1%水溶液 10mL，加稀硝酸 0.5mL，即生成白色沉淀，滤过，沉淀加乙醇即溶解；滤液显溴化物的鉴别反应。

F. 水溶液显氯化物的鉴别反应。

G. 取本品约 20mg，加水 1mL、三氯甲烷 1mL 与 1%重铬酸钾的稀硫酸溶液 1 滴，振摇，三氯甲烷层应显玫瑰红色；再加淀粉指示液 2 滴，水层显蓝色。

H. 水溶液显硫酸盐的鉴别反应。

选择以上合适的鉴别方法填入 1～8 题中：

1. 抗肿瘤药硫酸长春地辛（　　）
2. 降血糖药盐酸二甲双胍（　　）
3. 缩瞳药硝酸毛果芸香碱（　　）
4. 肾上腺皮质激素药醋酸地塞米松（　　）
5. 补磷药甘油磷酸钠（　　）
6. 眼科用药普罗碘铵（　　）
7. 局麻药碳酸利多卡因注射液（　　）
8. 消毒防腐药苯扎溴铵（　　）

二、配伍题

选项：A. 铝盐　B. 镁盐　C. 铁盐　D. 亚铁盐　E. 汞盐　F. 亚汞盐

氢氧化钠是药物一般鉴别常用的试剂，请将上述金属离子与下列一般鉴别方法对应起来：

1. 取供试品，加氨试液或氢氧化钠试液，即变黑色。(　　)

2. 取供试品溶液，加氢氧化钠试液，即生成黄色沉淀。(　　)

3. 取供试品溶液，滴加铁氰化钾试液，即生成深蓝色沉淀；分离，沉淀在稀盐酸中不溶，但加氢氧化钠试液，即生成棕色沉淀。(　　)

4. 取供试品溶液，滴加亚铁氰化钾试液，即生成深蓝色沉淀；分离，沉淀在稀盐酸中不溶，但加氢氧化钠试液，即生成棕色沉淀。(　　)

5. 取供试品溶液，滴加氢氧化钠试液，即生成白色胶状沉淀；分离，沉淀能在过量的氢氧化钠试液中溶解。(　　)

6. 取供试品溶液，加氢氧化钠试液，即生成白色沉淀。分离，沉淀分成两份，一份中加过量的氢氧化钠试液，沉淀不溶解；另一份中加碘试液，沉淀转成红棕色。(　　)

模块二 化学结构理论与运用

课题三 决定药物性质的结构理论

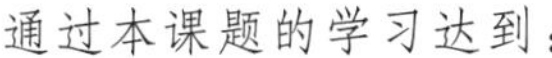

学习目标

通过本课题的学习达到：

1. 掌握四个量子数的意义、取值范围，会用量子数确定原子轨道。
2. 理解原子结构同元素周期表的关系、掌握核外电子排布的三原理和鲍林近似能级图、多电子原子核外电子排布。
3. 熟悉分子轨道理论，了解一些简单分子成键。
4. 理解晶体的类型，初步理解极化作用和变形性。
5. 掌握酸碱质子理论，共轭酸碱对之间的关系；水的质子自递平衡及离子积。
6. 掌握配位化合物的概念、组成和命名。

第一节 保持药物化学性质的粒子之一——原子

学习情境

中国科学院院士潘建伟团队实现了量子通信，量子通信是指利用量子纠缠效应进行信息传递的一种新型的通信方式。量子是什么？微观世界都有哪些粒子？

一、原子的构成

1897年英国物理学家汤姆逊发现了阴极射线，1911年英国物理学家卢瑟福的 α 散射实验证明了原子核的存在。科学家证明：原子是一种电中性的微粒（其直径约为 10^{-10} m），是由一个带若干（Z 个）正电荷的原子核和若干（Z 个）带负电荷的电子组成的；原子核是由 z 个质子和若干个中子组成的紧密结合体，其直径不及原子直径的万分之一；电子的直径更小。对于一个原子来说，核电荷数（Z）、核内质子数（Z）、核外电子数三者相等。原子的质量几乎集中在原子核上，若忽略电子的质量，把一个原子的原子核内所有的质子与中子的相对质量取整数相加，即是该原子的质量数，用符号 A 表示。即：原子的质量数（A）=质子数(Z)+中子数(N)。

综上所述，如以 $^{A}{}_{z}X$ 带表一个质量数为 A、质子数为 z 的原子，则组成原子的粒子间的关系如下：

原子 { 原子核 { 质子、中子 }；核外电子 }

二、核外电子的运动状态

1. 电子云

近代观点认为，原子中电子运动的轨迹是无法确定的。但电子运动具有统计的规律，即用统计的方法可以统计出电子在核外空间某区域出现机会的多少，称为概率。电子在原子核外空间某处单位体积内出现的概率，称为概率密度。为了形象地表示核外电子运动的概率密度，化学上常用小黑点（表示电子出现过的地方）分布的疏密表示电子出现概率密度的相对大小。小黑点密集的地方，表示概率密度大，即单位体积内电子出现的机会多；小黑点稀疏的地方，表示概率密度小，即单位体积内电子出现的机会少。这种用小黑点的疏密来表示电子在核外出现的概率密度分布的空间图像，称为电子云，见图 3-1。电子云是电子行为统计结果的一种形像表示，而不是说电子真的像云雾那样分散不再是个微粒。

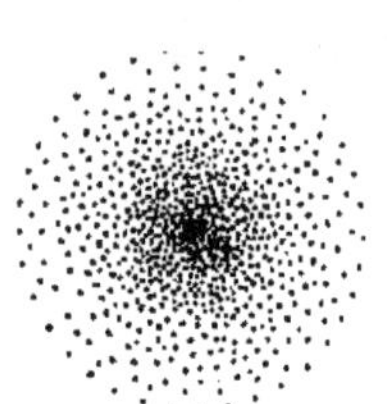

图 3-1　氢原子的电子云

2. 核外电子的运动状态的描述

要准确描述电子在核外空间的运动状态，需要四个参数，通常用 n、l、m、m_s 来电表示。

（1）主量子数（n）　原子中各电子出现概率最大区域离核的距离是不同的，人们把不同远近、不同能量的区域分成不同的电子层，电子就在这些不同电子层上运动。

主量子数 n 是用来表示核外电子运动离核远近的数值。其取值范围为 $1,2,3,\cdots,n$ 等正整数。每一个 n 值对应一个电子层。电子层按照离核的由近及远的顺序，依次称为第一电子层，第二电子层……常用大写字母 K、L、M、N、O、P、Q 代表 $n=1,2,3,4,5,6,7$ 等的电子层数。显然 n 值越大，电子运动离核越远，电子的能量越高。

（2）角量子数（l）　同一电子层中的电子运动时，电子云形状也不完全相同。人们把处于同一电子层中而具有不同能量的电子云用角量子数 l 表示，也称副量子数、电子亚层。角量子数 l 可取值为 $0,1,2,3,\cdots,(n-1)$。习惯上 l 还可以用 s、p、d、f 等符号表示。

l 值	0	1	2	3
符号	s	p	d	f

当 $n=1$ 时，$l=0$(s)，只有一个副量子数，表示第一电子层只有一个亚层，称为 1s 亚层，在 1s 亚层上的电子称为 1s 电子。$n=2$ 时，$l=0$(s)，$l=1$(p)，有两个角量子数，表示第二电子层有两个亚层，称为 2s 亚层、2p 亚层。表 3-1 为 n、l 及其相应电子层、亚层之间的关系。

表 3-1　n、l 及其相应电子层、亚层之间的关系

n 值	电子层符号	l 值	亚层符号	n 值	电子层符号	l 值	亚层符号
1	K	0	1s	3	M	2	3d
2	L	0	2s	4	N	0	4s
		1	2p			1	4p
3	M	0	3s			2	4d
		1	3p			3	4f

角量子数 l 除了与 n 一起决定核外电子的能量以外，还有一个重要物理意义是表示电子云的形状。$l=0$ 时（称 s 亚层），其电子云呈球形分布；$l=1$ 时（称 p 亚层），其电子云呈哑铃形分布（如图 3-2 所示）；$l=2$ 时称 d 电子云，形状似花瓣；而 f 电子云形状复杂。

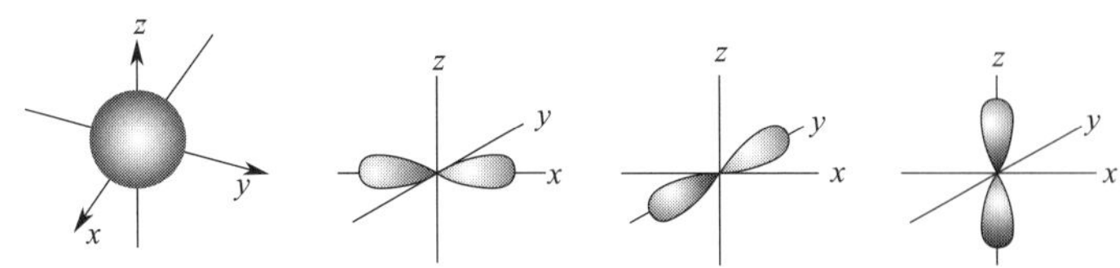

图 3-2　电子云形状与伸展方向

（3）磁量子数（m）

同一电子亚层中，虽然电子云的形状相同，但在空间却有不同的伸展方向（如图 3-2 所示）。人们用磁量子数 m 表示电子云在空间的伸展方向。当 l 给定时，磁量子数 m 的取值为 $0,\pm1,\pm2,\pm3,\cdots\pm l$，共有（$2l+1$）个取值，即电子云在空间有（$2l+1$）个伸展方向。

每一种具有一定形状和伸展方向的电子云所占据的空间称作一个原子轨道。例如，$l=0$ 时，s 电子云呈球形对称分布，没有方向性。m 只能有一个值，即 $m=0$，说明 s 亚层只有一个轨道，为 s 轨道。当 $l=1$ 时，m 可有 -1，0，$+1$ 三个取值，说明 p 电子云在空间有三种取向，即 p 亚层中有三个以 x、y、z 轴为对称轴的 p_x、p_y、p_z 轨道。当 $l=2$ 时，m 可有五个取值，即 d 电子云在空间有五种取向，d 亚层中有五个不同伸展方向的 d 轨道（表 3-2）。

表 3-2　l、m 取值及空间运动状态数

l	m	空间运动状态数	l	m	空间运动状态数
0	0	s 轨道　一种	2	$+2,+1,0,-1,-2$	d 轨道　五种
1	$+1,0,-1$	p 轨道　三种	3	$+3,+2,+1,0,-1,-2,-3$	f 轨道　七种

n，l 相同，m 不同的各轨道具有相同的能量，把能量相同的轨道称为等价轨道。

（4）自旋量子数（m_s）　原子中的电子既绕核高速运动，又绕自己的轴作自旋运动。电子自旋运动用自旋量子数 m_s 表示，m_s 的取值为 $+1/2$ 和 $-1/2$。说明电子自旋有顺时针和逆时针两个方向，常用“↑”和“↓”表示。m_s 表明每一个原子轨道最多容纳的电子数是 2 个。

综上，原子中每个电子的运动状态用 n、l、m、m_s 四个量子数来描述。主量子数 n 决定电子出现概率最大的区域离核的远近（或电子层），并且是决定电子能量的主要因素；副量子数 l 决定原子轨道（或电子云）的形状，同时也影响电子的能量；磁量子数 m 决定原子轨道（或电子云）在空间的伸展方向；自旋量子数 m_s 决定电子自旋的方向。

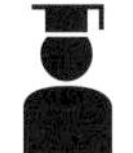

学有所成

下列各组量子数中，哪些不合理？

(1) $n=3$，$l=1$，$m=+1$，$m_s=+1/2$

(2) $n=2$，$l=2$，$m=-1$，$m_s=+1/2$

(3) $n=3$，$l=4$，$m=+1$，$m_s=-1/2$

(4) $n=2$，$l=0$，$m=-1$，$m_s=-1/2$

三、多电子原子结构

1. 原子轨道近似能级图

鲍林根据光谱实验的结果，提出了多电子原子的原子轨道近似能级图，如图 3-3 所示。图中的能级顺序是指价电子层填入电子时各能级能量的相对高低，并有如下特点：

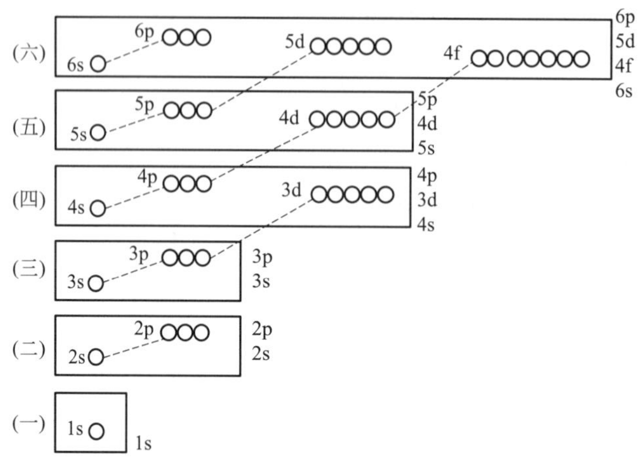

图 3-3　原子轨道近似能级图

（1）近似能级图是按原子轨道的能量高低排列的，而不是按原子轨道离核远近顺序排列的。把能量近似的能级划分为一组，称为能级组，通常共分为 1、2、3、4、5、6、7 七个能级组，能量逐次增加。能级组之间的能量差较大，而能级组内能级的能量差小。

（2）角量子数 l 相同的能级，其能量次序由主量子数 n 决定，n 越大能量越高。例如：

$$E(1s)<E(2s)<E(3s) \qquad E(2p)<E(3p)<E(4p)$$

（3）主量子数 n 相同，角量子数 l 不同的能级，其能量随 l 的增大而升高。例如：

$$E(2s)<E(2p) \qquad E(3s)<E(3p)<E(3d)$$

（4）主量子数 n 和角量子数 l 同时变动时，能级的能量次序是比较复杂的。例如：

$$E(4s)<E(3d)<E(4p) \qquad E(6s)<E(4f)<E(5d)<E(6p)$$

当 n 大于 3 后，外层电子由于角量子数 l 不同引起的能量差别相当大，以致能使 nd 的能量超过 $(n+1)$s，产生所谓能级交错现象。原子中其他电子对某个选定电子的排斥作用，相当于降低部分核电荷对指定电子的吸引力，称为屏蔽作用，其效果叫作屏蔽效应。该效应使得原子核对电子的吸引力降低，使得电子具有的能量增大。电子渗入原子内部原子核附近，可更多地避免其余电子的屏蔽，这种作用叫作钻穿效应。该效应能够降低电子的能量。

2. 原子核外电子的排布

多电子原子核外电子的排布遵循能量最低原理、泡利不相容原理、洪特规则三条规律。

电子在原子中所处的状态是要尽可能使整个体系的能量最低，这样的体系最稳定。多电子原子在基态时核外电子总是尽可能分布到能量最低的轨道，这称为能量最低原理。

在同一个原子中没有也不可能有运动状态（即 n、l、m、m_s）完全相同的两个电子存在，这就是泡利不相容原理。根据这个规则，如果两个电子处于同一轨道，那么这两个电子的自旋方向必定相反。即每一个轨道中只能容纳两个自旋方向相反的电子。由此知：s 亚层只有 1 个轨道，可以容纳两个自旋相反的电子；p 亚层有 3 个轨道，总共可以容纳 6 个电子；d 亚层有 5 个轨道，总共可以容纳 10 个电子，f 亚层有 7 个轨道，总共可以容纳 14 个电子。

洪特规则指出，电子总是以自旋方向相同的方式分布到能量相同的轨道（也称等价轨道）上，即在等价轨道中自旋方向相同的的单电子越多，体系就越稳定。人们用电子排布式和轨道表示式来表示原子核外电子的排布，见图 3-4。

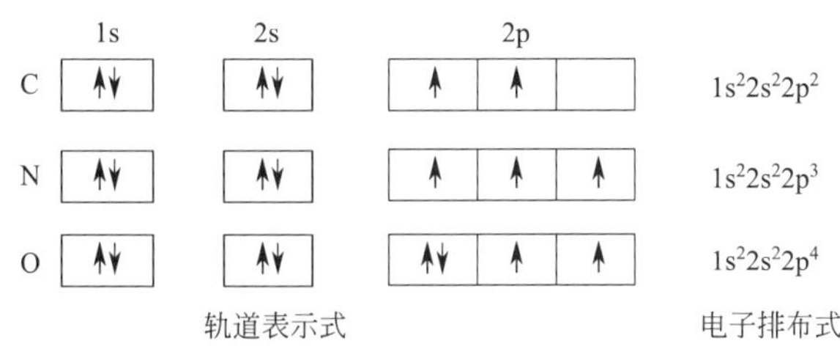

图 3-4 碳、氮、氧的电子排布式和轨道表示式

用稀有气体表示全充满结构的式子叫原子实式。例如 Ca（$Z=20$）的电子排布式为 $1s^22s^22p^63s^23p^64s^2$，简写为 $[Ar]4s^2$；Cr（$Z=24$）的 $1s^22s^22p^63s^23p^63d^54s^1$，简写为 $[Ar]3d^54s^1$。

作为洪特规则的特例，等价轨道全充满（s^2、p^6、d^{10}、f^{14}）、半充满（s^1、p^3、d^5、f^7）或全空（s^0、p^0、d^0、f^0）的状态是比较稳定的。

对于某一具体元素原子的电子排布。要以实验结果为准。例如：Cr 元素按照电子排布规律表示为 $1s^22s^22p^63s^23p^63d^44s^2$，但是实验证明应该表示为 $1s^22s^22p^63s^23p^63d^54s^1$。

四、电子层结构与元素周期表

1869 年，俄国化学家门捷列夫研究已知的 60 多种元素性质时，发现化学元素之间的本质联系——元素周期律：随着核内质子数递增，核外电子呈现周期性排布，元素性质呈现周期性递变。根据元素周期律，在 120 种元素中把电子层数目相同的各种元素，按照原子序数递增的顺序从左到右排成横行；把不同横行最外电子层电子数相同的元素，按电子层数递增的顺序由上而下排成纵行，制成元素周期表。元素周期表反映了元素性质的周期性变化。

1. 原子的电子层结构和元素周期表

（1）周期　具有相同的电子层数而又按照原子序数递增的顺序排列的一系列元素称为一个周期。能级组的划分是导致周期系中各元素能划分为周期的原因，元素的周期数与该元素的核外电子的最高能级所在能级数相一致，也与原子核外电子层数相一致。

根据原子的电子层结构不同，周期系中的元素划分为七个周期：第一周期是特短周期，有 2 种元素；第二、三周期是短周期，各有 8 种元素；第四、五周期是长周期，各有 18 种元素；第六、七周期是特长周期，有 32 种元素。各周期中元素的数目等于相应能级组中原子轨道所能容纳的电子总数。

（2）族　元素周期表 18 个纵行分为 16 个族：8 个主族（符号 A）和 8 个副族（符号 B)。第 8、第 9、第 10 三个纵行叫作第ⅧB 族外，也称为第Ⅷ族；第ⅧA 族也称为零族。

A 族元素，其价层电子构型为 $ns^{1\sim2}$ 或 $ns^2np^{1\sim6}$，价电子总数（最外层电子数）等于其族序数。如 16 号元素原子核外电子排布式是 $1s^22s^22p^63s^23p^4$。最后的电子填入 3p 亚层，为主族元素，价层电子构型为 $3s^23p^4$，即ⅥA 族。

B 族元素原子核外最后一个电子填入 $(n-1)$d、$(n-2)$f 亚层（又称内过渡元素），其价层电子总数等于其族序数。如元素锰的核外电子排布式是 $1s^22s^23s^23p^63d^54s^2$，最后电子填入 3d 亚层，为副族元素，其价层电子构型为 $3d^54s^2$，即ⅦB 族。

（3）区　根据元素的核外电子排布的特点，以最后填入电子的轨道能级符号作为该区的符号，可将周期表中的元素分为五个区域，如图 3-5 所示。

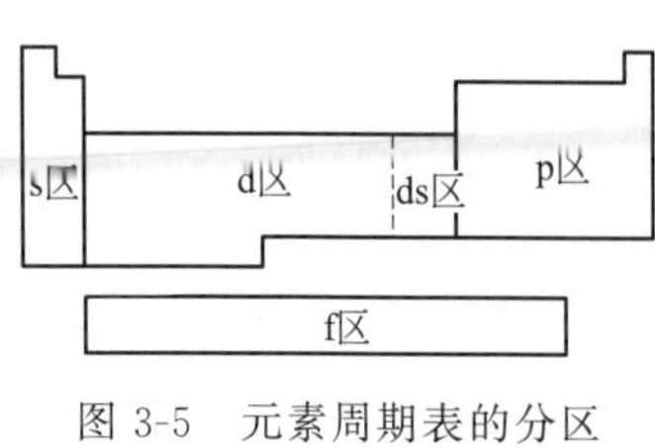

图 3-5　元素周期表的分区

s 区　最后一个电子填充在 s 能级上的元素，包括ⅠA 族、ⅡA 族元素，价电子排布为 $ns^{1\sim2}$。s 区元素属活泼金属。

p 区　最后一个电子填充在 p 能级上的元素，包括ⅢA 族、ⅣA 族、ⅤA 族、ⅥA 族、ⅦA 和 0 族，价电子排布为 $ns^2np^{1\sim6}$。p 区元素大部分是非金属。

d 区　最后一个电子填充在 d 能级上的元素，包括除镧系、锕系外的从第ⅢB 族到第Ⅷ族，价电子排布为 $(n-1)d^{1\sim10}ns^{0\sim2}$。

ds 区　最后一个电子填充在 d 能级并且使 d 能级达到全充满结构和最后一个电子填充在 s 能级上并且具有内层 d 全充满结构的元素，包括ⅠB 族、ⅡB 族，价电子排布为 $(n-1)d^{10}ns^{1\sim2}$。d 区元素和 ds 区元素合在一起称过渡元素。过渡元素都是金属，也叫作过渡金属。

f 区　最后一个电子填充在 f 能级上的元素，包括镧系和锕系，价电子排布为 $(n-2)f^{0\sim14}(n-1)d^{0\sim2}ns^2$。

原子的电子层结构与元素周期表之间有着密切的关系。如果知道了元素的原子序数，便可以写出该元素原子的电子层结构，判断它所在的周期和族。反之，如果已知某元素所在的周期和族，便可写出该元素原子的电子层结构，也能推知它的原子序数。

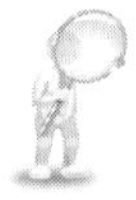

例 3-1

某元素在周期表的第5周期ⅣA 族，写出该元素的核外电子排布式、名称。

解　根据该元素在第 5 周期可以断定它的核外电子填充在第五能级组，即 5s4d5p。又根据它在ⅣA 族知该主族元素的族序数应等于它的最外层电子数，即 $5s^25p^2$。根据 4d 的能量小于 5p 的事实，则 4d 中充满 10 个电子。故该元素电子排布式为［Kr］$4d^{10}5s^25p^2$，元素为锡。

2. 原子的电子层结构与元素周期律的关系

（1）原子半径　原子的大小无法直接测定。通常所说的原子半径，是根据原子不同的存在形式来定义的。①金属半径：把金属晶体看成是由金属原子紧密堆积而成，测得两相邻金属原子核间距离的一半，称为该金属原子的金属半径。②共价半径：同种元素的两个原子以共价键结合时，测得它们核间距离的一半，称为该原子的共价半径。③范德华半径：在分子晶体中，分子之间以范德华力相结合，这时相邻分子间两个非键结合的同种原子，其核间距离的一半，称为该原子的范德华半径。一般地同一元素原子的范德华半径大于共价半径。例如，氯原子的共价半径为 99pm，其范德华半径则为 180pm，如图 3-6 所示。

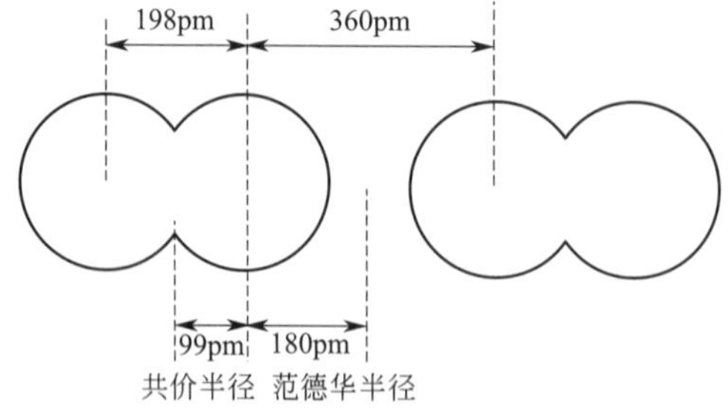

图 3-6　氯原子的共价半径和范德华半径

在短周期中，从左到右随着原子序数的增加，核电荷数增大，原子半径逐渐缩小。到稀有气体时，原子半径突然变大是因为稀有气体的原子半径不是共价半径，而是范德华半径。

在长周期中，从左向右主族元素原子半径变化的趋势与短周期基本一致，原子半径逐渐缩小；副族中的 d 区元素，自左向右由于新增加的电子填入了次外层的（$n-1$）d 轨道上，次外层的 d 电子部分地抵消了核电荷对外层 ns 电子的引力，使有效核电荷增大得比较缓慢。因此 d 区元素从左向右，原子半径只是略有减小，缩小程度不大；到了 ds 区元素，由于次外层的（$n-1$）d 轨道已经全充满，d 电子对核电荷的抵消作用较大，超过了核电荷数增加的影响，造成原子半径反而有所增大。同短周期一样，稀有气体的原子半径又突然增大。

在特长周期中，不仅包含 d 区过渡元素，还包含 f 区内过渡元素（镧系元素、锕系元素），由于新增加的电子填入外数第三层的（$n-2$）f 轨道上，对核电荷的抵消作用比填入次外层的（$n-1$）d 轨道更大，有效核电荷的变化更小。因此 f 区元素从左向右原子半径减小的幅度更小，这就是镧系收缩。由于镧系收缩的影响，使镧系后面的各过渡元素的原子半径都相应缩小，致使同一副族的第 5、6 周期过渡元素的原子半径非常接近。这就决定了 Zr 与 Hf、Nb 与 Ta、Mo 与 W 等在性质上极为相似，难以分离。在特长周期中，主族元素、d 区元素、ds 区元素的原子半径的变化规律同长周期的类似。

同族的主族元素，从上往下，尽管核电荷数增多，但由于电子层数增多的因素起主导作用，因此原子半径显著增大。同族的副族元素，从上到下，原子半径一般只是稍有增大。

（2）电负性　1932 年鲍林的电负性是指在分子中原子吸引成键电子的能力。他指定最活泼的非金属元素氟的电负性为 4.0，通过计算得出其他元素电负性的相对值（表 3-3）。氟的电负性最大，铯的电负性最小。非金属大多＞2.0，s 区金属大多＜1.2，而 d 区、ds 区、p 区的金属在 1.7 左右。元素电负性越大，表示该元素原子在分子中吸引成键电子的能力越强。

表 3-3　元素电负性数值（单位：$kJ \cdot mol^{-1}$）

H																
2.1																
Li	Be											B	C	N	O	F
1.0	1.5											2.0	2.5	3.0	3.5	4.0
Na	Mg											Al	Si	P	S	Cl
0.9	1.2											1.5	1.8	2.1	2.5	3.0
K	Ca	Sc	Ti	V	Cr	Mn	Fe	Co	Ni	Cu	Zn	Ga	Ge	As	Se	Br
0.8	1.0	1.3	1.5	1.6	1.6	1.5	1.8	1.9	1.9	1.9	1.6	1.6	1.8	2.0	2.4	2.8
Rb	Sr	Y	Zr	Nb	Mo	Tc	Ru	Rh	Pd	Ag	Cd	In	Sn	Sb	Tc	I
0.7	1.0	1.2	1.4	1.6	1.8	1.9	2.2	2.2	2.2	1.9	1.7	1.7	1.8	1.9	2.1	2.5
Cs	Ba	La～Lu	Hf	Ta	W	Re	Os	Ir	Pt	Au	Hg	Tl	Pb	Bi	Po	At
0.7	0.9	1.0～1.2	1.3	1.5	1.7	1.9	2.2	2.2	2.2	2.4	1.9	1.8	1.9	1.9	2.0	2.2
Fr	Ra	Ac～No														
0.7	0.9	1.1～1.3														

第二节　影响药物性质的作用力

学习情境

意大利化学家阿伏伽德罗于 1811 年发表了分子学说，认为：原子是参加化学反应的最小质点，分子则是在游离状态下单质或化合物能够独立存在的最小质点。分子是由原子组成（构成）的，单质分子由相同元素的原子组成（构成），化合物分子由不同元素的原子组成（构成）。在化学变化中，不同物质的分子中各种原子进行重新结合。

原子靠什么力结合成分子？

一、化学键

在分子或晶体中的原子不是简单地堆砌在一起，而是存在着强烈的相互作用。化学上把这种分子或晶体中原子间（有时原子得失电子转变成离子）的强烈作用力叫作化学键。化学键主要有三种基本类型，即离子键、共价键和金属键。

1. 离子键理论

（1）离子键的形成　离子键是由电子转移（失去电子者为阳离子，获得电子者为阴离子）形成的，即正离子和负离子之间由于静电引力所形成的化学键。离子既可以是单离子，如 Na^+、Cl^-；也可以由原子团形成，如 SO_4^{2-}、NO_3^- 等。下面以 NaCl 的形成为例：

$$\left.\begin{array}{l} n\mathrm{Na(g)} \xrightarrow[-ne]{} n\mathrm{Na^+(g)} \\ n\mathrm{Cl(g)} \xrightarrow[+ne]{} n\mathrm{Cl^-(g)} \end{array}\right\} \xrightarrow[\text{电子与电子的排斥达到平衡}]{\text{核与电子的吸引与核的排斥}} n[\mathrm{Na^+Cl^-}](\mathrm{s})$$

Na 原子和 Cl 原子的电子构型分别为 $1s^2 2s^2 2p^6 3s^1$ 和 $1s^2 2s^2 2p^6 3s^2 3p^5$，Na 原子失去 1 个电子形成具有稳定结构的 Na^+（$1s^2 2s^2 2p^6$）；Cl 原子得到一个电子形成具有稳定结构的 Cl^- 离子（$1s^2 2s^2 2p^6 3s^2 3p^6$）。当这两种离子相互靠近，通过静电作用达到平衡形成 NaCl。

（2）离子键的特征　离子键是一种靠正、负离子之间的静电引力而形成的化学键，所以在离子型化合物中，存在着独立的正、负离子，而且每个离子都具有一定的电荷、半径和电子构型。由于离子所带的电荷呈球形对称分布，使其在各个方向都能同等程度地、尽量多地吸引带相反电荷的离子，从而形成牢固的离子键，所以，离子键的特征是无方向性和饱和性。

离子电荷数越高，离子键的强度越大。离子半径大，导致离子间距大，离子键强度小。

离子半径的变化规律是：同主族，从上到下，电子层增加，具有相同电荷数的离子半径增加；同周期主族元素，从左至右离子电荷数升高，最高价离子半径最小，而过渡元素离子半径变化规律不明显；同一元素不同价态的离子，电荷高的半径小；一般负离子半径较大；正离子半径较小；周期表对角线上，左上元素和右下元素的离子半径相似。

2. 共价键理论

离子键理论不能解释相同原子组成的单质分子（如 H_2、F_2 等），以及电负性相差较小的两种元素组成的化合物分子中的化学键。路易斯于 1916 年提出分子中每个原子应具有稳定的稀有气体原子的电子层结构，这种稳定结构是靠共用电子对来实现的；在分子中原子间通过共用电子对结合而形成的化学键，称为共价键。1930 年鲍林等人把研究氢分子的成果推广到其他分子体系，从而发展为价键理论（又称电子配对理论），说明了共价键的本质。

（1）价键理论的基本要点如下。

① 电子配对原理　两原子接近时，各提供自旋方向相反的电子进行配对，形成共价键。共价键的数目由原子中单电子数决定（包括原有的和激发而生成的）。例如 O 有两个单电子，H 有一个单电子，所以结合成水分子，只能形成两个共价键；C 最多能与 H 形成 4 个共价键。原子中的单电子数决定共价键的数目，即为共价键的饱和性。

② 最大重叠原理　成键电子的原子轨道重叠越多，所形成的共价键就越牢固。原子间成共价键时，各原子为了满足轨道的最大重叠，必然要具有方向性。如 HCl 的形成，Cl 的 $3p_z$ 和 H 的 1s 轨道重叠，要沿着 z 轴重叠，从而保证最大重叠。如图示 3-7 所示。

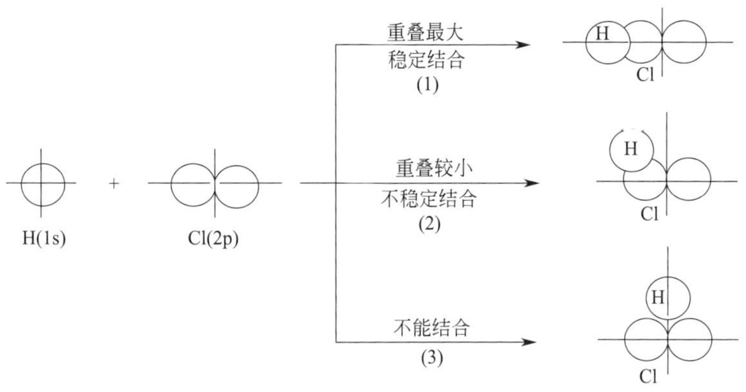

图 3-7　s 和 p 电子原子轨道的三种重叠情况

（2）共价键的类型——σ 键和 π 键　根据共价键按原子轨道重叠方式的不同，可分为 σ 键和 π 键。凡原子轨道沿两原子核的连线（键轴）以“头碰头”方式重叠所形成的键称为 σ 键，如图 3-8 所示。凡原子轨道沿着垂直于两核连线以“肩并肩”方式重叠所形成的键称为 π 键，如图 3-9 所示。

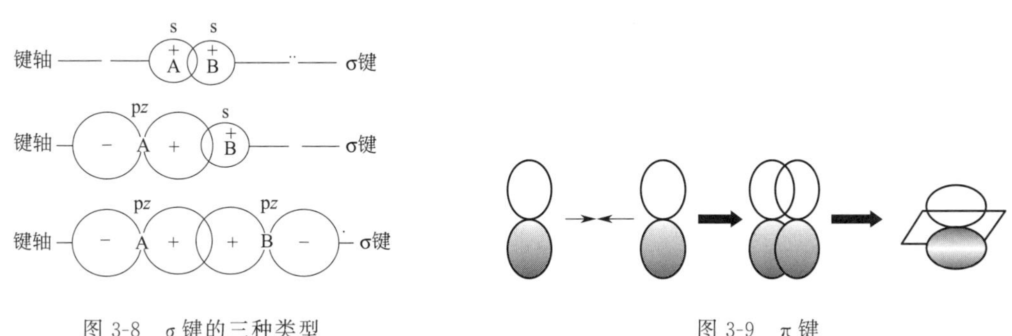

图 3-8　σ 键的三种类型

图 3-9　π 键

通常，如果原子之间只有 1 对电子，形成的共价键是单键，通常总是 σ 键；如果原子间的共价键是双键，由一个 σ 键一个 π 键组成；如果是三键，则由一个 σ 键和两个 π 键组成。

（3）非极性共价键和极性共价键　根据共价键是否具有极性以及极性的强弱分类，可分为非极性共价键和极性共价键。

由同种原子组成的共价键，如单质分子 H_2 等中的共价键，由于元素的电负性相同，电子云在两核中间均匀分布，这类共价键称为非极性共价键。

另一些化合物如 H_2O 等分子中的共价键是由不同元素的原子形成的。由于元素的电负性不同，对电子的吸引能力也不同，所以配对电子云偏向电负性较大的元素的原子。于是电负性较大的元素原子一端电子云密度大，因而带部分负电荷而显负电性；电负性较小的一端则呈正电性。因此，在共价键的两端出现了电的正极和负极，这样的共价键称为极性共价键。

显然不同种类元素原子间形成的共价键总是有极性的。其极性大小，通常可用成键的两元素电负性差值来作为定量评估。电负性差值值越大，键的极性就越强。可见，离子键是最强的极性共价键。电负性差值值越小，键的极性就越弱，非极性共价键则是另一个极端。显然，极性共价键是非极性共价键与离子键之间的过渡类型。

为了度量键的极性，人们引入物理量偶极矩（μ），$\mu = ql$。其中 q 表示偶极子两极（带相同电量的正电端和负电端）的电量，l 表示偶极子两极的距离。偶极矩的单位是库仑 · 米

(C·m)。$\mu=0$ 的共价键叫作非极性共价键；$\mu \neq 0$ 的共价键叫作极性共价键。

$$q^{+} \oplus \xleftrightarrow{\quad l \quad} \oplus q^{-}$$

（4）键参数　为了研究共价键的性质，需要引入一些参数。

① 键能（E）　共价键强度的标志，反映共价键的强弱。在 298.15K 和 100kPa 下，1mol 理想气体分子拆成气体原子所吸收的热量，称为键的离解能，以符号 D 表示。

例如：　$Cl_2(g) = 2Cl(g)$　　$D_{(Cl-Cl)}=239.7kJ \cdot mol^{-1}$

对于双原子分子来说，其离解能就是该气态分子中共价键的键能 E，例如 $E_{(Cl-Cl)} = D_{(Cl-Cl)}$。而对于由两种元素组成的多原子分子来说，可取离解能的平均值作为键能。例如，NH_3 分子有三个等价的 N－H 键，但每个 N－H 键因离解的先后次序不同，而具有不同的离解能。

$$NH_3(g) = NH_2(g) + H(g) \qquad D_1=427kJ \cdot mol^{-1}$$

$$NH_2(g) = NH(g) + H(g) \qquad D_2=375kJ \cdot mol^{-1}$$

$$NH(g) = N(g) + H(g) \qquad D_3=356kJ \cdot mol^{-1}$$

所以　$NH_3(g) = N(g) + 3H(g)$　　$D_{总}=D_1+D_2+D_3=1158kJ \cdot mol^{-1}$

在 NH_3 分子中 N－H 键的离解能就是三个等价键的平均离解能。

$$E_{(N-H)}=(D_1+D_2+D_3)/3=1158/3=386(kJ \cdot mol^{-1})$$

所以键能也称为平均离解能。通常键能越大键越牢固，这样的键构成的分子也就越稳定。

② 键长　分子中两个相邻的原子核之间的平均距离称为键长（d）。分子内的原子在不断振动之中，所谓键长是指处于平衡点的核间距。键长与键能有关：键能越大键长越短。

同一种键长，例如羰基 C═O 的键长，随分子不同而异，通常的数据是一种统计平均值。键长的大小与原子的大小、原子核电荷以及化学键的性质（单键、双键、三键、键级、共轭）等因素有关。例如，$d(C-C)>d(C=C)>d(C\equiv C)$；$d(H-F)<d(H-Cl)<d(H-Br)<d(H-I)$；CO 分子中的 C═O 键键长介于 C═C 键和C≡C键键长之间等。

③ 键角　在分子中键与键之间的夹角称为键角。键角的大小极大地影响分子极性，从而影响其溶解性、熔沸点等。键长和键角确定了，分子的几何构型就确定了。

二、杂化轨道理论

1931 年鲍林和斯莱脱在价键理论的基础上，提出杂化轨道理论，其主要内容分述如下。

1. 杂化轨道理论要点

（1）同一原子中能量相近的几个原子轨道，在成键过程中可以叠加起来，组合成一组成键能力更强的等价新轨道。这一过程，称为原子轨道杂化，简称杂化。由杂化而组成的新轨道，称为杂化轨道。

（2）几个原子轨道发生杂化后，只能得到几个杂化轨道。例如 1 个 s 轨道和 1 个 p 轨道杂化以后，生成两个 sp 杂化轨道。

（3）轨道经杂化后形成的杂化轨道一头大一头小。大的一头与别的原子成键时，电子云可以得到更大程度的重叠。所以杂化轨道成键能力比未杂化前强，形成的化学键比较牢固，所生成的分子更为稳定。因此，原子轨道在成键时总是力图采取杂化轨道方式成键。

2. 杂化轨道的类型

以碳原子 sp^3、sp^2 和 sp 三种杂化形式介绍杂化过程，如图 3-10 所示。

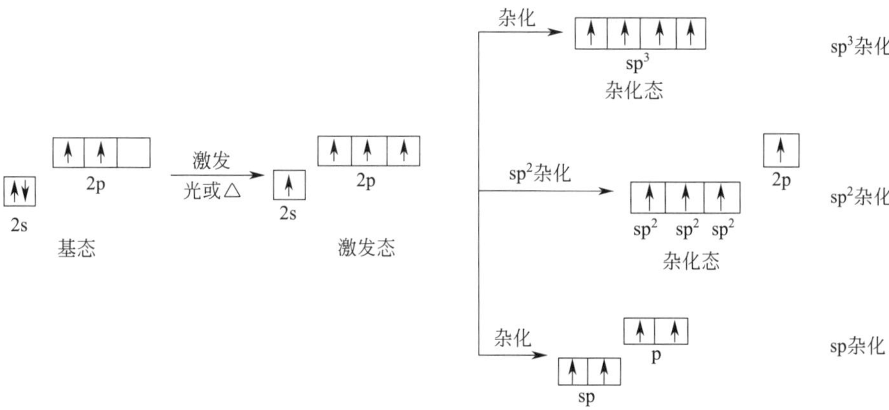

图 3-10　碳原子的三种杂化方式

（1）sp^3 杂化轨道　sp^3 杂化轨道由一个 ns 轨道和三个 np 轨道组合而成，其特点是每个 sp^3 杂化轨道都含有（1/4）s 和（3/4）p 的成分，杂化轨道间的夹角为 109°28′，空间构型为四面体形，见图 3-11(a)。四个 sp^3 杂化轨道分别指向正四面体的四个顶角。在形成 CH_4 分子时，四个 sp^3 杂化轨道分别与四个氢原子的 1s 轨道发生重叠，形成四个 σ 键，分子结构为正四面体。和 CH_4 结构相似的还有 CCl_4、SiH_4、NH_4^+ 和 BF_4^-。

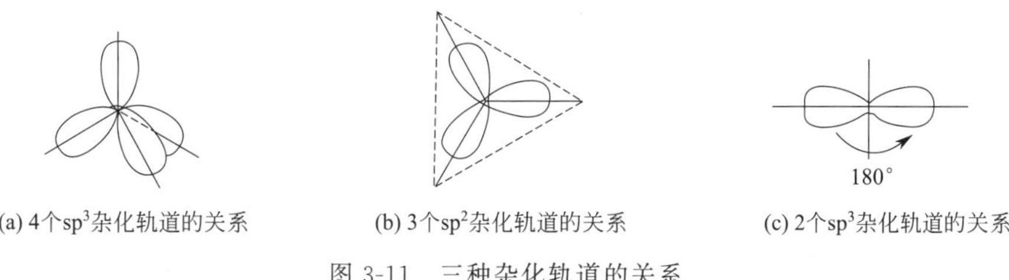

(a) 4个sp^{3}杂化轨道的关系　(b) 3个sp^{2}杂化轨道的关系　(c) 2个sp^{3}杂化轨道的关系

图 3-11　三种杂化轨道的关系

（2）sp^2 杂化轨道　sp^2 杂化轨道是由一个 ns 轨道和两个 np 轨道杂化而成的，其特点是每个 sp^2 杂化轨道都含有（1/3）s 和（2/3）p 的成分，杂化轨道间的夹角为 120°，呈平面三角形，见图 3-11(b)。在形成 C_2H_4 分子时，每个碳的 3 个 sp^2 杂化轨道别与两个氢原子的 1s 轨道、另一个碳的 sp^2 杂化轨道重叠，形成 3 个共平面的 σ 键。两个碳的没参与杂化的 p 轨道相互平行形成 π 键，且与分子平面垂直，见图 3-12(a)。

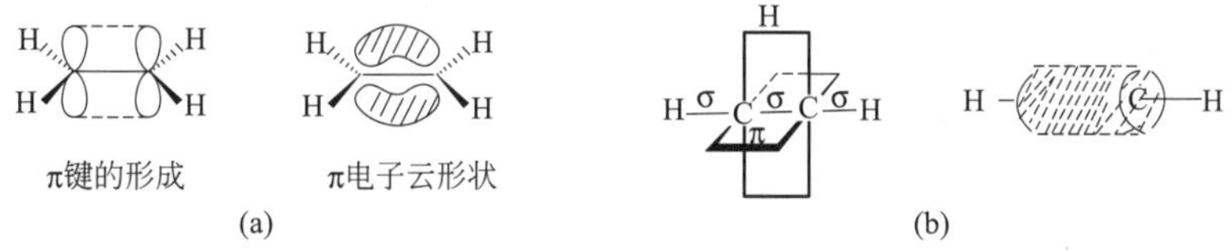

图 3-12　(a) 乙烯的 π 键与 π 电子云和（b）乙炔的 π 键与 π 电子云

（3）sp 杂化轨道　sp 杂化轨道由一个 ns 轨道和一个 np 轨道组合而成，其特点是每个 sp 杂化轨道含有（1/2）s 成分和（1/2）p 成分，杂化轨道间的夹角为 180°，呈直线形，如图 3-11(c) 所示。两个未杂化的 p 轨道互相垂直，且都垂直于 sp 杂化轨道轴所在的直线。形成 C_2H_2 分子时，每个碳的 2 个 sp 杂化轨道别与 1 个氢原子的 1s 轨道、另一个碳的 sp 杂化轨道重叠，形成 2 个共直线的 σ 键。两个碳的没参与杂化的 p 轨道分别平行形成 2 个相互垂直的 π 键，见图 3-12(b)。

其他还有 dsp^2、d^2sp^3、spd^2 杂化。这些类型的杂化在配合物中较常见。

三、分子间作用力和氢键

1. 极性分子与非极性分子

在任何一个分子中都可以找到一个正电荷重心和一个负电荷重心，根据正电荷重心和负电荷重心重合与否的情况，可以把分子分为极性分子和非极性分子。正电荷重心和负电荷重心不互相重合的分子叫作极性分子，两个电荷重心相互重合的分子叫作非极性分子。

在简单的双原子分子中，如果是两个相同的原子，分子中的正电荷重心和负电荷重心互相重合，这种分子都是非极性分子。如果是两个不相同的原子，两个原子之间的化学键是极性键，即分子中的正电荷重心和负电荷重心不会重合，这种分子都是极性分子。

对于复杂的多原子分子来说，如果组成原子相同，这样的分子一般是非极性分子。如果组成原子不相同，其分子的极性不仅取决于键的极性，而且还取决于分子的空间结构。

当然，分子的极性也可以用偶极矩度量。$\mu=0$ 的分子叫作非极性分子；$\mu\neq0$ 的分子叫作极性分子，偶极矩越大，分子的极性越强。表 3-4 是某些分子的偶极矩。

表 3-4 某些分子的偶极矩

分子	偶极矩	分子	偶极矩	分子	偶极矩
H_2	0	HI	0.38	HF	1.92
F_2	0	H_2O	1.85	HCl	1.08
P_4	0	H_2S	1.10	HBr	0.78
S_8	0	NH_3	1.48	HCN	2.98
O_2	0	SO_2	1.60	NF_3	0.24
O_3	0	CH_4	0	LiH	5.58

2. 分子间作用力

离子键和共价键都是原子间比较强的相互作用。除了这种原子间较强的作用之外，在分子之间还存在着一种较弱的相互作用，称为分子间作用力。因为范德华第一个提出这种相互作用，通常把分子间作用力叫范德华力。相对于化学键，大多数分子间作用力比化学键能约小一两个数量级；它是短程作用力，只有当分子或基团距离很近时才显现出来；范德华力没有方向性和饱和性，不受微粒之间的方向与个数的限制。范德华力分为色散力、诱导力和取向力。

（1）取向力　又叫定向力，是极性分子与极性分子之间的固有偶极与固有偶极之间的静电引力。所谓固有偶极是由于极性分子的正负电荷重心本来就不重合，始终存在着一个正极和一个负极，也称永久偶极。

当两个极性分子相互接近时，一个分子带负电荷的一端要与另一个分子带正电荷的一端接近，这样就使得极性分子有按一定方向排列的趋势，因而产生分子间引力。因此取向力只有极性分子与极性分子之间才存在。分子偶极矩越大，取向力越大。如：HCl、HBr、HI 的偶极矩依次减小，因而其取向力分别为 $3.31kJ\cdot mol^{-1}$、$0.69kJ\cdot mol^{-1}$、$0.025kJ\cdot mol^{-1}$，依次减小。对大多数极性分子，取向力仅占其范德华力构成中的很小份额，只有少数强极性分子例外。

（2）诱导力　在极性分子的固有偶极诱导下，临近它的分子的电子云和核发生相对位移，电荷重心分离，从而产生诱导偶极。分子间的诱导偶极与固有偶极之间的电性引力称为诱导力。在极性分子和非极性分子之间以及极性分子和极性分子之间都存在诱导力。

诱导偶极矩的大小由固有偶极的偶极矩大小和分子变形性的大小决定。越容易变形的分子，在同一固有偶极作用下产生的诱导偶极矩就越大。分子变形性相同的分子在偶极矩较大的分子作用下产生的诱导力也较大。

（3）色散力 存在任何分子中。瞬间偶极产生的相互作用力称为色散力。所有单一原子或多原子键合而成的分子、离子或者分子中的基团，时时刻刻在运动，相对于电子，分子中原子的位置相对固定，分子中电子围绕分子快速运动。于是，正电荷重心与负电荷重心时时刻刻不重合，产生瞬时偶极。分子相互靠拢时，它们的瞬时偶极矩之间会产生电性引力，这就是色散力。色散力不仅是所有分子都有的最普遍存在的范德华力，而且经常是范德华力的主要构成。色散力没有方向，分子的瞬时偶极距的矢量方向在时刻变动着。分子越大，分子内电子越多，分子刚性越差，分子里的电子云越松散，越容易变形，色散力越大。

范德华力是决定物质熔点、沸点、溶解度等物理化学性质的一个重要因素。

3. 氢键

我们知道，水的一些物理性质有些反常现象，例如水的密度在 277.13K 最大；水的沸点比氧族同类氢化物的沸点高等。人们为了说明这些反常现象，提出了氢键学说。

（1）氢键的形成 氢键是已经以共价键与其他原子键合的氢原子与另一个原子之间产生的分子间作用力，通常可用 X—H…Y 表示。发生氢键作用的氢原子两边的原子必须是强电负性原子，如电负性很强、半径很小的 F、O、N。

一方面，X 的电负性越强，将使 X－H 的键合电子强烈偏向 X 原子，氢原子核就相对地从键合电子云中“裸露”出来；另一方面，Y 电负性越强，半径越小，其孤对电子的负电场就越强烈，已键合的氢原子正电性的裸露原子核就有余力吸引 Y 的孤对电子，形成氢键。

氢键的键能介于范德华力与共价键之间，最高不超过 $40kJ \cdot mol^{-1}$。不同氢键的大小由 X、Y 的电负性和半径决定：X、Y 的电负性越大，氢键越强；X、Y 的半径越小，氢键越强。

（2）氢键的特点与分类 氢键具有饱和性和方向性。由于 H 原子体积小，为了减少 X 和 Y 之间的斥力，它们尽量远离，键角接近 180°，这就是氢键的方向性；又由于氢原子的体积小，它与较大的 X、Y 接触后，另一个较大的原子就难以再向它靠近，所以氢键中氢的配位数一般为 2，这就是氢键的饱和性。

氢键可以在分子间生成，这种氢键叫分子间氢键。除了分子间的氢键外，某些物质的分子也可以形成分子内氢键，例如邻硝基苯酚分子中便可形成一个分子内氢键。生物体中蛋白质分子内部的氢键十分普通，一些分子内氢键对蛋白质的构象起着重要作用。

（3）氢键对化合物性质的影响 分子间存在氢键时，将大大地影响分子间的结合力，故物质的熔点、沸点将升高。CH_3CH_2—OH 存在分子间氢键，而分子量相同的 H_3C—O—CH_3 无氢键，故前者的沸点高。卤素气态氢化物 HF、HCl、HBr、HI 的沸点：根据范德华力，卤素原子半径依次增大、色散力增加，沸点应为 HI＞HBr＞HCl＞HF；但由于 HF 分子间有氢键，故 HF 的沸点在这里反而最高。H_2O、NH_3 由于氢键的存在，在同族氢化物中沸点亦是最高。

H_2O 和 HF 的分子间氢键很强，以至于分子发生缔合，以 $(H_2O)_2$、$(H_2O)_3$、$(HF)_2$、$(HF)_3$形式存在，而 $(H_2O)_2$ 排列最紧密，4℃时 $(H_2O)_2$ 比例最大，故 4℃ 时水的密度最大。

在形成分子内氢键时，势必削弱分子间氢键的形成。故有分子内氢键的化合物的沸点、熔点不是很高。典型的例子是硝基苯酚：邻硝基苯酚中羟基上的氢原子可与硝基上的氧原子形成分子内氢键；间硝基苯酚和对硝基苯酚则没有这种分子内氢键，只有分子间氢键。这解释了为什么邻硝基苯酚的熔点比间硝基苯酚和对硝基苯酚的熔点低，如图 3-13 所示。

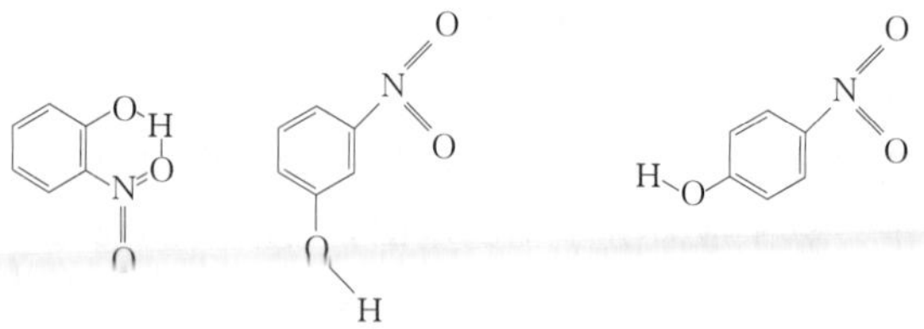

熔点：45℃　　96℃　　114℃

图 3-13　硝基苯酚的结构与熔点

第三节　影响药物性质的晶型

学习情境

有晶体眼后房型人工晶体植入术，是进行屈光矫正的最新技术，是矫治近视的最新最安全的产品之一。它可用于矫正大范围的近视、远视和散光，而无需去除或破坏角膜组织、无需进行手术后缝合。同时它可以实现可预见的屈光矫正和卓越的视觉质量。尤其对高度近视治疗效果尤为明显。

1. 这些晶体有什么作用呢？

2. 这些晶体又是什么样的晶型呢？

一、晶体与晶型

1. 晶体

晶体是原子、离子或分子按照一定的周期性，在结晶过程中，在空间排列形成具有一定规则的几何外形的固体。晶体有三个特征：①晶体有整齐规则的几何外形；②晶体有固定的熔点，在熔化过程中，温度始终保持不变；③晶体有各向异性的特点。晶体的异向性是指同一晶体格子中，在不同的方向上质点的排列一般是不相同的，晶体的性质也随方向的不同而有所差异。常见的晶体类型有：

（1）离子晶体　离子晶体由阴、阳离子组成，离子间的相互作用是较强烈的离子键。

离子晶体的代表物主要是强碱和多数盐类。离子晶体的结构特点是：晶格上质点是阳离子和阴离子；晶格上质点间作用力是离子键，它比较牢固。离子晶体的性质特点：有较高的熔点和沸点；硬而脆；多数离子晶体易溶于水。

（2）分子晶体　分子间以范德华力相互结合形成的晶体。大多数非金属单质及其形成的化合物、大多数有机物，其固态均为分子晶体。分子晶体由分子组成，可以是极性分子，也可以是非极性分子。分子间的作用力很弱，分子晶体具有较低的熔、沸点，硬度小、易挥发，许多物质在常温下呈气态或液态。同类型分子的晶体其熔、沸点随分子量的增加而升高；非金属元素的氢化物，按周期系同主族由上而下熔沸点升高；有机物的同系物随碳原子数的增加，熔沸点升高。但 HF、H_2O、NH_3、CH_3CH_2OH 等分子间存在氢键的例外。

分子晶体溶解性遵守“相似相溶”原理：极性分子易溶于极性溶剂，非极性分子易溶于非极性溶剂，例如 NH_3、HCl 极易溶于水，难溶于 CCl_4 和苯；而 Br_2、I_2 难溶于水，易溶于 CCl_4、苯等有机溶剂。因此可用 CCl_4、苯等溶剂将 Br_2 和 I_2 从它们的水溶液中萃取出来。

（3）原子晶体　相邻原子间以共价键结合而形成的空间网状结构的晶体。组成晶体的微粒是原子，原子间的相互作用力是共价键，组成晶体的原子半径越小，共价键的键长越短，共价键结合越牢固。原子晶体的熔、沸点高（一般要比分子晶体和离子晶体高）；硬度大，不溶于一般的溶剂。原子晶体中不存在分子，用化学式表示物质的组成，单质的化学式直接用元素符号表示，两种以上元素组成的原子晶体，按各原子数目的最简比写化学式。

属于原子晶体的药物很少，如 SiO_2 是药用辅料，用作助流剂和助悬剂等。

2. 晶型

物质在结晶时因各种因素影响，使分子内或分子间键合方式发生改变，致使分子或原子在晶格空间排列不同，形成不同的晶体结构。不同的离子晶体，离子的排列方式可能不同，形成的晶体类型也不一定相同。如 NaCl，Na^+ 与 Cl^- 相间排列，每个 Na^+ 同时吸引 6 个 Cl^-，每个 Cl^- 同时吸引 6 个 Na^+，是正立方体晶体。

同一物质具有两种或两种以上的空间排列和晶胞参数，形成多种晶型的现象称为多晶现象。多晶型药物的存在非常普遍。磺胺噻唑有三种晶型，黄体酮有五种晶型，烟酰胺有四种晶型，法莫替丁也发现有两种晶型。

二、晶型与药物的性质

同一药物的不同晶型在外观、溶解度、熔点、溶出度、生物有效性等方面可能会有显著不同，从而影响药物的稳定性、生物利用度及疗效，该种现象在口服固体制剂方面表现得尤为明显。药物多晶型现象是影响药品质量与临床疗效的重要因素之一。

（1）晶型不同，晶格能不同，所以熔点不同。如黄体酮的熔点有 197℃、189℃、170℃。

（2）同一药物不同晶型在水中的溶解速度、溶解度不同，如药物吡罗昔康在 25℃时四种晶型的溶解度［$mg \cdot (100mL)^{-1}$］分别为 3.71、3.18、1.59、3.49。

（3）晶型的物理稳定性，如消炎痛药物（通用名为吲哚美辛）有五种晶型，其中Ⅰ、Ⅱ和Ⅲ型不吸湿，而Ⅳ、Ⅴ型则在较高湿度下缓慢地转变为水合物。

（4）药物晶型与药效关系，西咪替丁药物有 A、B、C、Z、H 等晶型，仅 A 型最有效。

第四节　酸碱理论与配位化合物

英国著名物理学家、化学家波义耳在实验室向烧瓶中倾倒盐酸时，一不小心将酸液溅到了紫罗兰的花瓣上，发生了一个意外的现象：紫罗兰转眼间变成了“红罗兰”。实验表明，变色效果最明显的要数衣类植物——石蕊的浸出液，它遇酸变红色，遇碱变蓝色。自那时起，石蕊试液就被作为酸碱指示剂正式确定下来了。

一、酸碱理论

最初人们对酸碱的认识只限于从物质所表现出来的性质上来区分。认为有酸味、能使石蕊试液变红色的物质是酸；而碱是有涩味、滑腻感，能使红色石蕊试液变蓝，并能与酸反应生成盐和水。后来瑞典化学家阿伦尼乌斯根据电解质溶液理论定义了酸碱。他指出：酸是在水溶液中经解离只生成 H^+ 一种阳离子的物质；碱是在水溶液中经解离只生成 OH^- 一种阴离子的物质，认为解离出 H^+ 是酸的特性、解离出 OH^- 是碱的特性。其局限性在于：把酸和碱只限于水溶液，仅把碱看成为氢氧化物，而像氨这种碱，其水溶液中不存在 NH_4OH。另外，许多物质在非水溶液中不能解离出 H^+ 和 OH^-，却也表现出酸和碱的性质。

1. 酸碱质子理论

1923 年丹麦化学家布朗特和英国化学家劳里提出了酸碱质子理论：凡是能给出质子的物质都是酸，凡是能与质子结合的物质都是碱。即酸是质子的给予体，碱是质子的接受体。一个酸给出质子后余下的部分自然就是碱，因为它本身就是与质子结合的。它们的关系如下：

$$\underset{(酸)}{HB} \rightleftharpoons H + \underset{(碱)}{B}$$

这种关系叫作酸碱的共轭关系，式中略去了 HB 和 B 可能出现的电荷。右边的碱是左边酸的共轭碱，左边的酸是右边碱的共轭酸，两者组成一个共轭酸碱对，它们只差一个质子。

$$共轭酸 \rightleftharpoons H + 共轭碱$$

酸碱质子理论认为：酸碱解离反应是质子转移的反应。在水溶液中酸碱的解离是质子转移反应。如 HCl 在水溶液中的解离，HCl 给出 H^+ 后，成为其共轭碱 Cl^-；而 H_2O 接受 H^+ 生成其共轭酸 H_3O^+。

$$\underset{(酸1)}{HCl} + \underset{(碱2)}{H_2O} \rightleftharpoons \underset{(酸2)}{H_3O^+} + \underset{(碱1)}{Cl^-}$$

在这个过程中，水起到了碱的作用。

同样，碱在水溶液中接受质子的过程也必须有溶剂水分子的参与。例如在水溶液中 NH_3 与 H_2O 之间发生的质子转移反应可表示为：

$$\underset{(碱1)}{NH_3} + \underset{(酸2)}{H_2O} \rightleftharpoons \underset{(酸1)}{NH_4^+} + \underset{(碱2)}{OH^-}$$

在这个过程中水起到了酸的作用。因此，水是一种两性物质。

根据质子理论，酸和碱的中和反应实质是共轭酸碱对之间的质子传递反应，如：

$$\underset{(酸1)}{HCl} + \underset{(碱1)}{NH_3} \rightleftharpoons \underset{(酸2)}{NH_4^+} + \underset{(碱2)}{Cl^-}$$

酸碱质子理论扩大了酸碱的范围，并把水溶液中进行的各种离子反应都归为质子传递的酸碱反应。酸碱质子理论的局限性在于不能解释无质子参与的酸碱反应。

2. 溶液的酸碱性

（1）水的质子自递平衡　根据酸碱质子理论，水是一种两性物质。由于水分子的两性作用，一个水分子从另一个水分子中夺取质子而形成 H_3O^+ 和 OH^-，即 $H_2O + H_2O \rightleftharpoons H_3O^+ + OH^-$。也就是水分子之间的质子自递作用，这个作用的平衡常数称为水的质子自递常数，即

$$K_w = [H_3O^+][OH^-]$$

$[H_3O^+]$ 和 $[OH^-]$ 分别表示 H_3O^+ 和 OH^- 达到平衡时的浓度。H_3O^+ 通常简写为 H^+，因此水的质子自递常数常写为：$K_w = [H^+][OH^-]$

这个常数就是水的离子积，在 25℃时等于 10^{-14}，即 $pK_w = 14$。在稀溶液中，水的离子积常数不受溶质浓度的影响，但随温度的升高而增加。但在室温下作一般计算时，可不考虑温度的影响。表 3-5 列出了不同温度时的 K_w。

表 3-5　不同温度下水的离子积值

温度/℃	离子积 K_w	温度/℃	离子积 K_w	温度/℃	离子积 K_w
0	0.11×10^{-14}	25	1.00×10^{-14}	60	9.55×10^{-14}
5	0.17×10^{-14}	30	1.48×10^{-14}	70	15.8×10^{-14}
10	0.30×10^{-14}	35	2.09×10^{-14}	80	25.1×10^{-14}
15	0.46×10^{-14}	40	2.95×10^{-14}	90	38.0×10^{-14}
20	0.69×10^{-14}	50	5.5×10^{-14}	100	55.0×10^{-14}

(2) 溶液的 pH　在纯水中，水分子、水合氢离子（即常说的氢离子）和氢氧根离子总是处于平衡状态，且 $[H^+]=[OH^-]$。如果在纯水中加入少量的 HCl 或 NaOH 形成稀溶液，H^+ 和 OH^- 的浓度将发生改变。但是，只要温度保持恒定，$[H^+][OH^-]=K_w$ 仍然保持不变。若已知 $[H^+]$ 可根据上述公式求得 $[OH^-]$，反之亦然。

溶液中 H^+ 浓度或 OH^- 浓度的大小反映溶液酸碱性的强弱。根据它们的相互联系可以用一个统一的标准来表示溶液的酸碱性。在化学学科中，通常习惯以 $[H^+]$ 的负对数来表示其很小的数量级，即：$pH=-\lg[H^+]$

与 pH 对应的还有 pOH，即：$pOH=-\lg[OH^-]$

25℃，在水溶液中，$K_w=[H^+][OH^-]=10^{-14}$，则 $pK_w=pH+pOH=14.00$

pH 是用来表示水溶液酸碱性的一种标度。pH 越小，表示 $[H^+]$ 越大，溶液的酸性越强，碱性越弱。溶液的酸碱性与 $c(H_3O^+)$、pH 的关系可概括如下：

酸性溶液　$[H^+]>10^{-7}mol\cdot L^{-1}>[OH^-]$，$pH<7<pOH$

中性溶液　$[H^+]=10^{-7}mol\cdot L^{-1}=[OH^-]$，$pH=7$

碱性溶液　$[H^+]<10^{-7}mol\cdot L^{-1}<[OH^-]$，$pH>7>pOH$

一些常见液体的 pH 见表 3-6。

表 3-6　一些常见液体的 pH

液体	pH	液体	pH	液体	pH
柠檬汁	2.2 ～ 2.4	番茄汁	3.5	人的血液	7.35 ～ 7.45
葡萄酒	2.8 ～ 3.8	牛奶	6.3 ～ 6.6	人的唾液	6.5 ～ 7.5
食醋	3.0	乳酪	4.8 ～ 6.4	人的尿	4.8 ～ 8.4
啤酒	4 ～ 5	海水	8.3	成人胃酸	2.8
咖啡	5	饮用水	6.5 ～ 8.0	小肠液	7.6

注意：pH 仅适于表示 H^+ 或 OH^- 浓度在 $1mol\cdot L^{-1}$ 以下的溶液的酸碱性。如果 $[H^+]>1mol\cdot L^{-1}$，则 $pH<0$；$[OH^-]>1mol\cdot L^{-1}$，则 $pH>14$。在这种情况下，就直接写出 H^+ 浓度或 OH^- 浓度，而不用 pH 表示这类溶液的酸碱性。

只要确定了溶液的 H^+ 的浓度，就能很容易地计算 pH。实际应用中是用 pH 试纸和 pH 计测定溶液的 pH，再计算 H^+ 浓度或 OH^- 浓度。

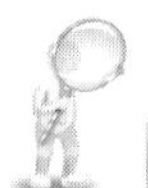

例 3-2

胃酸的主要成分是 HCl(aq)，某成人的胃酸 pH＝1.50（25℃）。试计算其中的 H^+ 和 OH^- 的浓度及 pOH。该人胃酸中盐酸浓度是多少？

解　$[H^+]=10^{-pH}=10^{-1.50}=0.032\ (mol\cdot L^{-1})$

$[OH^-]=\dfrac{1.0\times10^{-14}}{0.032}=3.1\times10^{-13}(mol\cdot L^{-1})$　得：$pOH=14.00-pH=12.50$

由于盐酸是强酸，其在水溶液中完全解离。因此，该胃酸中盐酸浓度为 $0.032mol\cdot L^{-1}$。

二、配位化合物

1. 配合物及其组成

向 $CuSO_4$ 溶液中加入氨水得到难溶物，继续加氨水，难溶物溶解得到透明的深蓝色的溶液。蒸发该溶液析出深蓝色晶体，其化学组成为：$[Cu(NH_3)_4]SO_4 \cdot H_2O$。

中国化学会在1980年制定的《无机化学命名原则》中对配合物作了如下的定义：配位化合物（简称配合物）是由可以给出孤对电子或多个不定域电子的一定数目的离子或分子（称为配体）和具有接受孤对电子或多个不定域电子的空位的原子或离子（统称中心原子）按一定的组成和空间构型所形成的化合物。可见配合物的组成包含：

（1）内界和外界　配合物一般由内界和外界组成。

例如：　$[Cu(NH_3)_4]$　SO_4　和　K_3　$[Fe(CN)_6]$

内界　外界　　外界　内界

具有一定稳定性的结构单元称为配合物的内界，用中括号表示出来，其余部分称为配合物的外界。$[Cu(NH_3)_4]SO_4$ 的内界为配阳离子，$K_3[Fe(CN)_6]$ 的内界是配阴离子。配合物的内界和外界以离子键相结合。如果配合物的内界是中性分子，如 $[PtCl_2(NH_3)_2]$、$[PtCl_4]$ 等，则这类配合物无外界。

（2）形成体　形成体是配合物的核心部分，它位于配位单元的中心位置，所以形成体又叫作中心离子或中心原子。如 $[Cu(NH_3)_4]^{2+}$ 中的 Cu^{2+}，$[Fe(CN)_6]^{3-}$ 中的 Fe^{3+}，$[PtCl_2(NH_3)_2]$ 中的 Pt^{2+}，$Fe(CO)_5$中的Fe原子和Ni $(CO)_4$中的Ni原子等。

中心离子一般为过渡金属，此外高氧化态的p区非金属元素，如 SiF_6^{2-} 中的Si、BF_4^- 中的B也是较常见的中心离子。具有8电子构型的s区元素的离子，如 K^+、Na^+、Sr^{2+}、Ba^{2+} 等一般难以形成稳定的配离子，但也有一些半径较小、电荷较高的离子如 Mg^{2+} 以及p区的 Al^{3+} 还可以与 OH^- 或 F^- 形成具有一定稳定性的配离子，如 $AlF_6^{\ -}$、$Al(OH)_4^-$ 等。

（3）配位体和配位原子　在配位单位中，与中心离子（或原子）相结合的分子或离子，称为配位体，简称配体。在配体中直接与中心离子（或原子）相结合的原子称为配位原子，如 NH_3 分子中的N原子，CN^- 负离子中的C原子都是配位原子。配位原子有一个共同的特点：即它们都必须含有孤对电子。按照配位原子种类的不同，可把配体分为以下几种：①含氮配体。如 NH_3、NO（亚硝基）、NO_2（硝基）等。②含氧配体。如 H_2O、OH^-、无机含氧酸根如 CO_3^{2-}、ONO^-（亚硝酸根）、R—OH（醇）、R—O—R（醚）、R—COO（羧基）等。③含碳配体。如CN、CO（羰基）等。④含硫配体。如 S^{2-}、SCN^-（硫氰酸根）、RSH（硫醇）、R_2S（硫醚）。⑤含磷配体。如 PH_3、PR_3（膦）、PF_3、PCl_3、PBr_3 等。⑥卤素配体。如 F^-、Cl^-、Br^-、I^- 等。

按配体中所含配体原子的数目，又可分为单齿配体和多齿配体两大类：

① 单齿配体　只含有一个配位原子的配体，叫作单齿配体，又称单基配体。包括 F^-、Cl^-、OH^-、CN^- 等负离子和 NH_3、H_2O、CO等中性分子。中性分子配体和含有负离子配体的化合物，如 NH_3、CO、NH_4F、NaCl、KCN等统称为配位剂。

② 多齿配体　含有两个或两个以上配体原子并能同时和一个中心离子相结合的配体称为多齿配体，又称为多基配体。例如乙二胺 (en) $H_2N—CH_2—CH_2—NH_2$ 等。

（4）配位数　直接与中心离子（或原子）结合的配位原子的数目称为该中心离子（或原子）的配位数。计算配位数时，一般当配位离子（或分子）中的配体都是单齿配位时，则配位数与配位体的数目相同。例如在 $[Cu(NH_3)_4]^{2+}$ 配阳离子中，Cu^{2+} 的配位数为4；在 $[PtCl_2(NH_3)_2]$ 配位分子中，Pt的配位数为4。而配位离子（或分子）中含有多齿配体时，则配位数与配体的数目不相同。例如在 $[Cu(en)_2]^{2-}$ 中有两个双齿配体，因此中心离子 Cu^{2+} 的配位数为4；$[Fe(en)_3]^{3+}$ 配阳离子中，中心离子 Fe^{3+} 的配位数为6；

$[CrCl_2(en)_2]^-$配阳离子中含有两个双齿配体和两个单齿配体，因此中心离子 Cr^{3+} 的配位数为 6。

配位数的大小，一方面与中心离子的性质有关，中心离子的电荷数越高，吸引配体的能力越强，形成的配位数高。如 Pt^{4+} 易形成 6 配位的 $[PtCl_6]^{2-}$，而 Pt^{2+} 易形成 4 配位的 $[PtCl_4]^{2-}$；中心离子半径较大时在它的周围可容纳较多的配体，配位数高，如 Al^{3+} 半大于径 B^{3+}，因此它们与 F^- 分别形成的配位离子为 $[AlF_6]^{3-}$ 和 $[BF_4]^-$。另一方面，与配体的性质也有关系，在一般情况下配离子的中心离子都是金属阳离子，当配体带有较多的负电荷时，会增加中心离子与配体的静电引力；配体的半径较大时，在同一中心离子周围所能容纳的配体的数目减少，故配位数降低。例如，Al^{3+} 同卤素离子形成配合物时，与半径较小的 F^- 可形成 6 配位的 $[AlF_6]^{3-}$，而与半径较大的 Cl^-、Br^-、I^- 则形成 4 配位的 $[AlCl_4]^-$、$[AlBr_4]^-$ 和 $[AlI_4]^-$。

当然配合物与复盐是不同的。复盐是由两种或两种以上的盐组成的盐。例如：$KMgCl_3 \cdot 3H_2O$（光卤石）、$KAl(SO_4)_2 \cdot 12H_2O$（明矾）、$NaAlF_6$（冰晶石）、$Ca_5(PO_4)_3F$（磷灰石）等。

2. 配合物的分类

配合物按中心离子同配位体结合的情况不，可以分为若干类，其中最重要的有以下几种：

（1）简单配位化合物　由单齿配体形成的配位化合物。

（2）螯合物　由多齿配体形成的配位化合物。这些配位原子能和同一个中心离子配合成键，因而形成环状结构。为此，常将这类配合物称为螯合物，其配位体又称螯合剂。螯合剂中的两个配位质子与中心离子配位成键时，能形成稳定的环状结构。如图 3-14 所示。

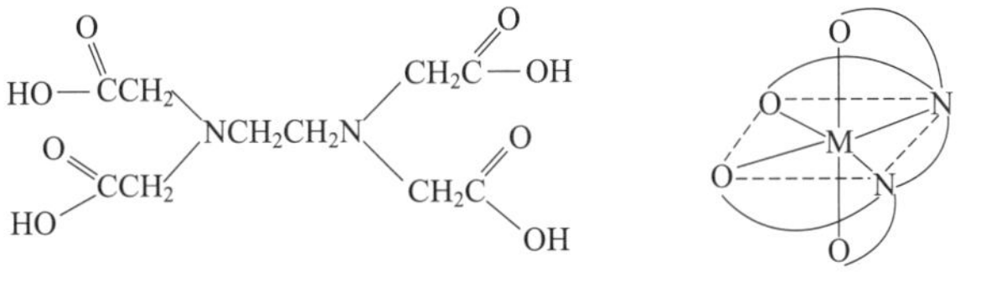

图 3-14　螯合剂 EDTA 的结构及它与金属离子形成的六配位螯合物

对螯合物的结构研究指出，形成整合物的条件有二：一是每个配位体必须具有两个或两个以上的配位原子；二是 2 个配位原子之间必须隔开 2 个或 3 个原子，形成的环才稳定。所以螯合物中以五原子环和六原子环最稳定。根据螯合物具有特征的颜色、难溶于水而易溶于有机溶剂等特性，广泛用于分析化学中。

3. 配合物的命名

配合物的命名法服从一般无机化合物的命名原则，如果配合物中的酸根是一个简单的阴离子，则称某化某，如 $[Co(NH_3)_6Cl_3]$ 称三氯化六氨和钴（Ⅲ）。如果是一个复杂的阴离子，则称某酸某，如 $[Cu(NH_3)_4]SO_4$ 称硫酸四氨合铜（Ⅱ）。若外界为氢离子，配阴离子的名称之后用酸字结尾，如 $H_2[PtCl_6]$ 称六氯合铂（Ⅳ）酸。若外界为氢氧根离子则称氢氧化某，如 $[Cu(NH_3)_4](OH)_2$ 称为氢氧化四氨合铜（Ⅱ）。

配合物的命名与一般无机化合物的命名相比，复杂的地方在于配合物的内界。配合物内界即配离子，其命名方法一般按照如下顺序：配体数——配体名称［不同配体名称之间以中圆点（·）分开]——“合”字——中心离子名称——中心离子氧化态（用带圆括号的罗马数字表示）。现举实例加以说明：

（1）含配阴离子配合物的命名　氢配酸的命名次序是：①阴配离子；②中性分子配体；③中心离子；④词尾用氢酸，氢字通常略去。例如，$H[PtCl_3(NH_3)]$称三氯一氨合铂（Ⅱ）氢酸，或略去氢字称三氯一氨合铂（Ⅱ）酸。氢配酸盐的命名次序同上，但词尾用酸而不用氢酸，酸字后面再附上金属名称。例如，

$K_3[Fe(CN)_6]$	六氰合铁(Ⅲ)酸钾
$Cu_2[SiF_6]$	六氟合硅(Ⅳ)酸亚铜
$K_2[Co(SO_4)_2]$	二硫酸根合钴(Ⅱ)酸钾

（2）含配阳离子配合物的命名　命名次序是：①外界阴离子；②阴离子配体；③中性分子配体；④中心离子。例如：

$[Pt(NH_3)_6]Cl_4$	四氯化六氨合铂(Ⅳ)
$[Co(NH_3)_5(H_2O)]Cl_3$	三氯化五氨·一水合钴(Ⅲ)
$[CrCl_2(H_2O)_4]Cl\cdot 2H_2O$	二水合一氯化二氯·四水合铬(Ⅲ)

（3）中性配体

例如：$[PtCl_2(NH_3)_2]$	二氯·二氨合铂(Ⅱ)
$[CoCl_3(NH_3)_3]$	三氯·三氨合钴(Ⅲ)
$[Ni(CO)_4]$	四羰基合镍(Ⅱ)

若有多种配体，在命名时配体列出的顺序应按如下规定：①配离子中如既有无机配体又有有机配体时，则无机配体排列在前，有机配体列在后。书写时把有机配体置于圆括号中。②在有多种无机配体和有机配体时，应先列出阴离子配体，后列出中性分子配体。③同类配体的名称，按配位原子元素符号的英文字母顺序排列。④同类配体中若配位原子相同，则将含较少原子数的配体排在前面，较多原子数的配体列后。⑤若配位原子相同，配体中含原子的数目也相同，则按在结构式中与配位原子相连的原子的元素符号的字母顺序排列。例如：

$K[PtCl_3NH_3]$	三氯·氨合铂(Ⅱ)酸钾
$[Co(N_3)(NH_3)_5]$	叠氮·五氨合钴(Ⅲ)
$[Co(NH_3)_5H_2O]Cl_3$	三氯化五氨·一水合钴(Ⅲ)
$[PtNO_2NH_3NH_2OH(Py)]Cl$	氯化硝基·氨·羟胺·吡啶合铂(Ⅱ)
$[PtNH_2NO_2(NH_3)_2]$	氨基·硝基·二氨合铂(Ⅱ)

课题小结

1. 电子云是电子在核外空间出现概率分布的形象化描述；电子在原子核外的运动状态由四个量子数描述；核外原子排布遵循能量最低原理、泡利不相容原理和洪特规则。

2. 共价键是通过共用电子对成键，具有方向性和饱和性；分子间作用力包括取向力、诱导力和色散力三种。

3. 晶体的类型有四种，分别为金属晶体、离子晶体、分子晶体和原子晶体。

4. 酸碱质子理论认为酸能给出氢离子，碱能接受氢离子，两者是共轭酸碱对，组成上相差一个氢离子。

5. 配位化合物命名方法一般按照如下顺序：配体数——配体名称［不同配体名称之间以中圆点（·）分开]——“合”字——中心离子名称——中心离子氧化态（用带圆括号的

罗马数字表示)。

知识训练

1. 指出下列物质哪些是酸，哪些是碱，哪些是两性物质？并写出酸的共轭碱和碱的共轭酸。

H_2S、HS^-、H_2CO_3、HCO_3^-、H_2O、$NH_3 \cdot H_2O$、NH_4^+、HAc、PO_4^{3-}、HPO_4^{2-}、$H_2PO_4^-$、H_3PO_4

2. 下列说法是否正确？应如何改正？

(1)“s电子绕核旋转，其轨道为一圆圈，而p电子是∞字形的。”。

(2)“主量子数为3时，有3s、3p、3d、3f四条轨道。”

3. 指出下列各组量子数所表示的电子运动状态。

① 5，0，0，+1/2

② 4，1，0，−1/2

4. 假定自旋量子数可取+1/2，0，−1/2。若有关量子数的其他规则和各能级的填充顺序不变，试问：

(1) s能级和p能级容纳电子数是多少？

(2) $n=2$的能级可容纳多少电子？

(3) 原子序为8和17的两个元素，其电子构型是什么？

(4) 每层能容纳电子数的通式是什么？

5. 具有下列外电子构型的原子属于周期表中哪一个区，并指出该元素的原子序数、元素名称及符号：①$6s^2$　②$4s^2 4p^3$　③$4d^{10} 5s^2$　④$3d^5 4s^2$

6. 写出下列原子的电子排布式：

$_6C$，$_7N$，$_{15}P$，$_{21}Sc$，$_{28}Ni$，$_{30}Zn$，$_{31}Ga$，$_{33}As$，$_{40}Zr$，$_{52}Te$，$_{58}Ce$

7. (1) 根据表中要求，填写表中其他各项。

(2) 下表中A、B、C、D四种元素中哪几种是金属元素？金属性强弱如何？哪几种是非金属元素？非金属性如何？

元素	原子序数	周期	族数(主副族)	区	外层电子结构	最高氧化数
A		三				+7
B					$5s^2 5p^5$	
C	19					
D		四	ⅡB	ds		

8. 简答题，写出下列配合物的化学式。

① 六氯合铂（Ⅳ）酸

② 硫酸四氨合酮（Ⅱ）

③ 四硫氰·二氨合钴（Ⅲ）酸铵

④ 五羰基合铁

⑤ 二氢氧化四氨合酮（Ⅱ）

⑥一氯化二氯·一水·三氨合钴（Ⅲ）

9. 判断下列各组分子之间存在什么形式的作用力。(即取向力、诱导力、色散力、氢键)

(1) 苯和CCl_4　(2) 甲醇和水　(3) HBr和HBr　(4) CO_2和水　(5) NaCl和水

课题四 药物性质的规律性

学习目标

1. 了解碱金属、碱土金属、卤素、氧族元素、氮族元素及碳硅硼的性质递变规律，掌握重要主族元素的性质。
2. 了解第一过渡元素的通性，掌握过渡元素铜、锌、铬、锰、铁的重要性质。
3. 能根据物质的性质，掌握离子分离与鉴定的操作。

第一节 含s区元素药物及其规律性

学习情境

《药典》中关于 $1mol \cdot L^{-1}$ 氢氧化钠滴定液的配制方法表述是：取氢氧化钠适量，加水振摇使溶解成饱和溶液，冷却后，置聚乙烯塑料瓶中，静置数日澄清后备用。（数日后）取澄清的氢氧化钠饱和溶液 56mL，加新沸过的冷水使成 1000mL，摇匀。请思考："溶解成饱和溶液""静置数日澄清""加新沸过的冷水"等操作与氢氧化钠的什么性质密切相关？

s区元素包括第ⅠA族、第ⅡA族元素。第ⅠA族包括锂、钠、钾、铷、铯、钫六种金属元素。第ⅡA族包括铍、镁、钙、锶、钡、镭六种金属元素。锂、铷、铯、铍是稀有金属元素，钫、镭具有放射性元素，钠、钾、镁、钙是人体必需元素，也是许多药物的成盐元素，锶是人体微量元素。

一、第ⅠA族元素及其典型药物的规律性

第ⅠA族元素依锂、钠、钾、铷、铯、钫的顺序，元素的原子半径在增大、电负性在减小；价电子构型是 ns^1，氧化值均为+1。碱金属元素以离子键为成键特征，但锂特殊，它溶剂化作用和形成共价键的趋势大。它们的氧化物溶于水呈强碱性，故称为碱金属。

1. pH值调节剂——NaOH与KOH

第ⅠA族元素对应的氢氧化物为白色固体、显强碱性、熔点较低、易溶于水放热、有引湿性。对纤维和皮肤有强烈的腐蚀作用，称为苛性碱。依锂、钠、钾、铷、铯的顺序，其氢氧化物的碱性逐渐增强。易与空气中的二氧化碳作用生成碳酸盐，所以要密封保存。NaOH溶液能腐蚀玻璃，所以保存时不能用玻璃塞。

$$SiO_2+2NaOH \longrightarrow Na_2SiO_3+H_2O$$

NaOH与KOH被称为苛性钠、苛性钾，其水溶液和熔融物既能溶解某些两性金属（铝、锌）及其氧化物，又能溶解许多非金属（硼、硅）及其氧化物，卤素、硫、磷在其中也能歧化。所以它们既用作药用辅料——pH值调节剂，又是药物分析中常用的试药、试液。

$$2Al+2NaOH+6H_2O \longrightarrow 2Na[Al(OH)_4]+3H_2\uparrow$$

$$2B+2OH^-+2H_2O \longrightarrow 2BO_2^-+3H_2\uparrow$$

$$Si+2OH^-+H_2O \longrightarrow SiO_3^{2-}+2H_2\uparrow$$

$$3S+6NaOH \longrightarrow 2Na_2S+Na_2SO_3+3H_2O$$

2. 电解质补充药——NaCl、KCl与 Na_2CO_3（俗称苏打、纯碱）

碱金属盐一般为无色或白色的晶体，绝大多数是离子晶体，熔点高。

（1）溶解性 碱金属盐大多数都易溶于水并全部解离。难溶的钾盐、钠盐有六羟基锑酸钠

$Na[Sb(OH)_6]$、高氯酸钾 $KClO_4$ 等。一般地，盐中正负离子半径相差较大时，其溶解度较大。

（2）热稳定性 碱金属卤化物高温时挥发而难分解；硫酸盐高温时难挥发、难分解；碳酸盐除 Li_2CO_3 在 1543K 以上分解为 Li_2O 和 CO_2 外，其余更难分解；硝酸盐高温时可分解。

（3）除锂外，碱金属能形成溶解度比相应简单盐小得多的复盐 $MCl \cdot MgCl_2 \cdot 6H_2O$、$M_2SO_4 \cdot MgSO_4 \cdot 6H_2O$、$M^{I}M^{III}(SO_4) \cdot 12H_2O$（$M^{III}$ $=$ Al^{3+}、Cr^{3+}、Fe^{3+}、Co^{3+}、Ga^{3+}、V^{3+}）。

（4）钠盐和钾盐的区别 ①药物钠盐多于钾盐；②钠盐引湿性比钾盐明显，所以基准试剂多是钾盐，如邻苯二甲酸氢钾、重铬酸钾；③钠盐溶解度更大，当然也有碳酸氢钠因形成氢键溶解度较小、氯化钠溶解度随温度变化不大的特殊存在；④从 Li^+ 到 Cs^+ 其水合能力降低，锂盐几乎都水合，75%的钠盐含结晶水，钾盐只有 25%。钠盐价格也便宜些。

其他无机碱金属药物，如 $NaHCO_3$ 用作抗酸药、$KHCO_3$ 用作 pH 值调节剂、KNO_3 作渗透压调节剂。此外，Li_2CO_3 用作抗躁狂药。

拓展阅读 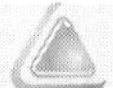

钠钾平衡

具有咸味的钠、钾离子对人体很重要。钠和钾的关系，前者主要在细胞外，后者在细胞内，且两者的很多功能都是相对的——比如钠会让平滑肌收缩，钾会让它们放松；钠会促进肾脏排出钙(不过也会促进肠道吸收钙)，而钾会减少钙的尿出……细胞外的钠和细胞内的钾，在浓度上不仅总量稳定，而且二者需保持一定的比例，这就是钠钾平衡。

二、第ⅡA 族元素及其典型药物的规律性

第ⅡA 族元素价电子构型是 ns^2，其元素的金属性不如相邻的碱金属。由于钙、锶、钡的氧化物在性质上介于“碱性”和“土性”之间，故该族称为碱土金属。

1. 碱土金属的氧化物与氢氧化物

碱土金属在室温或加热时与氧化合生成白色普通氧化物 MO 固体。其中 MgO 无臭、无味，在空气中能缓缓吸收二氧化碳，在水中几乎不溶；用作抗酸药，作药用辅料为填充剂和 pH 值调节剂等。CaO 在乙醇、沸水中几乎不溶；是药用辅料，作稀释剂和碱化剂等。

碱土金属氧化物（除 MgO 和有毒的 BeO 外）溶于水生成相应的氢氧化物，$Be(OH)_2$ 为两性，$Mg(OH)_2$ 为中强碱，其他为强碱，碱性大小与溶解性递变规律一致。同周期的碱金属氢氧化物的碱性和溶解性，比碱土金属氢氧化物的碱性和溶解性要大。氢氧化钙与氢氧化钠（或氢氧化钾）的混合物称为碱石灰，是药用辅料二氧化碳吸收剂。

$$Be(OH)_2 + 2H^+ = Be^{2+} + 2H_2O$$

$$Be(OH)_2 + 2OH^- = [Be(OH)_4]^{2-}$$

2. 补钙剂——$CaCl_2$、$CaHPO_4$ 与 $CaCO_3$

碱土金属盐一般为无色或白色的晶体、熔点高。卤化物有一定的共价性：如 $BeCl_2$ 为共价化合物。碱土金属盐比碱金属盐更易带结晶水，且无水盐有吸潮性。故 $CaCl_2$ 用作干燥剂，但因形成加合物而不能干燥氨和乙醇。碱土金属盐难溶于水。卤化物（除氟外）、硝酸盐、氯酸盐、高氯酸盐、醋酸盐、酸式碳酸盐、酸式草酸盐、磷酸二氢盐、硫酸镁、铬酸镁易溶于水，其余的碳酸盐、草酸盐、硫酸盐、铬酸盐均难溶。硫酸盐、铬酸盐溶解度依由铍到钡的顺序减小，如硫酸钙微溶、硫酸钡难溶。草酸钙的溶解度是所有钙盐中最小的。

碱土金属的卤化物、硫酸盐对热稳定；碳酸盐因极化作用强而热稳定性较碱金属的低。

$$2M(NO_3)_2 \xlongequal{} 2MO+4NO_2\uparrow+O_2\uparrow(M=\text{碱土离子})$$

$$MCO_3 \xlongequal{} MO+CO_2\uparrow$$

用作药物的碱土金属盐还有硫酸钡（诊断药）、硫酸钙（稀释剂、骨科固定剂）、磷酸钙（填充剂）等。有意思的是硫酸镁口服时作泻药、利胆药，作注射液有抗惊厥作用。可溶性钡盐常用于 SO_4^{2-} 的测定，如氯化钡滴定液测定芒硝（$Na_2SO_4\cdot10H_2O$，外治乳痈、痔疮肿痛）。

三、s 区元素的鉴定

1. 焰色反应

碱金属和钙、锶、钡的挥发性盐在无色火焰中灼烧时，能使火焰呈现出一定颜色。这叫“焰色反应”。如表 4-1 所示。

表 4-1 碱金属和部分碱土金属的焰色

离子	Li^+	Na^+	K^+	Rb^+	Cs^+	Ca^{2+}	Sr^{2+}	Ba^{2+}
焰色	胭脂红	黄	紫	紫红	紫红	紫红	洋红	黄绿

焰色反应一次只能鉴别一种离子，须注意干扰。如鉴定钾离子时“须隔蓝色玻璃透视”（防止钠的干扰）。利用碱金属和钙、锶、钡盐在灼烧时产生不同焰色的原理，制造焰火。

2. 化学方法鉴定镁盐

在镁盐溶液中加氨试液，即生成白色沉淀；滴加氯化铵试液，沉淀溶解；再加磷酸氢二钠试液 1 滴，振摇，即生成白色沉淀。分离，沉淀在氨试液中不溶解。反应为：

$$Mg^{2+}+2NH_3\cdot H_2O \xlongequal{} Mg(OH)_2\downarrow(\text{白色})+2NH_4^+$$

$$Mg(OH)_2+2NH_4^+ \xlongequal{} Mg^{2+}+2NH_3\uparrow+2H_2O$$

$$Mg^{2+}+HPO_4^{2-}+NH_3\cdot H_2O \xlongequal{} MgNH_4PO_4\downarrow(\text{白色})+H_2O$$

第二种方法是在镁盐溶液中加氢氧化钠试液，生成白色沉淀。分离，沉淀分成两份，一份中加过量的氢氧化钠试液，沉淀不溶解；另一份中加碘试液，沉淀转成红棕色。反应为：

$$Mg^{2+}+2NaOH \xlongequal{} Mg(OH)_2\downarrow(\text{白色})+2Na^+$$

氢氧化镁沉淀不溶于氢氧化钠，且强烈地吸附碘而显红棕色。其他元素的鉴定见课题二。

第二节 含 p 区元素药物及其规律性

一、第ⅦA 族元素及其药物

学习情境

在课题二，学习了溴化物、碘化物的一般鉴别方法。请复习以下。

溴化物：取供试品溶液，滴加氯试液，溴即游离，加三氯甲烷振摇，三氯甲烷层显黄色或红棕色。

碘化物：取供试品溶液，加少量的氯试液，碘即游离；如加三氯甲烷振摇，三氯甲烷层显紫色。

根据加入的有机溶剂和颜色变化，可以得出的结论是什么？

第ⅦA 族元素也称为卤族元素，包括氟、氯、溴、碘、砹、鿬六种元素，价层电子构型 ns^2np^5，易得 1 个电子，性质相似；不同卤原子内层电子结构不同，性质也有差异。从 F 到 At，金属性增强，非金属性减弱，故 F 是典型的非金属元素，At 具有某种金属特性。它们都是人体必需元素。

1. 消毒防腐药——碘

第ⅦA 族元素的单质都有颜色：F_2、Cl_2、Br_2、I_2 颜色依次是淡黄色、黄绿色、红棕色、紫黑色，密度、熔沸点依次增大。它们难溶于水、易溶于有机溶剂（颜色变化如表 4-2 所示）。

I_2 是有金属光泽的片状结晶或块状物，质重、脆，有特臭，在常温中能挥发（故储存要避光、阴凉）。I_2 在乙醇、乙醚或二硫化碳中易溶，在三氯甲烷中溶解，在四氯化碳中略溶，在水中几乎不溶；在碘化钾或碘化钠的水溶液中溶解。碘遇淀粉指示液即显蓝色。

表 4-2　氯、溴和碘在不同溶剂中所形成溶液（从稀到浓）的颜色变化

元素	水	苯(或汽油)	四氯化碳
溴	黄色→棕色	橙色→橙红色	橙色→橙红色
碘	深黄色→褐色	淡紫色→紫红色	紫色→深紫色
氯	淡黄绿色	黄绿色	黄色

氟和所有的金属直接作用，生成高价氟化物。氯气能与各种金属作用，反应比较剧烈，银、铂、金也能与氯气直接化合（与氧气不同）。但氯气在干燥时不与铁作用，故可把液氯存于钢瓶中。卤素单质的氧化能力按 F、Cl、Br、I 的顺序依次降低。卤素与水反应。如：

$$Cl_2 + 2NaBr \xlongequal{} Br_2 + 2NaCl$$

$$Br_2 + 2NaI \xlongequal{} I_2 + 2NaBr$$ （也称卤素间的置换反应）

$$X_2 + H_2O \xlongequal{} HX + HXO(X=Cl、Br、I)$$

2. 卤化氢、氢卤酸及其盐

（1）卤化氢 HX　HX 是具有强烈刺激性臭味的无色气体。HX 的性质按 HCl、HBr、HI 的顺序有规律地变化：如熔沸点逐渐升高。但 HF 的熔沸点和汽化热、生成热、键能都很大。反常的原因是 HF 分子之间存在氢键。HX 是极性分子，极性逐渐减小。HX 在水中溶解度很大，其水溶液叫氢卤酸。在空气中与水蒸气结合成酸雾而“冒烟”。

（2）氢卤酸　除氢氟酸外的氢卤酸都是强酸，酸性按 HCl、HBr、HI 的顺序依次增强；卤离子有还原性，其顺序为 $Cl^- < Br^- < I^-$。氢氟酸与二氧化硅或硅酸盐反应，故不能用玻璃或陶瓷储存。

$$4HI + O_2 \xlongequal{} 2I_2 + 2H_2O$$

$$4HBr + O_2 \xlongequal{} 2Br_2 + 2H_2O(慢)$$

$$10Cl^- + 2KMnO_4 + 8H_2SO_4 \xlongequal{} 5Cl_2\uparrow + K_2SO_4 + 2MnSO_4 + 8H_2O + 5SO_4^{2-}$$

（3）补碘药——KI 与 NaI　KI 的强酸性溶液，在静置过程中遇光也会释出微量的碘，因而保存或实验中要遮光。KI 用于制作淀粉碘化钾试纸；KI 也可与 I_2 一起溶于水加几滴盐酸配制碘试液。

$$KI + I_2 \rightleftharpoons KI_3$$

拓展阅读 

盐酸在医药上是常用的辅料，以盐酸盐形式存在的药物多达 432 种，如降血糖药盐酸二甲双胍。无机盐酸盐的药物如：NH_4Cl 用作祛痰药、辅助利尿药，有引湿性。

3. 卤素的含氧酸及其盐

卤素的含氧酸有次卤酸、亚卤酸、卤酸和高卤酸，氧化态分别为＋1、＋3、＋5 和＋7。

其含氧酸根的离子结构中，卤原子均采取 sp^3 杂化方式、四面体构型。卤素含氧酸及其盐的酸性、氧化性、热稳定性等性质，随分子中氧原子数的改变而有规律性的变化。如氯的含氧酸及其盐按 HClO、$HClO_2$、$HClO_3$、$HClO_4$ 的顺序：①热稳定性及酸强度在增大，而氧化性和阴离子碱强度却在减弱；②盐的热稳定性比相应的酸的热稳定性高，但其氧化性比酸弱。

KXO_3 法直接测定还原性物质的原理是酸性溶液中 KXO_3 被还原为 Br^-；过量的 $KBrO_3$ 将 Br^- 氧化为 Br_2，从而显示终点。$KBrO_3$ 和 KBr 配成溴试液间接测定还原性物质是溴量法。

$$XO_3^- + 6H^+ + 6e \rightleftharpoons X^- + 3H_2O$$

$$KXO_3 + 6HX = KX + 3X_2 + 3H_2O \quad (X = Cl^-、Br^-、I^-)$$

高卤酸是强氧化剂，HIO_4 氧化邻二醇鉴别多元醇；$HClO_4$ 遇有机物受撞击爆炸。$HClO_4$ 溶液用于有机碱的测定；与氢氧化钡配制高氯酸钡滴定液；向 $HClO_4$ 溶液中缓缓加入铁粉制备高氯酸铁试液。过量的高碘酸钠（钾）滴定液间接测定山梨醇、甘露醇、木糖醇等药。

$$IO_4^- + 8H^+ + 7I^- = 4I_2 + 4H_2O$$

二、第ⅥA 族元素及其药物

第ⅥA 元素也称为氧族元素，包括氧、硫、硒、碲、钋、鉝六种元素，价电子层结构 ns^2np^4。从 O 到 Po 原子半径递增、电负性递减。常见化合价如表 4-3 所示。

表 4-3　氧族元素常见化合价

元素	氧	硫	硒	碲	钋
常见氧化态	－Ⅱ，－Ⅰ，0	－Ⅱ，0，＋Ⅱ，＋Ⅳ，＋Ⅵ	－Ⅱ，0，＋Ⅱ，＋Ⅳ，＋Ⅵ	－Ⅱ，0，＋Ⅱ，＋Ⅳ，＋Ⅵ	—

1. 氧及其化合物

（1）氧气与臭氧　O_2 在 H_2O 中溶解度很小，以水合氧分子形式存在。除 He、Ne、Ar 外，氧与所有元素化合，只有与氟化合时，才呈还原性。－2 为其最常见的氧化数。O_3 与 O_2 为同素异形体，有鱼腥气味、有毒。O_3 有极性，其在水中的溶解度比 O_2 大，氧化性比 O_2 强。

（2）过氧化氢——消毒防腐药

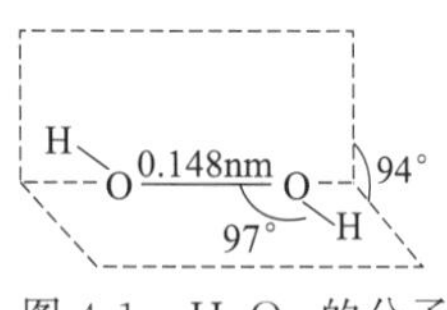

图 4-1　H_2O_2 的分子结构示意图

H_2O_2 的分子结构如图 4-1 所示。纯 H_2O_2 是淡蓝色黏稠状液体，极性大，沸点比 H_2O 高。分子间有比 H_2O 还强的缔合作用，以任意比溶于水。由于 H_2O_2 具有特殊的过氧键结构，所以 H_2O_2 具有对热、碱性、重金属离子、光的不稳定性和氧化还原性。

$$2H_2O_2 = 2H_2O + O_2\uparrow$$

$$2HI + H_2O_2 = I_2 + 2H_2O$$

$$PbS + 4H_2O_2 = PbSO_4 + 4H_2O$$

$$5H_2O_2 + 2MnO_4^- + 6H^+ = 2Mn^{2+} + 8H_2O + 5O_2\uparrow$$

H_2O_2 溶液是消毒防腐药，浓度一般为 2.5%～3.5%（$g \cdot mL^{-1}$），浓溶液为 26.0%～28.0%（$g \cdot g^{-1}$），大于 30%以上的 H_2O_2 水溶液会灼伤皮肤。

学有所成

药典关于 H_2O_2 的描述如下：

【鉴别】取本品：①1mL，加水 10mL 与稀硫酸 1 滴，再加乙醚 2mL 与重铬酸钾试液数滴，振摇，乙醚层即显蓝色。②加氢氧化钠试液，加热分解，发生泡沸并释放出氧。

【含量测定】量取本品，置锥形瓶中，加稀硫酸，用高锰酸钾滴定液测定。

【贮藏】遮光，密封，在阴凉处保存。

思考：鉴别、含量测定、贮藏方法都反映了 H_2O_2 的哪些性质呢？试试写出反应方程式。

2. 硫及硫化物

（1）硫黄　自然界中单质硫常见的是由 S_8 分子组成的单斜硫和菱形硫，两者可相互转化。硫黄外用解毒杀虫疗疮；内服补火助阳通便。硫可以与非金属、金属在加热下反应：

$$Fe+S \xlongequal{} FeS$$

在沸腾的碱液中发生歧化：$3S+6NaOH \xlongequal{} 2Na_2S+Na_2SO_3+3H_2O$

（2）硫化氢　H_2S 是无色恶臭的剧毒气体，1 体积水溶解 2.61 体积 H_2S。其制备反应为：

$$FeS+2HCl(稀) \xlongequal{} H_2S+FeCl_2$$

H_2S 最重要的性质是它的还原性。$H_2S+I_2=2HI+S\downarrow$

$$2KMnO_4+5H_2S+3H_2SO_4 \xlongequal{} 2MnSO_4+5S\downarrow+K_2SO_4+8H_2O$$

$$H_2S+4Br_2+4H_2O \xlongequal{} H_2SO_4+8HBr$$

（3）金属硫化物　金属硫化物有三大特征：有特征颜色——用于离子鉴定，见表 4-4；溶解度小——用于离子分离；有不同程度的水解性。金属硫化物的溶解情况有如下几种：

① 在 $0.3mol\cdot L^{-1}$ 的盐酸中可以溶解的硫化物：FeS、Fe_2S_3、CoS、NiS、Cr_2S_3、MnS、ZnS，或者说这些硫化物在 $0.3mol\cdot L^{-1}$ 的盐酸中通 H_2S 不能生成。

② 不溶于 $0.3mol\cdot L^{-1}$ 稀盐酸，但可以溶于浓盐酸的：PbS、CdS、SnS、SnS_2。

③ 盐酸中不溶解，但可以溶于硝酸的：CuS、Ag_2S。

④ 仅溶于王水的：HgS。

$$3HgS+2HNO_3+12HCl \xlongequal{} 3H_2[HgCl_4]+3S\downarrow+2NO+4H_2O$$

表 4-4　硫化物的颜色与溶解性

名称	化学式	颜色	在水中	在稀酸中	名称	化学式	颜色	在水中	在稀酸中
硫化钠	Na_2S	白色	易溶	易溶	硫化锑	Sb_2S_3	橘黄色	不溶	不溶
硫化锌	ZnS	白色	不溶	易溶	硫化亚锡	SnS	褐色	不溶	不溶
硫化锰	MnS	肉红色	不溶	易溶	硫化汞	HgS	黑色	不溶	不溶
硫化亚铁	FeS	黑色	不溶	易溶	硫化银	Ag_2S	黑色	不溶	不溶
硫化铅	PbS	黑色	不溶	不溶	硫化铜	CuS	黑色	不溶	不溶
硫化镉	CdS	黄色	不溶	不溶					

（4）多硫化物　Na_2S 或 $(NH_4)_2S$ 的溶液能够溶解单质硫，在溶液中生成多硫化物。多硫化物溶液一般显黄色，其颜色可随着溶解的硫的增多而加深，最深为红色。

$$M_2S+(x-1)S \xlongequal{} M_2S_x \quad (M=Na^+、NH_4^+)$$

3. 硫的含氧化合物

（1）抗氧剂——Na_2SO_3、$NaHSO_3$ 与 $Na_2S_2O_5$（焦亚硫酸钠）　它们是 H_2SO_3 所成的正盐和酸式盐（$Na_2S_2O_5$ 可看成是由 $NaHSO_3$ 脱水形成的）。除碱金属、铵盐外，其他亚硫酸盐的溶解度不大；酸式盐溶解度比正盐的大。亚硫酸盐还原性、热稳定性比亚硫酸强，但受热歧化而分解、遇到强酸分解。亚硫酸盐能使碘试液褪色，故可以用碘量法测定。$Na_2S_2O_5$ 水溶液呈酸性，遇强酸则放出 SO_2，空气中久置则氧化成 $Na_2S_2O_6$。

$$SO_3^{2-}+I_2+H_2O \xlongequal{} SO_4^{2-}+2HI$$

$$SO_3^{2-}+2H^+ \xlongequal{} SO_2\uparrow+H_2O$$

拓展阅读 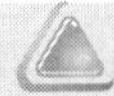

SO_2 无色有刺激性气味、易液化，SO_2 溶于水（40∶1）得 H_2SO_3，称亚硫酸。H_2SO_3 是二元弱酸，只存在于溶液中。SO_2、H_2SO_3 均以还原性为主，遇强还原剂才表现出氧化性

$$SO_2+2H_2S \xlongequal{} 3S+2H_2O$$

$$SO_2+Br_2+2H_2O \xlongequal{} H_2SO_4+2HBr$$

此外 SO_2 与有色有机物可形成无色加合物而具有漂白性，可使品红褪色。

（2）pH 调节剂——H_2SO_4　H_2SO_4 是 SO_3 与水生成的。纯 SO_3 是无色易挥发固体，气态 SO_3 为单分子，平面三角形结构。通常用 98.3% H_2SO_4 吸收 SO_3 得发烟 H_2SO_4。H_2SO_4 是高沸点二元强酸，有脱水性能，使纤维、糖炭化，有强吸水性，可以用作干燥剂。H_2SO_4 的强氧化性使其与许多金属、非金属反应，被还原成 SO_2，但冷的浓硫酸遇 Al、Fe 时则发生钝化反应而形成致密氧化膜。

$$Cu+2H_2SO_4 \xlongequal{} CuSO_4+SO_2\uparrow+2H_2O$$

$$C+2H_2SO_4 \xlongequal{} CO_2+2SO_2\uparrow+2H_2O$$

H_2SO_4 是药用辅料，与一些药物以硫酸盐的形式存在。如镇痛药硫酸吗啡；抗贫血药 $FeSO_4 \cdot 7H_2O$（皂矾或绿矾）；补锌、收敛药 $ZnSO_4 \cdot 7H_2O$；泻下通便、清火消肿的中药芒硝（$Na_2SO_4 \cdot 10H_2O$）等。硫酸盐的一般性质：①溶解性。除 Ag_2SO_4、$PbSO_4$、Hg_2SO_4、$CaSO_4$、$SrSO_4$、$BaSO_4$ 外均为易溶解的硫酸盐。②多数含有结晶水。如 $CuSO_4 \cdot 5H_2O$、$CaSO_4 \cdot 2H_2O$、$MgSO_4 \cdot 7H_2O$。③易形成复盐。如 $(NH_4)_2SO_4 \cdot FeSO_4 \cdot 6H_2O$，如中药白矾 $K_2SO_4 \cdot Al_2(SO_4)_3 \cdot 24H_2O$（外用解毒杀虫，燥湿止痒；内服止血止泻，祛除风痰）。

（3）解毒剂——$Na_2S_2O_3$　硫代硫酸不稳定（空气中的菌类也会使其分解），实际主要是其钠盐 $Na_2S_2O_3 \cdot 5H_2O$，称为硫代硫酸钠，俗名大苏打、海波。硫代硫酸盐的主要性质是：

① 易溶于水：水溶液弱碱性；酸性条件下分解成杀菌能力强的 S（pH>4.6 时不分解）

$$S_2O_3^{2-}+2H^+ \xlongequal{} SO_2\uparrow+S\downarrow+H_2O$$

② 还原性：　$2Na_2S_2O_3+I_2 \xlongequal{} Na_2S_4O_6\text{（连四硫酸钠）}+2NaI$

$$Na_2S_2O_3+4Cl_2+5H_2O \xlongequal{} 2H_2SO_4+6HCl+2NaCl$$

③ 配位性：　$AgBr+2Na_2S_2O_3 \xlongequal{} Na_3[Ag(S_2O_3)_2]+NaBr$

所以，硫代硫酸钠可作为卤素、氰化物、重金属中毒的解毒剂，药物制剂中的抗氧化剂。

学有所成

药典关于 $Na_2S_2O_3$（$0.1mol \cdot L^{-1}$）的滴定液配制描述如下：

取硫代硫酸钠 26g 与无水碳酸钠 0.20g，加新沸过的冷水适量使溶解并稀释至 1000mL，摇匀，放置 1 个月后滤过。请回答：为什么要加碳酸钠？溶解时为什么用“新沸过的冷水”？

4. 第ⅥA 族其他元素及药物

硒化物有剧毒，中毒症状与砷相似，故药典规定了药物中硒的限量检查。方法是将药物中的硒变为 SeO_3，用盐酸羟胺还原为 Se^{4+}，再与二氨基萘反应，测生成物的吸光度。

（2,3-二氨基萘，NH_2、NH_2）$+ H_2SeO_3 \longrightarrow$（N、Se、N 环化产物）$+ H_2O$

SeS_2 是抗皮脂溢药，水浴加热下用烟硝酸硝化。冷却后间接碘量法测定 SeS_2 含量。

$$Se^{4+} + 4I^- = Se + 2I_2$$

三、第ⅤA族元素及其药物

第ⅤA族元素也称为氮族元素，包括氮、磷、砷、锑、铋、镆六种元素，价电子构型为 ns^2np^3。其中氮、磷是非金属元素，砷是准金属，锑和铋是金属，是由典型非金属到典型金属的一个完整过渡。它们化合价如表 4-5 所示，从 P 到 Bi，+5 价稳定性递减、+3 价稳定性递增。

表 4-5　氮族元素的化合价

性质	氮	磷	砷	锑	铋
氧化态	−3,−2,−1,+1,+2,+3,+4	−3,+3,+5	−3,+3,+5	+3,+5	+3,+5

1. 氨和铵盐

(1) 刺激药——稀氨水（9.5%～10.5%）　氨是有刺激性臭味的无色气体，在 293K 时 1 体积水能溶解 700 体积氨。氨分子具有极性，液氨的分子间存在强的氢键，易被液化。液氨是有机物的较好溶剂，有溶解碱金属、碱土金属等活泼金属的特性。氨的主要化学性质：

① 还原性　氨在纯氧中燃烧火焰呈黄色。在水中能被 Cl_2、H_2O_2、$KMnO_4$ 等氧化。

$$3Cl_2 + 2NH_3 = N_2 + 6HCl$$

② 取代反应　氨中的氢被其他原子（团）取代生成—NH_2、亚氨基（=NH）的衍生物。

$$HgCl_2 + 2NH_3 = Hg(NH_2)Cl\downarrow(白色) + NH_4Cl$$

③ 形成配合物　NH_3 能提供孤对电子，与缺电子体形成配合物，如$[Ag(NH_3)_2]^+$等。

④ 弱碱性　$NH_3 + H_2O = NH_4^+ + OH^-$

(2) 药用辅料缓冲剂——$(NH_4)_2SO_4$

铵盐一般是无色晶体，易溶于水。NH_4^+ 半径接近于钾的半径，因此铵盐的性质类似于碱金属盐类，而且往往与钾盐、铷盐同晶，并有相似的溶解度。铵盐的化学性质表现为：

① 铵盐水溶液显酸性　$NH_4^+ + H_2O \rightleftharpoons NH_3\cdot H_2O + H^+$

② 放氨气　在铵盐的溶液中加强碱并加热，会释放出 NH_3，这是检验铵盐的反应。

$$NH_4^+ + OH^- = NH_3 + H_2O$$

③ 铵盐的热分解　稳定性规律与 NH_4^+ 结合的阴离子有关，碱性越强，铵盐越不稳定。热分解产物与阴离子对应酸的氧化性、挥发性、分解温度有关。如果酸是不挥发性的，则只有氨挥发逸出，而酸或酸式盐则残留在容器中。如果相应的酸有氧化性，则分解出来的 NH_3 会立即被氧化，由于这些化合物分解时产生大量的热，分解产物是气体，所以如果在密闭的容器中进行就会发生爆炸。氨水与氯化铵混合也用于配制缓冲溶液。

$$NH_4NO_3 = N_2O(g) + 2H_2O(g)$$

2. 氮的含氧酸及其盐

(1) 解毒药——$NaNO_2$　$NaNO_2$ 是亚硝酸的盐。亚硝酸是比醋酸略强的一元弱酸，不稳定，仅存在于冷的稀溶液中，而亚硝酸盐有很高的稳定性。亚硝酸盐除黄色的 $AgNO_2$ 不溶于水外，一般都易溶于水。亚硝酸盐均有毒，因为它使亚铁血红蛋白氧化成高铁血红蛋白，失去运输氧的能力而中毒。

$$2HNO_2 = NO\uparrow + NO_2\uparrow + H_2O$$

亚硝酸盐既有氧化性又有还原性。碱性溶液中以还原性为主，主要产物是 NO_3^-；酸性溶液中以氧化性为主，产物为 NO、N_2O、N_2 或 NH_4^+（常见产物是 NO）。

$$2NO_2^- + 2I^- + 4H^+ \longequal 2NO + I_2 + 2H_2O$$

$$2Al + NO_2^- + OH^- + H_2O \longequal NH_3 + 2AlO_2^-$$

拓展阅读 

亚硝酸钠是食品添加剂（有毒、限量），工业盐中常常混有。它在一定条件下与食物中含有的胺类生成的亚硝胺是致癌物。如 *N*-亚硝胺和 *N*-亚硝基四氢吡咯可以产生碳正离子与细胞中的生物（如酶）大分子发生反应，就可能破坏细胞的正常功能，导致细胞癌变。

$$R_2NH + NaNO_2(\text{亚硝酸钠}) \longrightarrow R_2N{-}N{=}O(\text{亚硝胺})$$

此外，NO_2^- 的 O 和 N 都是配原子，易生成配合物，如$[Co(NO_2)_6]^{3-}$等，可用于鉴定 K^+：

$$3K^+ + [Co(NO_2)_6]_3^- \longequal K_3[Co(NO_2)_6]\downarrow(\text{黄色})$$

$NaNO_2$ 水溶液加醋酸成酸性后，加硫酸亚铁试液数滴，即显棕色，鉴别 NO_2^- 的存在。

$$Fe^{2+} + 2H^+ + NO_2^- \longequal Fe^{3+} + NO + H_2O$$

$$FeSO_4 + NO \longequal [Fe(NO)]SO_4(\text{棕色})$$

（2）渗透压调节剂——KNO_3　KNO_3 是硝酸的盐。硝酸盐是无色、易溶于水的离子晶体。水溶液在酸性条件下有氧化性。固体常温稳定，在高温时分解放出 O_2，其热分解产物规律是：①碱金属、碱土金属，生成相应的亚硝酸盐；②中等活泼的金属（电序在 Mg 和 Cu 之间），生成相应的氧化物；③电序在 Cu 以后的不活泼金属，生成相应的金属；④含有结晶水的硝酸盐受热分解时会发生水解反应，生成碱式盐，因为 HNO_3 是个易挥发性酸。

$$2NaNO_3 \longequal 2NaNO_2 + O_2\uparrow$$

$$2Pb(NO_3)_2 \longequal 2PbO + 4NO_2 + O_2\uparrow$$

$$2AgNO_3 \longequal 2Ag + 2NO_2 + O_2\uparrow$$

拓展阅读 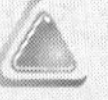

硝酸的性质

市售浓硝酸含 HNO_3 69%，密度为 1.42g·cm^{-3}，浓度约 16mol·L^{-1}。浓硝酸不稳定，受热或见光分解产生 NO_2 而使溶液呈黄色，而 NO_2 对反应有催化作用。

$$4HNO_3 \longequal 2H_2O + NO_2\uparrow + O_2\uparrow$$

浓 HNO_3 强氧化性表现为：①非金属元素如碳、硫、磷、碘等都能被浓硝酸氧化成氧化物或含氧酸；②除 Au、Pt、Ir、Rh、Nb、Ta、Ti 等金属外，硝酸几乎可氧化所有金属；③Fe、Al、Cr 等能溶于稀硝酸，遇冷浓硝酸则钝化，“钝态”金属不易再与稀酸作用；④Sn、Sb、As、Mo、W 和 U 等偏酸性的金属与 HNO_3 反应后生成氧化物或含氧酸；⑤与浓盐酸按体积比 1∶3 组成王水，溶解 Au、Pt。浓 HNO_3 还原的产物以 NO_2 为主；稀 HNO_3 与不活泼金属（如 Cu）还原的产物以 NO 为主，与活泼金属（Mg，Zn，Fe）反应生成 N_2O（HNO_3 浓度约为 2mol·L^{-1}）或 NH_4^+；极稀 HNO_3（1%～2%）遇活泼金属放出 H_2。

$$5HNO_3 + 3P + 2H_2O \longequal 3H_3PO_4 + 5NO\uparrow$$

$$4HNO_3 + C \longequal CO_2 + 4NO_2 + 2H_2O$$

$$3Sn + 4HNO_3 + H_2O \longequal 3(SnO_2\cdot H_2O)\downarrow + 4NO\uparrow$$

HNO_3 与醇发生酯化反应制得药物，如血管舒张药单硝酸异山梨酯。

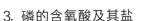

3. 磷的含氧酸及其盐

（1）pH 调节剂——H_3PO_4（磷酸）　药用磷酸是含 H_3PO_4 85.0%～90.0%（g·g^{-1}）的黏稠状的浓溶液，有腐蚀性，可由 P_2O_5 与水反应制得。稀磷酸浓度为 9.5%～10.5%（g·mL^{-1}）。磷酸溶液黏度较大是由于溶液中存在着氢键。由于加热 H_3PO_4 会逐渐脱水，因此 H_3PO_4 没有沸点，能与水混溶。H_3PO_4 是个几乎没有氧化性的三元中强酸。但磷酸根离子具有很强的配合能力，能与许多金属离子生成可溶性的配合物。磷酸可与氯化铵镁试液生成白色结晶性沉淀，从而鉴别；也可加钼酸铵试液与硝酸后，加热即生成能在氨试液中溶解的黄色沉淀鉴别。

$$PO_4^{3-}+12MoO_4^{2-}+3NH_4^{+}+24H^{+} = (NH_4)_3PO_4 \cdot 12MoO_3 \cdot 6H_2O\downarrow +6H_2O$$

$$H_3PO_4+MgCl_2+3NH_4OH = Mg(NH_4)PO_4\downarrow (\text{白色})+2NH_4Cl+3H_2O$$

（2）补磷药 NaH_2PO_4 与补钙药 $CaHPO_4$　磷酸可形成正盐、一氢盐和二氢盐，NaH_2PO_4 与 $CaHPO_4$ 是磷酸的酸式盐，用作填充剂的 $Ca_3(PO_4)_2$ 是正盐。磷酸一氢盐和正盐，除钠、钾、铵盐以外，一般都难溶于水。但它们之间在一定条件下是可以相互转化的。二价金属或高价金属盐的溶解度大小顺序为：磷酸二氢盐＞磷酸一氢盐＞磷酸盐。

由于 H_3PO_4 是中强酸，所以它的碱金属盐都易于水解。Na_3PO_4 溶液显碱性（pH＞12），Na_2HPO_4 溶液显碱性（pH＝9～10），NaH_2PO_4 溶液显酸性（pH＝4～5）。故实验室用 NaH_2PO_4、Na_2HPO_4、KH_2PO_4 与 K_2HPO_4 可以配成 pH 从 2.0～8.0 的各种缓冲溶液。

（3）放射性药物　磷的放射性同位素的含氧酸盐可用作放射性药物，如胶体磷［^{32}P］酸铬注射液、注射用亚锡焦磷酸钠等。焦磷酸钠（$Na_4P_2O_7 \cdot 10H_2O$）可由 NaH_2PO_4 熔融脱水制得，有反絮凝、使油脂起乳化作用、助洗作用（溶解钙、镁的不溶性盐类）。

4. 含砷、锑和铋的药物

（1）中药材——雄黄 As_2S_2 与砒霜 As_2O_3　砒霜是剧毒药（致死量为 0.1g），解毒可服用新制的氢氧化亚铁悬浊液。砒霜有去腐拔毒的功效，用于慢性皮炎、慢性白血病。As_2O_3 微溶于水生成两性偏酸性的亚砷酸 H_3AsO_3，H_3AsO_3 溶于碱成亚砷酸盐，溶于浓盐酸成亚砷盐。

砷盐是药典规定的杂质检查项目，方法一是古蔡氏法：其原理是用 Zn 与酸产生活性氢与供试品中的微量砷盐反应，生成挥发性砷化氢 AsH_3（也称胂），再与溴化汞或氧化汞试纸作用生成黄色或棕黄色砷斑，与标准品对照。AsH_3 与本族其他 MH_3 一样是无色有恶臭的有毒气体，稳定性随分子量的增大而降低。方法二是二乙基二硫代氨基甲酸银法：原理是将供试品中的砷转化为胂，胂通过二乙基二硫代氨基甲酸银（简称 Ag-DDC）溶液生成红色化合物（胶态银），与标准品对照。

$$As^{3+}+3Zn+3H^{+} = AsH_3\uparrow +3Zn^{2+}$$

$$AsO_3^{3-}+3Zn+9H^{+} = AsH_3\uparrow +3Zn^{2+}+3H_2O$$

$$AsH_3+2HgBr_2 = 2HBr+AsH(HgBr)_2(\text{黄色})$$

$$AsH_3+3HgBr_2 = 3HBr+As(HgBr)_3(\text{棕色})$$

$$AsH_3+6Ag\text{-}DDC = As(DDC)_3+6Ag+3H\text{-}DDC$$

雄黄具有解毒杀虫、燥湿祛痰、截疟的作用。置于阳光下曝晒，会变为黄色的雌黄和砷华。加热到一定温度后在空气中可以被氧化成砒霜。

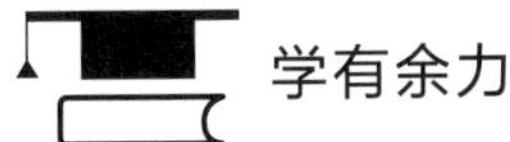
学有余力

马氏试砷法

法医在鉴定砒霜中毒时，常用马氏试砷法。检验方法是用 Zn、盐酸和试样混在一起，将生成的气体导入热玻璃管，若试样中有砷的化合物存在，就会生成 AsH_3，AsH_3 在加热部位分解积集而成亮黑色的“砷镜”，且能用次氯酸钠溶液溶解（能检出 0.007mgAs）。

$$2AsH_3 = 2As + 3H_2$$

$$5NaClO + 2As + 3H_2O = 2H_3AsO_4 + 5NaCl$$

（2）抗黑热病药（葡萄糖酸锑钠）与抗酸药（铝酸铋） 葡萄糖酸锑钠 $C_{12}H_{16}O_{17}Sb_2Na_3 \cdot 9H_2O$ 和铝酸铋 $Bi_2(Al_2O_4)_3 \cdot 10H_2O$ 分别是 Sb、Bi 的五价、三价盐。锑酸钾 $KSb(OH)_6$ 是鉴定 Na^+ 的试剂。从锑到铋低价态（Ⅲ）稳定性增强、氧化性减弱；高价态（Ⅴ）相反，如实验室检验 Mn^{2+} 的反应。所以药典鉴定的锑、铋都是Ⅲ的。

$$2Mn^{2+} + 5NaBiO_3 + 14H^+ = 2MnO_4^- + 5Bi^{3+} + 5Na^+ + 7H_2O$$

鉴定锑盐的方法：①向水浴加热、醋酸酸化的锑盐中加硫代硫酸钠试液，生成橙红色沉淀；②向盐酸酸化的锑盐中通 H_2S 气体，生成能溶于硫化铵或硫化钠试液的橙色沉淀。

$$2Sb^{3+} + 3S_2O_3^{2-} \rightleftharpoons Sb_2OS_2\downarrow(\text{橙红色}) + 4SO_2\uparrow$$

$$2Sb^{3+} + 3H_2S = Sb_2S_3\downarrow(\text{橙色}) + 6H^+$$

$$Sb_2S_3 + 3(NH_4)_2S = 2(NH_4)_3SbS_3$$

四、第ⅣA 族元素及其药物

1. 第ⅣA 族元素的基本性质

第ⅣA 族元素包括碳、硅、锗、锡、铅、鈇，价电子层结构为 ns^2np^2，氧化态是＋2、＋4。碳、硅形成＋4 价的稳定态；锗、锡、铅形成＋2 价的稳定态，且稳定性增强。在化学反应中它既不容易失去电子，也不容易得到电子，形成特有的共价键。碳原子构成了种类繁多的碳化合物。硅通常以 sp^3 杂化，但不易形成 π 键，有自相结合成键的特征。其单质都有同素异形体。

拓展阅读 

C_{60} 在医学上的应用

C_{60} 经光激发后能有效地破坏癌细胞的质膜、线粒体质网和核膜等结构，导致癌细胞的损伤乃至死亡。C_{60} 的衍生物具有抑制人体免疫缺损蛋白酶的活性的功能。人体免疫缺损蛋白酶是一种导致艾滋病的病毒，因此，C_{60} 的衍生物有可能在防治艾滋病的研究上发挥作用。

2. 呼吸兴奋药——CO_2

CO_2 为无色无臭气体，不支持燃烧。CO_2 溶于水生成二元弱酸 H_2CO_3，pH 约等于 4。CO_2 通入氢氧化钡试液中，生成白色沉淀；沉淀能在醋酸中溶解并发生泡沸。

3. 抗酸药——碳酸氢钠 $NaHCO_3$

碳酸能生成碳酸盐和碳酸氢盐。其性质如下：

（1）溶解性 铵和碱金属（Li 除外）的碳酸盐易溶于水，其他金属的碳酸盐难溶于水。难溶的碳酸盐，其相应的碳酸氢盐溶解度较大；易溶的碳酸盐，其相应的碳酸氢盐的溶解度较小。溶解度的反常与 HCO_3^- 通过氢键形成双聚或多聚链状有关。

（2）水解性 碱金属和铵的碳酸盐和碳酸氢盐在水溶液中均因水解而分别显强碱性和弱碱性。在金属盐类（碱金属和铵盐除外）溶液中加入 CO_3^{2-} 时，产物的规律是：

① 氢氧化物碱性较强的离子，即不水解的金属离子，可沉淀为碳酸盐。例如：

$$CO_3^{2-} + Ba^{2+} = BaCO_3\downarrow$$

② 氢氧化物碱性较弱的离子，如 Cu^{2+}、Zn^{2+}、Pb^{2+}、Mg^{2+} 等，其氢氧化物和碳酸盐的溶解度相差不多，则可沉淀为碱式碳酸盐。例如：

$$2CO_3^{2-}+2Cu^{2+}+H_2O \xlongequal{} Cu_2(OH)_2CO_3\downarrow+CO_2\uparrow$$

③ 强水解性的金属离子，特别是两性的，其氢氧化物的溶度积小的离子，如 Al、Cr、Fe 等，将沉淀为氢氧化物。例如：

$$3CO_3^{2-}+2Al^{3+}+3H_2O \xlongequal{} 2Al(OH)_3\downarrow+3CO_2\uparrow$$

（3）热稳定性　碳酸盐热稳定性顺序为：碱金属的碳酸盐＞碱土金属碳酸盐＞过渡元素碳酸盐；在 s 区元素碳酸盐中，阳离子半径大的大于阳离子半径小的碳酸盐。另外，热稳定性：碳酸盐＞碳酸氢盐＞碳酸。

4. 含硅药物

（1）助流剂和助悬剂——二氧化硅（SiO_2）　通过 Si 原子的 sp^3 杂化以四个共价键与四个氧原子结合，形成三维网格的原子晶体 SiO_2，硬度大、熔点高、不溶于水。SiO_2 的化学性质不活泼，在高温下不能被 H_2 还原，只能被碳、镁或铝还原：

$$SiO_2+2C \xlongequal{} Si+2CO\uparrow$$

除单质氟、氢氟酸生成 SiF_4 或易溶于水的氟硅酸外，SiO_2 不与其他卤素的酸类作用。

$$SiO_2+4HF(g) \xlongequal{} SiF_4\uparrow+2H_2O$$

$$SiO_2+6HF(aq) \xlongequal{} H_2SiF_6+2H_2O$$

硅酸是白色胶冻状或絮状的固体，其组成通式是 $x SiO_2 \cdot y H_2O$。它只能用可溶性硅酸盐与酸作用生成。二氧化硅能溶于热的强碱溶液或溶于熔融的碳酸钠中，生成可溶性的硅酸盐：

$$SiO_4^{2-}+4H^+ \xlongequal{} H_4SiO_4\downarrow$$

$$SiO_3^{2-}+2H^++H_2O \xlongequal{} H_4SiO_4\downarrow$$

$$SiO_2+2NaOH(热) \xlongequal{} Na_2SiO_3+H_2O$$

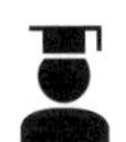

学有所成

SiO_2 用作助流剂和助悬剂等，其含量测定方法为：取本品炽灼、放冷，……将残渣用水润湿，滴加氢氟酸 10mL，置水浴上蒸干，放冷，继续加入氢氟酸 10mL 和硫酸 0.5mL，置水浴上蒸发至近干，移至电炉上缓缓加热至酸蒸气除尽，……减失的质量即为供试量中含有 SiO_2 的质量。请写出残渣与氢氟酸反应的方程式。

（2）助悬剂和吸附剂——硅酸镁铝与抗酸药——三硅酸镁　二者为结构复杂的硅酸盐，它分为可溶性和不溶性两类，天然硅酸盐是不溶的，只有钠、钾的某些硅酸盐可溶。硅酸钠的水溶液俗称“水玻璃”“泡花碱”，是硅胶和分子筛的原料。

三硅酸镁（$Mg_2Si_3O_8 \cdot nH_2O$）在医药上用于制抗酸药，能中和胃酸和保护溃疡面，作用缓慢而持久，用于缓解胃酸过多引起的胃痛、胃灼热感（烧心）、反酸。

5. 药物中锡（Sn）、铅（Pb）的限量检查

二者有两种氧化物 MO、MO_2，MO 两性偏碱、MO_2 两性偏酸，均不溶于水。其水化物为 $M(OH)_2$、$M(OH)_4$，其中碱性最强的是 $Pb(OH)_2$，酸性最强的是 $Sn(OH)_4$。$M(OH)_2$ 溶于碱时生成 $Sn(OH)_4^{2-}$、$Pb(OH)_3^-$。Sn^{2+} 显著的性质是水解性和还原性，Pb^{4+} 则是氧化性，如：

$$SnCl_2+H_2O \rightleftharpoons Sn(OH)Cl\downarrow(白色)+HCl$$

$$Hg_2Cl_2+SnCl_2 \xlongequal{} SnCl_4+2Hg\downarrow(黑色)(Hg^+ 与 Sn^{2+} 的相互鉴别)$$

$$2PbO_2+2H_2SO_4 \longrightarrow 2PbSO_4+O_2\uparrow+2H_2O$$

Ge、Sn、Pb 的硫化物为 MS、MS_2（PbS_2 不存在）。MS_2 显碱性，能溶于 Na_2S 中；MS 不溶于 Na_2S，而溶于氧化性试剂 $(NH_4)_2S_x$ 中，生成硫代酸盐 MS^{3-}。PbS 只溶于浓盐酸和稀硝酸。二价 Sn、Pb 的限量检查，是利用它们在碱性条件下与硫化钠反应生成不溶性硫化物。

$$SnS_2+S^{2-} \longrightarrow SnS_3^{2-}, \qquad SnS+S_2^{2-} \longrightarrow SnS_3^{2-}$$

$$PbS+4HCl(浓) \longrightarrow H_2[PbCl_4]+H_2S\uparrow$$

$$3PbS+8H^++2NO_3^- \longrightarrow 3Pb^{2+}+3S+2NO\uparrow+4H_2O$$

五、第ⅢA 族元素及其药物

第ⅢA 族元素又称硼族元素，包括硼、铝、镓、铟、铊和鉨六种元素，电子构型为 ns^2np^1。其中 Nh 为人工合成元素，铝为自然界分布最广泛的金属元素。由于价电子数<价层轨道数，所以是缺电子元素，当它们与其他元素形成共价键时，则形成缺电子化合物，如 BF_3、$B(OH)_3$，其特性是易形成配合物及聚合分子。如：

$$BF_3+F^- \longrightarrow [BF_4]^-$$

$$\begin{matrix} Cl \searrow & & \swarrow Cl \searrow & & \swarrow Cl \\ & Al & & Al & \\ Cl \nearrow & & \nwarrow Cl \nearrow & & \nwarrow Cl \end{matrix}$$

1. 消毒防腐药——硼酸与硼砂

学习情境

硼酸与硼砂的含量测定规定如下：

取本品（硼酸），精密称定，加甘露醇与新沸过的冷水，微温使溶解，迅即放冷，加酚酞指示液 3 滴，用氢氧化钠滴定液（$0.5mol \cdot L^{-1}$）滴定至显粉红色。测硼酸时为什么加甘露醇？

（1）硼酸（H_3BO_3） H_3BO_3 晶体中每个 B 原子以三个 sp^2 杂化轨道与三个 O 原子结合，每个 O 原子还通过氢键与另一个 H_3BO_3 单元中的 H 原子结合而连成片层结构。H_3BO_3 是白色片状晶体，微溶于水；加热时，晶体中的部分氢键断裂，溶解度增大。H_3BO_3 是个一元弱酸，它的酸性可因加入甘露醇或甘油（丙三醇）形成配合物而增强，例如硼酸溶液的 pH≈5～6，加入甘油后，pH≈3～4。硼酸和甲醇或乙醇在浓 H_2SO_4 存在的条件下，生成硼酸酯，硼酸酯在高温下燃烧挥发，产生特有的绿色火焰，此反应可用于鉴别硼酸、硼酸盐等化合物。

$$B(OH)_3+H_2O \rightleftharpoons B(OH)_4^-+H^+$$

$$H_3BO_3+3CH_3OH \longrightarrow B(CH_3O)_3+3H_2O$$

（2）硼砂 硼酸和硅酸相似，可以缩合为链状或环状的多硼酸 $xB_2O_3 \cdot yH_2O$，多硼酸盐比多硼酸稳定。最重要的盐是四硼酸钠盐 $Na_2B_4O_5(OH)_4 \cdot 8H_2O$，即硼砂。硼砂是无色半透明的晶体或白色结晶粉末，易风化，加热到 650K 左右失去全部结晶水成无水盐。熔融的硼砂能溶解金属氧化物形成带颜色的偏硼酸复盐，可以鉴定金属离子，称为硼砂珠实验。如：

$$Na_2B_4O_7+CoO \longrightarrow Co(BO_2)_2 \cdot 2NaBO_2(宝石蓝色)$$

硼砂在水溶液中水解而显颇强的碱性。水解产生等量的硼酸及其共轭碱，有缓冲作用。

$$B_4O_5(OH)_4^{2-}+5H_2O \longrightarrow 2H_3BO_3+2B(OH)_4^-$$

2. 含铝药物

铝既能溶于稀酸又能溶于强碱，冷的浓硫酸和浓硝酸使铝钝化，但高纯铝只溶于王水。

（1）抗酸药——氢氧化铝 $Al(OH)_3$ 和铝酸铋 $Bi_2(Al_2O_4)_3 \cdot 10H_2O$ 在铝盐中加入氨

水或适量的碱，可得到白色凝胶状 $Al(OH)_3$ 沉淀，$Al(OH)_3$ 呈两性。铝酸铋不溶于水，显碱性。在胃及十二指肠黏膜上形成保护性薄膜，有收敛作用和抗酸作用。

$$Al(OH)_3 + NaOH \longrightarrow Na[Al(OH)_4]\text{(铝酸钠)}$$

$$2Bi(NO_3)_3 + 6Na[Al(OH)_4] \longrightarrow Bi_2(Al_2O_4)_3\downarrow\text{(白色)} + 6NaNO_3 + 12H_2O$$

（2）助悬剂 $Al_2(SO_4)_3 \cdot 18H_2O$　硫酸铝与碱金属（除锂外）及铵的硫酸盐可形成溶解度相对较小的复盐，称为矾。硫酸铝和明矾水溶液中的铝以 $[Al(H_2O)_6]^{3+}$ 形式存在，易水解，产物有絮凝作用。

$$[Al(H_2O)_6]^{3+} + H_2O \rightleftharpoons [Al(H_2O)_5(OH)]^{2+} + H_3^+O$$

本族其他元素药物如枸橼酸镓 $[^{67}Ga]$ 用于肺、肝、脾及淋巴系统肿瘤诊断，氯化亚铊 $[^{201}Tl]$ 为放射性诊断药物，用于心肌梗死、心肌缺血的诊断和定位及治疗后随诊等。

第三节　含过渡元素药物及其规律性

学习情境

过渡金属催化剂或是生命起源的关键

要解释生命如何在地球上出现这个悬而未决的大问题，就像是回答先有鸡还是先有蛋的悖论。有科学家指出，或是包含过渡金属元素（铁、铜、镍等）和配体（小有机分子）的分子结构，可以催化基本生化物质（单体）的合成。单体是更加复杂的分子的基本构造模块，最终导致了生命的起源。过渡元素有哪些、它们有什么样的性质呢？

周期表中介于 s 区和 p 区之间的元素称为过渡元素。第四周期的过渡元素称为第一过渡系元素，它们性质比较典型，规律性强，这里重点选讲第一过渡系元素及其化合物的性质。

一、过渡系元素的通性

1. 电子结构

过渡系元素电子结构的特点是都有未充满的 nd 轨道，最外层仅有 1～2 个电子，其特征电子层结构为 $(n-1)d^{1\sim10}ns^{1\sim2}$（Pd 除外），在成键时 d 轨道起重要作用。ⅢB 族元素的单质是它们中最活泼的金属，性质与碱土金属接近。一般同族元素的活泼性从上到下依次减弱。

2. 最高氧化态氧化物及其水合氧化物的酸碱性

从上到下，同族的碱性增强；从左到右，同周期酸性增强。低氧化态氧化物水合物 $M(OH)_2$、$M(OH)_3$ 一般呈碱性。

3. 氧化还原性

各元素不同氧化态化合物氧化还原性的规律：+2 氧化态的金属还原性依次减弱；最高氧化态含氧酸的氧化性逐渐增强。中间氧化态化合物既可发生氧化反应也可发生还原反应，有一些元素的化合物（如 Cu^+、V^{3+}、Mn^{3+}、MnO_4^{2-}）还可发生歧化反应。

4. 配位性

过渡金属离子的 ns 和 np 轨道能量相近且是空的，具有很强的配位能力。在水溶液或晶体中过渡金属的+3 价和+2 价的配合物是四或六配位的，化学性质也具有相似性。

5. 水合离子的颜色和含氧酸根颜色

水合离子呈现多种颜色，这是因为 d 电子的跃迁能级一般在可见光的范围（d^{10}、d^0 结构的离子无色），如表 4-6 所示。

表 4-6　一些水合离子的颜色

水合离子	Ti^{3+}	V^{2+}	V^{3+}	Cr^{3+}	Mn^{2+}	Fe^{2+}	Fe^{3+}	Co^{2+}	Ni^{2+}
颜色	紫红	紫	绿	蓝紫	肉色	浅绿	浅紫	粉红	绿

6. 生物作用

过渡元素中有 9 种人体必需微量元素，分别是铁、铜、锌、锰（Ⅱ、Ⅲ）、钼、钴、铬（Ⅲ）、钒、镍。有害元素铬（Ⅵ）、镉、汞。

二、铜的化合物

将自然铜炮制成煅入药，用于跌打损伤、筋骨折伤、瘀肿疼痛。铜元素的特征氧化数为 +2，也有不常碰到氧化数为 +1、+3 的化合物，本书不讨论。

1. 氧化铜和氢氧化铜

在硫酸铜溶液中加入强碱，就生成淡蓝色的、对热不稳定、微显两性的氢氧化铜沉淀。加热 $Cu(OH)_2$ 溶液至 353K，脱水变为黑褐色的 CuO。CuO 加热时易被氢气、C、CO、NH_3 等还原为铜，只有超过 1273K 时，才会发生明显的分解作用。

$$Cu(OH)_2 = CuO + H_2O$$

$$3CuO + 2NH_3 = 3Cu + 3H_2O + N_2\uparrow$$

$$4CuO = 2Cu_2O + O_2\uparrow$$

$$Cu(OH)_2 + H_2SO_4 = CuSO_4 + 2H_2O$$

$$Cu(OH)_2 + 2NaOH = Na_2[Cu(OH)_4]$$

2. 硫酸铜

无水硫酸铜为白色粉末，不溶于乙醇和乙醚，吸水性很强，吸水显出特征蓝色的性质来检验乙醇、乙醚等有机溶剂中的微量水分。也可以用无水硫酸铜从这些有机物中除去水分（作干燥剂）。向硫酸铜溶液中加入少量氨水，得到的不是氢氧化铜，而是浅蓝色的碱式硫酸铜沉淀。五水硫酸铜为胆矾或蓝矾，热浓硫酸（或有氧气时用稀热硫酸）与铜屑反应而制得：

$$2CuSO_4 + 2NH_3\cdot H_2O = (NH_4)_2SO_4 + Cu_2(OH)_2SO_4$$

$$Cu + 2H_2SO_4(浓) = CuSO_4 + SO_2 + 2H_2\uparrow$$

3. 硫化铜

向硫酸铜溶液通入 H_2S 即有黑色硫化铜沉淀析出；CuS 不溶于水和稀酸，溶于热的稀 HNO_3 中；CuS 也溶于 KCN 溶液中：

$$Cu^{2+} + S^{2-} = CuS\downarrow$$

$$3CuS + 8HNO_3 = 3Cu(NO_3)_2 + 2NO\uparrow + 3S + 4H_2O$$

$$2CuS + 10CN^- = 2[Cu(CN)_4]^{3-} + (CN)_2 + 2S^{2-}$$

4. 配合物

Cu^{2+} 的外层电子构型为 $3s^23p^63d^9$，易形成配位数为 2、4、6 的配离子。Cu^{2+} 在过量的水中时，形成蓝色的 $[Cu(H_2O)_6]^{2+}$，然后加入氨水，容易生成深蓝色的 $[Cu(NH_3)_4(H_2O)_2]^{2+}$。$[Cu(NH_3)_6]^{2+}$ 仅能在液氨中制得。在固体水合盐中一般配位数为 4。Cu^{2+} 在浓碱溶液中形成 $[Cu(OH)_4]^{2+}$，可被葡萄糖还原为血红色的沉淀，用于检验糖尿病。室温时，在铜盐溶液中加入 CN^-，得到不稳定的、棕黄色氰化铜沉淀。此物分解生成白色 CuCN 并放出氰气。

$$2[Cu(OH)_4]^{2+}+C_6H_{12}O_6 = Cu_2O\downarrow+C_6H_{11}O_7^-+3OH^-+3H_2O$$

$$2Cu^{2+}+4CN^- = 2CuCN+(CN)_2\uparrow$$

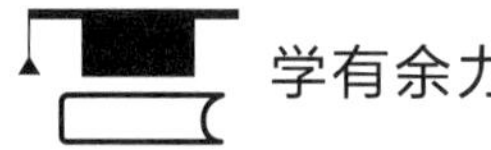

学有余力

银的化合物性质

+1 价银盐只有 $AgNO_3$、AgF、$AgClO_4$ 等少数溶于水。Ag^+ 易形成配合物，把难溶银盐转化为配合物是溶解难溶银盐的重要方法。

$AgNO_3$ 见光分解，微量的有机物促进光解，故硝酸盐应保存在棕色瓶中。一些中强还原剂也能还原硝酸盐；也能与一些有机物发生氧化还原反应，如皮肤或布与 $AgNO_3$ 接触会变黑。10%的 $AgNO_3$ 溶液用作消毒剂和腐蚀剂。

$$2AgNO_3+H_3PO_3+H_2O = H_3PO_4+2Ag+2HNO_3$$

AgX（X=Cl、Br、I）颜色渐深，不溶于水和稀硝酸。银配合物的稳定性：$[Ag(CN)_2]^- > [Ag(S_2O_3)_2]^{3-} \geqslant AgI > [Ag(NH_3)_2]^+ \geqslant AgBr > AgCl$。AgX 在相应的酸中形成 $[AgX_2]^-$，而增大溶解。

三、锌族元素的主要化合物

锌和镉氧化数一般为+2，汞有+1 和+2 两种氧化数的化合物。

1. 氧化物和氢氧化物

它们的氧化物都几乎不溶于水，常被用作颜料，如 ZnO 用作白色颜料。因 ZnO 有收敛性和杀菌力，在医药上常调制成软膏应用。ZnO 和 CdO 较稳定，加热升华而不分解。HgO 加热到 573K 时分解为汞与氧，故 HgS 在空气中焙烧时，不得到 HgO 而得到汞和二氧化硫。

$$2HgO = 2Hg+O_2\uparrow$$

锌盐和镉盐溶液中加入适量强碱，得到它们的氢氧化物；汞盐溶液与碱反应，析出的不是 $Hg(OH)_2$ 而是黄色的 HgO。氢氧化锌显两性，溶于强酸成锌盐，溶于强碱成为四羟基合物，有的称为锌酸盐。$Cd(OH)_2$ 的酸性特别弱，不易溶解在强碱中。氢氧化锌和氢氧化镉还可溶于氨水中生成氨配离子。$Zn(OH)_2$ 和 $Cd(OH)_2$ 加热时都容易脱水变为 ZnO 和 CdO。

$$ZnCl_2+2NaOH = Zn(OH)_2+2NaCl$$

$$Hg^{2+}+2OH^- = HgO+H_2O$$

$$Zn(OH)_2+2H^+ = Zn^{2+}+2H_2O$$

$$Zn(OH)_2+2OH^- = Zn(OH)_4^{2-}$$

$$Cd(OH)_2+4NH_3 = [Cd(NH_3)_4]^{2+}+2OH^-$$

锌、镉、汞的氧化物和氢氧化物的共价性依 Zn、Cd、Hg 的顺序而增强。

2. 氯化物

（1）氯化锌　用锌、氧化锌或碳酸锌与盐酸反应，浓缩冷却，析出 $ZnCl_2 \cdot H_2O$ 晶体。若将氯化锌溶液蒸干，由于氯化锌水解只能得到碱式氯化锌。氯化锌的浓溶液由于生成羟基二氯配锌酸具有的酸性，能溶解金属氧化物，故焊接金属时用氯化锌消除金属表面上的氧化物。

$$ZnCl_2+H_2O = Zn(OH)Cl+HCl$$

$$ZnCl_2+H_2O \xlongequal{} H[ZnCl_2(OH)]$$

$$Fe(OH)_2+H[ZnCl_2(OH)] \xlongequal{} Fe[ZnCl_2(OH)]_2+H_2O$$

（2）氯化汞（$HgCl_2$）和氯化亚汞（Hg_2Cl_2） 升汞（$HgCl_2$）为白色针状晶体，微溶于水、有剧毒，内服 0.2～0.4g 可致死，医院用 $HgCl_2$ 的稀溶液作手术刀剪等的消毒剂。+1 价的化合物叫亚汞化合物。亚汞盐多数是无色、微溶于水的，只有极少数盐如硝酸亚汞是易溶的。亚汞离子一般不易形成配离子。在硝酸亚汞溶液中加入盐酸，就生成氯化亚汞沉淀。Hg_2Cl_2 是无毒、味略甜、不溶于水的白色粉末，用作甘汞电极，医药上作轻泻剂。光照时易分解成汞和氯化汞，故把氯化亚汞贮存在棕色瓶中。

$$Hg_2(NO_3)_2+2HCl \xlongequal{} Hg_2Cl_2\downarrow+2HNO_3$$

$$Hg_2Cl_2 \xlongequal{} HgCl_2+Hg$$

拓展阅读 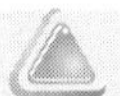

锌族元素的生理作用：益与害

（1）锌的生理作用 ①锌是很多酶的组成成分和激活剂。如锌与胰岛素的产生、分泌、贮存、活性有密切的关系。②促进生长：如锌能维持皮肤正常生长。③促进性功能发育。④促进伤口愈合：外科常采用氧化锌软膏，伤口便愈合得快些。⑤维持正常的暗视能力。⑥保持正常味觉和食欲。⑦提高免疫能力：缺锌可造成呼吸道反复感染。

（2）镉有剧毒 造成骨骼损害：在骨骼中镉取代骨中钙而使骨骼化，形成骨痛症；镉会取代锌酶的锌，使锌镉比降低，从而导致高血压等疾病。对生殖、免疫系统有毒副作用，并导致癌症发生，其中肾脏是镉慢性毒作用的主要靶器官，且治疗极为困难。

（3）汞有剧毒 口服、吸入或接触都能中毒。急性中毒出现呼吸道刺激症状，严重时可致化学性肺炎、死亡。慢性中毒最早是行为改变，继而出现神经系统功能、肝功能、肾功能受损。

四、铬的重要化合物

铬（$3d^54s^1$）的六个电子都能参与成键，故铬能生成多种氧化态的化合物，最常见的是 +3 价和 +6 价的化合物。铬同一氧化态在不同条件下存在形态不同；不同氧化态可以相互转化。

1. 铬（Ⅲ）的化合物

（1）三氧化二铬和氢氧化铬 Cr_2O_3 熔点高、微溶于水。Cr_2O_3 不但溶于酸而且溶于强碱形成亚铬酸盐。Cr_2O_3 用于炼铬、颜料——“铬绿”，也用作有机合成的催化剂。$Cr(OH)_3$ 是灰蓝色的胶状沉淀，由铬（Ⅲ）盐溶液与氨水或氢氧化钠溶液反应制得，具有两性。

$$Cr_2O_3+3H_2SO_4 \xlongequal{} Cr_2(SO_4)_3+3H_2O$$

$$Cr_2O_3+2NaOH \xlongequal{} 2NaCrO_2+H_2O$$

$$Cr_2(SO_4)_3+6NaOH \xlongequal{} 2Cr(OH)_3+3Na_2SO_4$$

$$Cr^{3+}(\text{紫色})+3OH^- \rightleftharpoons Cr(OH)_3(\text{灰蓝色}) \rightleftharpoons H_2O+HCrO_2(\text{绿色}) \rightleftharpoons H^+ +CrO_2^- +H_2O$$

（2）铬（Ⅲ）盐和亚铬酸盐 重要的铬（Ⅲ）盐是硫酸铬和铬矾。将 Cr_2O_3 溶于冷浓硫酸中，得到紫色的 $Cr_2(SO_4)_3\cdot 18H_2O$。此外还有绿色的 $Cr_2(SO_4)_3\cdot 6H_2O$ 和桃红色的无水 $Cr_2(SO_4)_3$。硫酸铬（Ⅲ）与碱金属的硫酸盐可以形成铬矾，如铬钾矾 $K_2SO_4\cdot Cr_2(SO_4)_3\cdot 18H_2O$。

亚铬酸盐在碱性溶液中有较强的还原性，可被过氧化氢或过氧化钠氧化，生成铬（Ⅵ）

酸盐。在酸性溶液中 Cr^{3+} 的还原性就很弱，只有高锰酸钾等强氧化剂才能将它氧化成 Cr(Ⅵ)。

$$2CrO_2^- + 3H_2O_2 + 2OH^- = 2CrO_4^{2-} + 4H_2O$$

$$2CrO_2^- + 3Na_2O_2 + 2H_2O = 2CrO_4^{2-} + 6Na^+ + 4OH^-$$

$$10Cr^{3+} + 6MnO_4^- + 11H_2O = 5Cr_2O_7^{2-} + 6Mn^{2+} + 22H^+$$

2. 铬（Ⅵ）的化合物

常见的铬（Ⅵ）的含氧酸盐是铬酸钾 K_2CrO_4 和铬酸钠 Na_2CrO_4、重铬酸钠 $Na_2Cr_2O_7$（俗称红矾钠）和重铬酸钾 $K_2Cr_2O_7$（俗称红矾钾）。其中以重铬酸钾和重铬酸钠最为重要。碱金属和铵的铬酸盐易溶于水，碱土金属铬酸盐的溶解度从镁到钡依次递减。

铬酸盐或重铬酸盐溶液存在着下列平衡，所以在酸性溶液中以 $Cr_2O_7^{2-}$ 形式存在，在碱性溶液中以 CrO_4^{2-} 形式为主。其溶液加入 Ba^{2+}、Pb^{2+} 或 Ag^+，生成浓度积较小的铬酸盐：

$$2CrO_4^{2-} + 2H^+ \rightleftharpoons Cr_2O_7^{2-} + H_2O$$

$$Cr_2O_7^{2-} + 2Ba^{2+} + H_2O = 2H^+ + 2BaCrO_4\text{（黄色）}\downarrow$$

$$Cr_2O_7^{2-} + 2Pb^{2+} + H_2O = 2H+ + 2PbCrO_4\text{（黄色）}\downarrow$$

$$Cr_2O_7^{2-} + 4Ag^+ + H_2O = 2H^+ + 2Ag_2CrO_4\text{（砖红色）}\downarrow$$

实验室常用 Ba^{2+}、Pb^{2+} 或 Ag^+ 来检验 CrO_4^{2-} 的存在。重铬酸盐在酸性溶液中是强化剂。如在冷溶液中 $K_2Cr_2O_7$ 可以氧化 H_2S、H_2SO_3 和 HI；在加热时可以氧化 HBr 和 HCl，而 $Cr_2O_7^{2-}$ 的还原产物都是 Cr^{3+} 的盐。在分析化学中常用 $K_2Cr_2O_7$ 来测定铁。

$$Cr_2O_7^{2-} + 6I^- + 14H^+ = 2Cr^{3+} + 3I_2 + 7H_2O$$

$$K_2Cr_2O_7 + 6FeSO_4 + 7H_2SO_4 = 3Fe_2(SO_4)_3 + Cr_2(SO_4)_3 + K_2SO_4 + 7H_2O$$

实验室中所用的洗液，它是重铬酸钾饱和溶液和浓硫酸的混合物，有强氧化性，来洗涤化学玻璃器皿。洗液经使用后，棕红色逐渐转生成暗绿色。

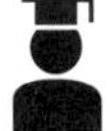
学有所成

向铬酸钾的水溶液通入 CO_2 时，会发生什么变化?

五、锰的化合物

1. 锰（Ⅱ）的化合物

锰（Ⅱ）的强酸盐如卤化锰、硝酸锰、硫酸锰等多数易溶于水，且硫酸锰是最稳定的。水溶液中 Mn^{2+} 以淡红色的 $[Mn(H_2O)_6]^{2+}$ 水合离子形式存在。从溶液中析出的锰（Ⅱ）盐是带有结晶水的粉红色晶体。如 $MnCl_2 \cdot 4H_2O$、$Mn(NO_3)_2 \cdot 6H_2O$ 和 $Mn(ClO_4)_2 \cdot 6H_2O$ 等。Mn^{2+} 在酸性介质中比较稳定，只有在高酸度的热溶液中与强氧化剂如过硫酸铵或二氧化铅等反应。

$$2Mn^{2+} + 5PbO_2 + 4H^+ = 2MnO_4^- + 5Pb^{2+} + 2H_2O$$

在碱性介质中，Mn^{2+} 易被氧化。例如，向锰（Ⅱ）盐溶液中加强碱，可得到白色的 $Mn(OH)_2$ 沉淀，它在碱性介质中不稳定，与空气接触即被氧化生成棕色的 $MnO(OH)_2$ 或 $MnO_2 \cdot H_2O$。

$$MnSO_4 + 2NaOH = Mn(OH)_2 + Na_2SO_4$$

$$2Mn(OH)_2 + O_2 = 2MnO(OH)_2$$

2. 锰（Ⅳ）的化合物

重要的锰（Ⅳ）化合物是二氧化锰 MnO_2，它是一种黑色粉末，不溶于水。二氧化锰在酸性介质中是一种强氧化剂，而本身转化成 Mn^{2+}。如 MnO_2 与盐酸反应可得到氯气：

$$MnO_2+4HCl \xlongequal{} MnCl_2+Cl_2\uparrow+2H_2O$$

MnO_2 在碱性介质中，有氧化剂存在时，还能被氧化而转化成锰（Ⅵ）的化合物。例如：

$$2MnO_2+4KOH+O_2 \xlongequal{} 2K_2MnO_4+2H_2O$$

$$3MnO_2+6KOH+KClO_3 \xlongequal{} 3K_2MnO_4+KCl+3H_2O$$

3. 锰（Ⅵ）和锰（Ⅶ）的化合物

（1）锰（Ⅵ）的化合物　锰酸盐是墨绿色晶体，只有在强碱性（pH＞14.4）溶液中（深绿色）才是稳定的。如果在酸性（通入 CO_2 即可）甚至近中性条件下，锰酸根易发生如下歧化反应：

$$3MnO_4^{2-}+4H^+ \xlongequal{} 2MnO_4^-+MnO_2+2H_2O$$

$$3K_2MnO_4+2H_2O \xlongequal{} 2KMnO_4+MnO_2\downarrow+4KOH$$

（2）消毒防腐药——高锰酸钾　它是深紫色晶体，加热到 473K 分解放出氧气，是实验室制备氧气的方法。$KMnO_4$ 水溶液呈紫红色，在酸性溶液中缓慢地分解，在中性或微碱性溶液中分解速率更慢。光会催化高锰酸盐分解，因此 $KMnO_4$ 溶液必须保存于棕色瓶中。

$$2KMnO_4 \xlongequal{} K_2MnO_4+MnO_2+O_2\uparrow$$

$$4MnO_4^-+4H^+ \xlongequal{} 4MnO_2+3O_2\uparrow+2H_2O$$

$KMnO_4$ 的还原产物因介质的酸碱性不同而有所不同。在酸性溶液中，MnO_4^- 是很强的氧化剂，它可以氧化 Fe^{2+}、I^-、Cl^- 等离子，还原产物为无色的 Mn^{2+}（浓液淡红色）；在微酸性、中性、微碱性溶液中与还原剂反应生成黑色的 MnO_2；在强碱性溶液中则被还原为锰酸盐。

$$MnO_4^-+5Fe^{2+}+8H^+ \xlongequal{} Mn^{2+}+5Fe^{3+}+4H_2O$$

$$2KMnO_4+3K_2SO_3+H_2O \xlongequal{} 2MnO_2+3K_2SO_4+2KOH$$

$$2KMnO_4+K_2SO_3+2KOH \xlongequal{} 2K_2MnO_4+K_2SO_4+H_2O$$

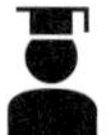

学有所成

请写出药典中两处关于 $KMnO_4$ 的反应方程式：

【鉴别】取本品的水溶液，加稀硫酸酸化，滴加过氧化氢溶液，紫红色即消退。

【含量测定】取本品溶解，作为供试品溶液置于滴定管中。……另取草酸滴定液加硫酸溶液。由滴定管中迅速加入供试品溶液约 23mL，加热至 65℃，继续滴定至溶液显粉红色，……

六、铁的化合物

1. 氧化物和氢氧化物

铁能形成+2 价和+3 价氧化态的氧化物，能溶于酸性溶液中，不溶于水或碱性溶液。铁除了的 FeO 和 Fe_2O_3（红氧化铁）外，还能形成 Fe_3O_4，又称磁性氧化铁、黑氧化铁。Fe_2O_3 和 Fe_3O_4 用作着色剂和包衣材料等。向铁（Ⅱ）盐溶液中加入碱，均能得到白色的 $Fe(OH)_2$，由于易被空气中的氧氧化，很快变成灰绿色，最后成为红棕色的氢氧化铁。碱作用于铁盐（Ⅲ）盐溶液，也析出氢氧化铁。$Fe(OH)_3$ 略有两性，但碱性强于酸性，只有新沉淀出来的 $Fe(OH)_3$ 能溶于强的浓碱溶液中。如热的浓氢氧化钾溶液可溶解 $Fe(OH)_3$ 而生成铁（Ⅱ）酸钾。

$$4Fe(OH)_2+O_2+2H_2O \xlongequal{} 4Fe(OH)_3$$

$$Fe(OH)_3 + KOH = KFeO_2 + 2H_2O$$

2. 铁的盐

(1) 抗贫血药——$FeSO_4 \cdot 7H_2O$（绿矾） 铁（Ⅱ）的硝酸盐、硫酸盐、氯化物和高氯酸盐等易溶于水，因水解显酸性；而碳酸盐、磷酸盐、硫化物等难溶于水，可溶性铁（Ⅱ）盐从溶液中析出时常带有结晶水。铁（Ⅱ）水合离子显一定的颜色，如六水合铁（Ⅱ）配离子为浅绿色。$FeSO_4$ 能与碱金属或铵的硫酸盐形成复盐。如硫酸亚铁铵$(NH_4)_2SO_4 \cdot FeSO_4 \cdot 6H_2O$，俗称摩尔盐。$FeSO_4$ 在空气中不稳定，易被氧化成黄褐色碱式硫酸铁：

$$4FeSO_4 + 2H_2O + O_2 = 4Fe(OH)SO_4$$

在溶液中，亚铁盐的氧化还原性随介质不同而异，在酸性介质中，Fe^{2+} 较稳定，而在碱性介质中立即被氧化。因此在保存 Fe^{2+} 溶溶时，应加入足够浓度的酸，必要时应加入几颗铁钉来阻止氧化。但是，在酸性溶液中，有强氧化剂如高锰酸钾、重铬酸钾、氯气等存在时，Fe^{2+} 也会被定量地氧化成 Fe^{3+}，这是 Fe^{2+} 含量测定的原理。

$$6FeSO_4 + K_2Cr_2O_7 + 7H_2SO_4 = 3Fe_2(SO_4)_3 + Cr_2(SO_4)_3 + K_2SO_4 + 7H_2O$$

拓展阅读 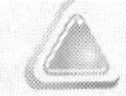

硫酸亚铁的药理作用

本品是治疗缺铁性贫血的特效药。在十二指肠及空肠的上段被吸收的铁剂，大部分在骨髓中参与血红蛋白的合成及在各种细胞中参与氧化和还原酶的合成，剩余的铁以铁蛋白及含铁血黄素的形式贮存在骨髓、肝、脾的单核-巨噬细胞中，部分存于肠黏膜细胞内随肠上皮的更新脱落而排出体外。此外，铁还参与体内的一些生物化学过程，包括线粒体的电子传递、儿茶酚胺代谢及 DNA 的合成。现已知多种酶需要铁，如细胞色素、过氧化酶等。

(2) Fe(Ⅲ) 的盐 Fe(Ⅲ) 盐的氧化性较弱，但在酸性溶液中，Fe^{3+} 可将硫化氢、碘化钾、氯化亚锡等氧化。Fe(Ⅲ) 盐比铁(Ⅱ) 盐易水解。当溶液的酸性较强时（$pH<0$），Fe^{3+} 主要以六水合铁离子形式存在，溶液颜色为淡紫色。如使 pH 提高到 2～3 时，水解明显，聚合倾向增大，溶液颜色为黄棕色，随着酸度的降低，溶液由黄棕色逐渐变为红棕色，最后析出红棕色的胶状沉淀。由于加酸可抑制水解，故配制铁（Ⅲ）盐溶液时，往往需要加入一定的酸。

铁（Ⅲ）盐中，棕黑色、易潮解、共价型的三氯化铁最重要，它可用铁屑与氯气直接作用而得；也可将铁溶于盐酸中，再往溶液中通入氯气，经浓缩得六水合氯化铁晶体。

3. 铁的配合物

铁能形成多种配合物，如氨配合物、氰配合物、硫氰配合物以及羰基配合物。

(1) 氨配合物 Fe^{2+} 的氨配合物不稳定。如$[Fe(NH_3)_6]Cl_2$ 遇水即按下式分解：

$$[Fe(NH_3)_6]Cl_2 + 6H_2O = Fe(OH)_2 \downarrow + 4(NH_3 \cdot H_2O) + 2NH_4Cl$$

因水合离子强烈水解，在 Fe^{3+} 溶液中加入氨时，得不到氨配合物，而是形成 $Fe(OH)_3$ 沉淀。

(2) 硫氰配合物 在 Fe^{3+} 的溶液中加入硫氰化钾或硫氰化铵，溶液即出现血红色：

$$Fe^{3+} + nSCN^- = [Fe(SCN)_n]^{3-n}$$

$n=1\sim6$，随 SCN^- 的浓度而异。这一反应非常灵敏，常用以检出 Fe^{3+} 和比色测定 Fe^{3+}。反应须在酸性环境中进行，因为溶液酸度小时，Fe^{3+} 发生水解生成氢氧化铁，破坏了硫氰配合物而得不到血红色溶液。这个配合物能溶于乙醚、异戊醇。当 Fe^{3+} 浓度很低时，就可用乙醚或异戊醇进行萃取，可得到较好的效果。

（3）氰配合物 Fe^{3+}、Fe^{2+}都能与CN^-形成配合物。使亚铁盐与KCN溶液作用得$Fe(CN)_2$沉淀，KCN过量时沉淀溶解。从溶液中析出来的黄色晶体是$K_4[Fe(CN)_6]\cdot 3H_2O$，俗称黄血盐。在黄血盐溶液中通入氯气（或用其他氧化剂），把Fe^{2+}氧化成Fe^{3+}，就得到六氰合铁（Ⅲ）酸钾（或铁氰化钾）$K_3[Fe(CN)_6]$，它的晶体为深红色，俗称赤血盐（毒性比黄血盐大）。

$$FeSO_4+2KCN = Fe(CN)_2+K_2SO_4$$
$$Fe(CN)_2+4KCN = K_4[Fe(CN)_6]$$
$$2K_4[Fe(CN)_6]+Cl_2 = 2K_3[Fe(CN)_6]+2KCl$$

（4）滕氏蓝与普鲁士蓝 向Fe^{2+}溶液中加入铁氰化钾试液，生成深蓝色沉淀（滕氏蓝）。该沉淀不溶于稀盐酸，但氢氧化钠试液能使其分解，氧化成棕色沉淀。向Fe^{3+}溶液中滴加亚铁氰化钾试液，即生成深蓝色（普鲁士蓝）沉淀，沉淀在稀盐酸中不溶，但加氢氧化钠试液，即生成棕色沉淀。这是药典中分别鉴别两种离子的方法之一。

$$3Fe^{2+}+2[Fe(CN)_6]^{3-} = Fe_3[Fe(CN)_6]_2\downarrow\text{（滕氏蓝）}$$
$$4Fe_3[Fe(CN)_6]_2+24NaOH+3O_2+6H_2O = 12Fe(OH)_3\downarrow+8Na_3[Fe(CN)_6]$$
$$4Fe^{3+}+3[Fe(CN)_6]^{4-} = Fe_4[Fe(CN)_6]_3\downarrow\text{（普鲁士蓝）}$$
$$Fe_4[Fe(CN)_6]_3+12NaOH = 3Na_4[Fe(CN)_6]+4Fe(OH)_3\downarrow$$

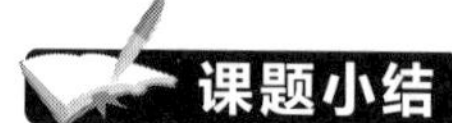

1. 熟悉了s区元素的典型金属性质，即易失去1～2个电子，形成+1～+2价的阳离子。其化合物多为离子型，并且会呈现焰色反应。它们的水溶液大多是强碱。

2. 熟悉了p区非金属元素的性质。卤素是最活泼的非金属元素，氢化物的水溶液显酸性，含氧酸都是氧化剂，稳定性差。氧族元素重要的化合物有双氧水和浓硫酸，都有很强的氧化性，硫化氢、二氧化硫、亚硫酸钠和硫代硫酸钠都有较强的还原性。

3. 熟悉d区第一过渡系元素的通性。三价铬的氧化物及其水溶液具有两性；六价铬在酸性溶液中有强氧化性。二价锰有弱的还原性，二氧化锰在酸性溶液中有强氧化性，高锰酸钾因溶液的酸碱性不同还原产物各异。氢氧化亚铁在空气中会被氧化，铁会与不同配体作用形成多种形式的配合物。铜的化合物重要的有氯化铜和硫酸铜。锌可与多种配体形成配合物。

知识训练

一、填空题

1. 下列碳酸盐中，对热最不稳定的是（　　）。

A. $CaCO_3$　　B. $ZnCO_3$　　C. Na_2CO_3　　D. $(NH_4)_2CO_3$

2. 关于过氧化氢，下列叙述正确的是（　　）。

A. 是一种碱　　B. 是一种酸

C. 是一种氧化剂　　D. 既是氧化剂，又是还原剂

3. 下列反应不可能按下式进行的是（　　）。

A. $2NaNO_3+H_2SO_4$(浓)$=Na_2SO_4+2HNO_3$

B. $2NaI+H_2SO_4$(浓)$=Na_2SO_4+2HI$

C. $CaF_2+H_2SO_4$(浓)$=CaSO_4+2HF$

D. $2NH_3+H_2SO_4=(NH_4)_2SO_4$

4. 硝酸盐热分解可以得到单质的是（　　）。

A. $AgNO_3$　　B. $Pb(NO_3)_2$　　C. $Zn(NO_3)_2$　　D. $NaNO_3$

5. 要配制标准的 Fe^{2+} 溶液，最好的方法是将（　　）。

A. 硫酸亚铁铵溶于水　　B. $FeCl_2$ 溶于水

C. 铁钉溶于稀酸　　D. $FeCl_3$ 溶液与铁屑反应

6. 下列化合物为过氧化物的有（　　）。

A. KO_2　　B. Na_2O_2　　C. BaO_2　　D. TiO_2

7. 过渡金属和许多非金属的共同点是（　　）。

A. 有高的电负性　　B. 许多化合物有颜色

C. 多种氧化态　　D. 许多顺磁性化合物

二、判断题

1. BF_3 属于缺电子化合物。（　　）
2. H_2O_2 分子是非极性直线形分子。（　　）
3. P_4O_{10} 可用作高效脱水剂及干燥剂。（　　）
4. 与碱土金属相比，碱金属表现出较大的硬度、较高的熔点。（　　）
5. 在氢卤酸中，因氟的非金属性强，所以氢氟酸酸性最强。（　　）

三、配伍题

将以下化学式与俗称对应。

A. $CaSO_4 \cdot 2H_2O$　　B. $CaCO_3$　　C. $BaSO_4$　　D. NaOH

E. $Na_2SO_4 \cdot 10H_2O$　　F. Na_2CO_3

1. 生石膏　　（　　）
2. 重晶石　　（　　）
3. 方解石　　（　　）
4. 芒硝　　（　　）
5. 纯碱　　（　　）
6. 烧碱　　（　　）

四、简答题

1. 试根据碱金属和碱土金属得电子层构型说明它们化学活泼性的递变规律。

2. 写出氢氧化钠和氢氧化钙的主要化学性质和用途。

3. 比较氧族元素和卤族元素氢化物在酸性、还原性、热稳定性方面的递变性规律。

4. 比较硫和氯的含氧酸在酸性、氧化性、热稳定性等方面的递变规律。

5. 解释现象：(1) 在 Fe^{3+} 的溶液中加入 KSCN 溶液时出现了血红色，但加入少许铁粉后，血红色立即消失。(2) 为什么不能在水溶液中由 Fe^{3+} 盐和 KI 制得 FeI_3？

6. 根据实验现象写出相应的化学反应方程式。(1) 往 $Cr_2(SO_4)_3$ 溶液中滴加 NaOH 溶液，先析出葱绿色絮状沉淀，后又溶解，此时加入溴水，溶液就由绿色变为黄色。用 H_2O_2 代替溴水，也得到同样结果。(2) 当黄色 $BaCrO_4$ 沉淀溶解在浓 HCl 溶液中时得到一种绿色溶液。(3) 在酸性介质中，用锌还原 $Cr_2O_7^{2-}$ 时，溶液颜色由橙色经绿色而变成蓝色。放置时又变回绿色。(4) 把 H_2S 通入已用 H_2SO_4 酸化的 $K_2Cr_2O_7$ 溶液中时，溶液颜色由橙变绿，同时析出乳白色沉淀。

7. 三瓶白色固体失去标签，它们分别是 KClO、$KClO_3$ 和 $KClO_4$，用什么方法加以鉴别？

8. 试述氯的各种氧化态含氧酸的存在形式。并说明酸性、热稳定性和氧化性的递变规律。

9. 解释实验事实：焊接铁皮时，常先用浓 $ZnCl_2$ 溶液处理铁皮表面。

模块三　化学反应原理及运用

课题五　药物在人体内外的反应原理

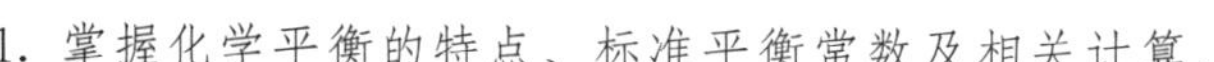

学习目标

1. 掌握化学平衡的特点、标准平衡常数及相关计算。
2. 熟悉化学反应速率的表示方法及相关计算。
3. 了解浓度、温度、压强和催化剂等外界条件对化学反应速率和化学平衡的影响及应用。

第一节　与药物效期相关的化学反应速率理论

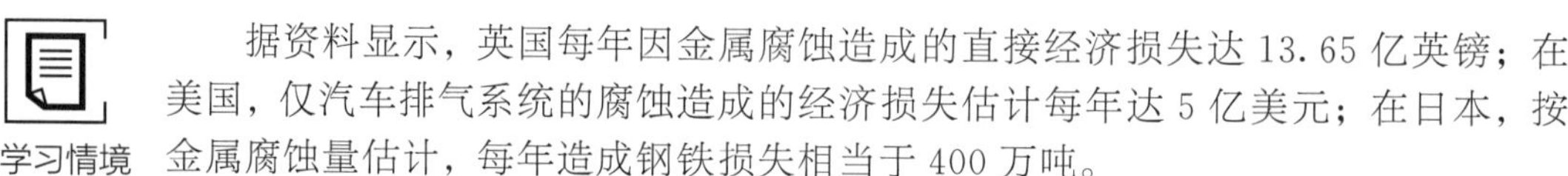

学习情境

据资料显示，英国每年因金属腐蚀造成的直接经济损失达 13.65 亿英镑；在美国，仅汽车排气系统的腐蚀造成的经济损失估计每年达 5 亿美元；在日本，按金属腐蚀量估计，每年造成钢铁损失相当于 400 万吨。

1. 这些金属腐蚀与化学反应速率有什么关系?
2. 化学反应速率受哪些因素的影响?

化学反应进行的快慢程度往往不同，有的可以瞬间完成，如酸碱中和反应、火药爆炸等等；有的则要很长时间，如煤和石油的形成要经过亿万年。为了定量地描述化学反应进行的快慢程度，所以引入化学反应速率的概念。

一、化学反应速率的概念和表示方法

在化学反应过程中反应物和生成物的物质的量总是随反应的进行而不断变化，反应物逐渐减少，生成物不断增加。在等容条件下，用单位时间内反应物浓度的减少或生成物浓度的增加来表示化学反应速率。符号 ν 来表示，计算式如下：

$$\nu=\left|\frac{\text{某反映物或生成物浓度变化值}}{\text{变化所需时间}}\right|=\left|\frac{\Delta c}{\Delta t}\right|$$

上式中浓度常用物质的量浓度（$mol \cdot L^{-1}$）表示，时间单位视反应中反应快慢用秒(s)、分（min)、时（h）表示，所以速率单位可用 $mol \cdot L^{-1} \cdot s^{-1}$、$mol \cdot L^{-1} \cdot min^{-1}$ 或 $mol \cdot L^{-1} \cdot h^{-1}$ 等。

例如，在某条件下，合成氨反应：

	$N_2(g)+3H_2(g)$	$\!=\!=\!=$	$2NH_3(g)$
初始浓度（c_0 单位：$mol \cdot L^{-1}$）	4.0	6.0	0
4s末浓度（c 单位：$mol \cdot L^{-1}$）	3.6	4.8	0.8
浓度变化值（Δc 单位：$mol \cdot L^{-1}$）	−0.4	−1.2	0.8

选定不同的物质计算该反应的反应速率，分别为：

$$\nu_{N_2}=\left|\frac{\Delta c(N_2)}{\Delta t}\right|=\left|\frac{3.6-4.0}{4}\right|=0.1mol \cdot L^{-1} \cdot s^{-1}$$

$$\nu_{H_2}=\left|\frac{\Delta c(H_2)}{\Delta t}\right|=\left|\frac{4.8-6.0}{4}\right|=0.3mol \cdot L^{-1} \cdot s^{-1}$$

$$\nu_{NH_3}=\left|\frac{\Delta c(NH_3)}{\Delta t}\right|=\left|\frac{0.8-0}{4}\right|=0.2mol \cdot L^{-1} \cdot s^{-1}$$

各反应物速率关系：$\nu_{H_2} : \nu_{N_2} : \nu_{NH_3}=1:3:2$

上述计算说明，化学反应速率均为正值，对于同一反应可用不同物质在单位时间内的浓度变化来表示反应速率，得到的速率值可能是不同的，但各值之比等于反应方程式中相应物质化学计量系数比。在表示某一反应的速率时，一定要指明是何种物质的速率。

实际上，绝大多数化学反应都是不等速进行的，反应速率随时间而改变，因此反应速率有平均速率和瞬时速率之分，平均反应速率是指在某一时间（Δt）的平均速率。时间间隔越短，即 Δt 越小，反应的平均速率就越接近瞬时速率。瞬时速率是 Δt 趋近于零时平均速率的极限，瞬时速率确切地表示了化学反应在某一时刻的真实速率。

二、化学反应的活化能

1. 基元反应

化学方程式绝大多数并不代表反应的具体途径，表示的只是参与反应的反应物和反应后的最终产物以及反应前后它们之间的化学计量关系。大量实验证明，大多数化学方程式所表示的化学反应，其实际过程都是很复杂的。

由反应物分子（离子、原子或自由基等）直接碰撞一步完成的反应，称为基元反应。如：

$$C(s)+O_2(g)=\!=\!=CO_2(g)$$

$$NO_2(g)+CO(g)=\!=\!=NO(g)+CO_2(g)$$

由反应物经过两步或两步以上完成的化学反应称为非基元反应，又称复杂反应。基元反应是非基元反应的各基本步骤。对于一个可逆反应，若正反应是基元反应，其逆反应也是基元反应。如反应：H_2（g）$+I_2$（g）$=\!=\!=2HI$（g），此反应并不是一步完成的，而是通过两个步骤：

$$I_2(g)=\!=\!=2I(g) \qquad （快）$$

$$H_2(g)+2I(g)=\!=\!=2HI(g) \qquad （慢）$$

非基元反应所经历的几个反应步骤，它们反应的快慢是不同的，而整个化学反应的反应速率是由最慢的那个反应步骤决定的。

2. 化学反应的活化能

（1）反应速率的碰撞理论　化学反应的实质是反应物分子旧化学键断裂，形成生成物分子中新的化学键，必须有足够能量才可以反应，并伴随电子的转移或重新分配，这只有通过相关原子的接触才可能实现。1918 年路易斯（Lewis）以气体分子运动论为基础提出碰撞理论。

碰撞理论认为，化学反应产生的先决条件是分子间必须相互碰撞，否则反应就无法发生。但实际上并不是反应物分子间的每次碰撞都能发生化学反应。据测定，标准状态下分子相互碰撞频率的数量级高达 10^{32} 次 · L^{-1} · s^{-1}，如果每一次碰撞都能发生化学反应，那么所有的气态反应物之间的反应都会爆炸性地发生，但实际上大多数碰撞并不能引起反应，只有极少数碰撞是有效的，有效碰撞是指那些能够发生化学反应的碰撞。因此，提出了有效碰撞理论，有效碰撞理论认为必须满足下列条件才可以发生反应：①首要条件是反应物分子间必须相互碰撞。②碰撞分子要有足够高的能量，碰撞才能发生反应。③分子碰撞发生反应时，要求这些分子有适当的取向。

（2）活化能　活化分子是指能够发生有效碰撞的分子，并有比一般分子更高的能量。活化分子百分数越大，则有效碰撞次数越多，反应速率就越快。一定条件下，系统中反应物分子具有一定的平均能量（E），而活化分子的最低能量（E^*）高于反应物分子的平均能量（$\bar{E}$），活化分子的最低能量与反应物分子的平均能量的差值称为活化能，记为 E_a。即：$E_a=E^*-\bar{E}$。

不同物质有不同的组成、结构和键能，因此进行化学反应的活化能也不同。一定温度下，化学反应的活化能越小，活化分子百分数越大，反应速率越快；反之，化学反应速率越慢。由此，反应活化能是决定化学反应速率的重要因素，每个化学反应都有其特定的活化能。一般化学反应的活化能在 60～250kJ · mol^{-1} 之间，活化能小于 42kJ · mol^{-1} 的反应，反应速率很大，可瞬间完成；活化能大于 420kJ · mol^{-1} 的反应，反应速率很小，很难反应。

除能量以外，碰撞的方位也会影响化学反应速率，只有活化分子按一定方向进行碰撞才能发生反应。即使反应物分子的能量够了，活化分子之间的碰撞取向不对，碰到不能起反应的部位上，仍是无效碰撞。

（3）反应速率的过渡态理论　随着对物质结构认识的深入，提出了化学反应速率的过渡态理论。该理论认为，化学反应不是通过反应物分子间的简单碰撞就生成产物，而是反应物要经历一个中间过渡状态，就是先生成活化配合物，然后进一步转化为产物。例如反应物 A 和 B—C 反应过程可以表示为：

$$\underset{\text{反应物（始态）}}{A+B—C} \longrightarrow \underset{\text{活化配合物（过渡态）}}{[A\cdots B\cdots C]} \longrightarrow \underset{\text{产物（终态）}}{A—B+C}$$

过渡状态理论也称活化配合物理论。从反应物 A+B—C 到产物 A—B+C 要经过一个活化配合物［A…B…C］，活化配合物的势能高于反应物和产物的势能，从而形成一个能量峰。这是一个由反应物转变为生成物必须克服的能量障碍，也是反应进行必须要越过的能量峰，而实际上活化能是活化配合物的最低能量与反应物的能量之差（如图 5-1 所示，图中 ΔH 表示在恒温恒压的条件下，化学反应过程中吸收或放出的热量，单位 kJ · mol^{-1}）。反应中反应进行时需要克服的能量阻碍越大，要越过的能量峰越高，说明反应的活化能越大，反应物分子越难形成活化配合物，反应进行的速率越慢；反之，反应进行时要越过的能量峰越低，说明活化能越小，反应物分子越容易形成活化配合物，反应进行的速率就越快。

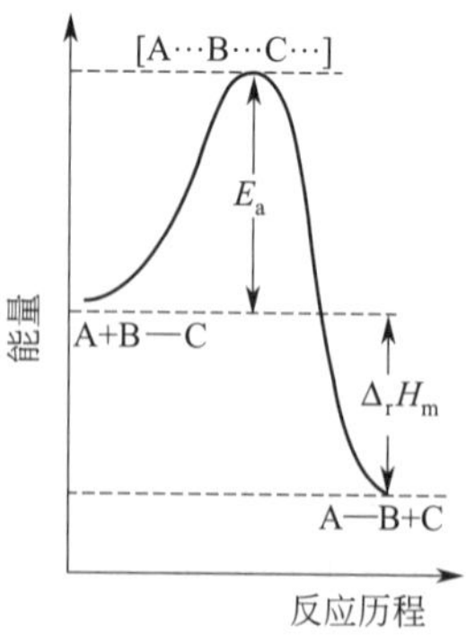

图 5-1　过渡态和活化能

过渡态理论从微观结构的角度，对化学反应速率进行了解释，比碰撞理论又前进了一步。

对于可逆的基元反应，根据过渡态理论，化学反应的热效应与正反应和逆反应的活化能存在下面关系：$\Delta H = E_{a,正} - E_{a,逆}$。当 $E_{a,正} > E_{a,逆}$ 时，$\Delta H > 0$，反应为吸热反应；当 $E_{a,正} < E_{a,逆}$ 时，$\Delta H < 0$，反应为放热反应（见图 5-2）。若正反应为吸热（或放热）反应，则逆反应必定为放热（或吸热）反应。

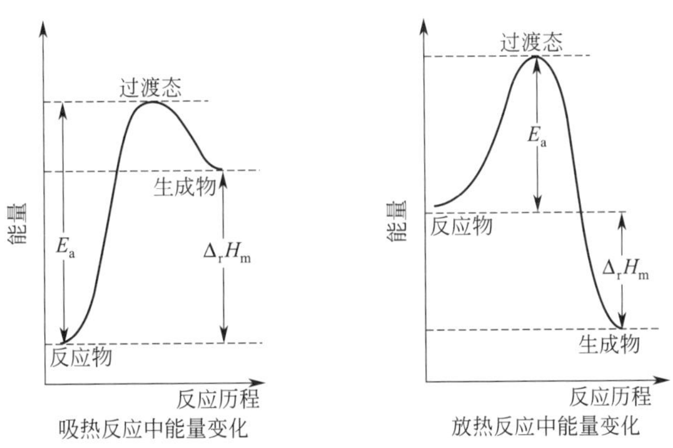

图 5-2 吸热反应和放热反应能量变化过程

三、影响化学反应速率的因素

化学反应速率受内因和外因的影响，决定性因素是内因，也就是反应物的组成和结构。但在不同的外部条件下，化学反应速率也有着明显的差别，常见的外界因素主要有浓度、压强、温度、催化剂等。例如：硫在空气中可以缓慢燃烧，产生淡蓝色火焰，但在纯氧中则迅速燃烧，并发出明亮的蓝紫色火焰；胃酸在缓和的条件下可以迅速分解许多实验室难以分解的物质。实际生活中通过掌握这些因素对化学反应速率的影响规律，就可以采取适当的措施，从而控制反应速率，加速对人类生活和生产有利的反应，减慢一些不利的反应。

（1）浓度对化学反应速率的影响 只增大反应物浓度一个条件时，化学反应速率增大。

根据碰撞理论，在恒定的温度下，对于任何化学反应，反应物分子中活化分子的百分数是一恒定值。反应物活化分子浓度和活化分子百分数成正比。即：

$$反应物活化分子浓度=反应物浓度\times活化分子百分数$$

所以改变反应物浓度，也就是改变反应物的活化分子的浓度，从而改变单位时间内反应分子的有效碰撞次数。增大反应物浓度也就增大了活化分子的浓度，增大分子的有效碰撞次数，反应速率增大；减小反应物浓度则反之，反应速率减小。

在大量实验数据的基础上，科学家总结了反应物浓度与反应速率之间的定量关系，提出了质量作用定律。其内容是：在一定温度下，基元反应的速率与各反应物浓度的幂次方成正比，各反应物浓度的幂指数分别等于基元反应方程式中各反应物分子式的化学计量数。

例如，基元反应的化学反应方程式为：$a\mathrm{A}+b\mathrm{B}=\!=\!=d\mathrm{D}+e\mathrm{E}$

用 c_A 和 c_B 来表示反应物浓度，则其与反应速率的定量关系用质量作用定律表示为：

$$v=kc_\mathrm{A}^a c_\mathrm{B}^b$$

上式称为化学反应速率方程，k 为速率常数。k 反映了反应速率的快慢，是特征常数，其数值大小与反应物本性有关，但受反应温度和催化剂的影响，因此，同一个化学反应，在不同温度和催化剂下条件下有不同的值。在使用质量作用定律关系式时，还要注意：

① 在质量作用定律关系式中，只包括气体反应物或溶液中的溶质，不包括纯固态和纯液

态的反应物，因为纯固态和纯液态物质的浓度可视为常数。如：$C(s)+O_2(g)$═══$CO_2(g)$。

速率方程为： $v=kc(O_2)$。

② 质量作用定律只适用于基元反应。实际上大部分化学反应为非基元反应，其质量作用定律关系式必须依据实验来确定，不能按反应方程式中各反应物计量数直接书写速率方程。如：$2NO+2H_2$ ═══ N_2+2H_2O。

通过实验测得质量作用定律关系式为：$v=kc^2(NO)c(H_2)$，而不是 $v=kc^2(NO)c^2(H_2)$。

③ k 的单位随反应不同而不同，一般可以不用写出。如果是气体参加的反应，等压反应过程中，各组分气体的分压与浓度成正比，因此，质量作用定律关系式中的浓度也可以用分压表示。如：$v=kp_A^a p_B^b$。

(2) 压强对化学反应速率的影响 压强只对有气体参加的化学反应的速率有影响。因为在一定温度下，根据理想气体方程 $pV=nRT$，压强的改变会影响气体的体积变化，从而影响浓度的变化。因为压强对化学反应速率的影响本质上与浓度对化学反应速率的影响是相同的。

具体来说，当温度一定时，气体的体积与所受的压力成反比，如果气体所受压力增大一定倍数，则气体的体积缩小一定倍数，根据理想气体状态方程，气体的浓度增大一定倍数；如果气体所受压力缩小一定倍数，则气体的体积增大一定倍数，根据理想气体状态方程，气体的浓度缩小一定倍数。因此，改变压强，相当于改变反应气体浓度，增大压强，反应速率增大；减小压强，反应速率减小。但如果在反应过程中改变压强并没有改变反应气体的体积，即没有改变反应气体的浓度，则反应速率不改变。如在某刚性容器中，加入惰性气体从而增加系统的压强，但反应气体的浓度不变，所以速率不改变。

由于压强对固态和液态反应物的影响很小，浓度几乎不发生改变，所以可以认为压强不影响固态或者液态的反应物的反应速率。解释浓度对化学反应速率的影响时要注意以下几点：

① 增加反应物浓度并不改变反应活化分子的百分数；

② 反应速率与反应物浓度的定量关系一般不能简单地从反应的计量方程式中获得，它与反应机理有关。反应速率与浓度的关系可以由速率方程表示，而速率方程则由实验来确定。对基元反应，反应速率与浓度的关系可以由质量作用定律来表示。

(3) 温度对化学反应速率的影响 在生活中，炎热的夏季把食物放在室温下容易腐败变质，而把食物放入冰箱就不容易腐烂变质；在实验室中双氧水生成氧气的反应不明显，但如果加热，双氧水就会放出大量气泡，剧烈反应生成氧气。温度对化学反应速率的影响很显著。通过大量实验，荷兰科学家范特霍夫（van't Hoff）总结出一条经验规律，当其他条件不变时，一般反应速率随温度升高而加快，而且温度每升高 10℃，反应速率增加 2～4 倍。因此，在实际生活中，人们经常通过调节温度来有效地控制化学反应速率。

温度升高之所以加快反应速率，一方面主要是由于温度升高加快了反应物分子间的碰撞频率，使得单位时间内有效碰撞次数明显增加，从而使反应速率加快；另一方面更主要的本质原因是温度升高反应物分子的能量普遍增加，使活化分子百分数提高，使单位时间内反应物分子间的有效碰撞次数明显地增加，从而导致反应速率成倍增大。

根据质量作用定律中温度对反应速率的影响，主要体现在速率常数 k 值的变化上。阿伦尼乌斯（Arrhenius）根据实验，论证了温度与反应速率之间的定量关系，提出了经验公式：

$$k=Ae^{-\frac{E_a}{RT}}$$

式中，k 为速率常数；A 是与反应有关的特性常数，称“指数前因子或频率因子”；e 为自然对数（e＝2.718）；E_a 为活化能，$J\cdot mol^{-1}$；R 为通用气体常数，$R=8.314J\cdot K^{-1}\cdot$

mol^{-1}；T 为热力学温度。此中又称为阿伦尼乌斯公式，从中可以清楚地看出，温度为指数，所以极小的温度变化都会导致速率常数 k 值发生很大改变。一般温度越高，k 越大，反应速率越快。

活化能也能根据实验数据用阿伦尼乌斯公式求得，对阿伦尼乌斯公式两边取自然对数：

$$\ln k = \ln A - \frac{E_a}{R}\left(\frac{1}{T}\right)$$

对给定的反应，E_a 为定值，当温度变化不大时，E_a 和 A 不随温度变化，设反应温度为 T_1 时，速率常数为 k_1；温度为 T_2 时，速率常数为 k_2，根据阿伦尼乌斯公式得：

$$\ln k_1 = \ln A - \frac{E_a}{R}\left(\frac{1}{T_1}\right)$$

$$\ln k_2 = \ln A - \frac{E_a}{R}\left(\frac{1}{T_2}\right)$$

两式相减可得：

$$\lg \frac{k_2}{k_1} = -\frac{E_a}{2.303R}\left(\frac{1}{T_2} - \frac{1}{T_1}\right)$$

k 与活化能有关，若已知某反应的活化能 E_a 及 T_1 时 k_1 的值，便可根据公式计算出该反应在 T_2 时刻的 k_2；已知 T_1 和 T_2 时的 k_1 和 k_2 也可以计算出该反应的活化能。这也证明了温度对化学平衡的影响。不过要注意：①改变反应温度，改变了反应中活化分子的百分数，但并没有改变反应的活化能。②无论是吸热反应还是放热反应，升高反应温度，都会使反应速率加快，只不过是吸热反应速率加快的程度大于放热反应而已。

(4) 催化剂对化学反应速率的影响　能改变化学反应速率，而在变化过程中自身的化学组成、性质和质量在反应前后都不发生变化的物质叫作催化剂。能加快反应速率的称为正催化剂；能减慢反应速率的称为负催化剂，又称为阻化剂。如：用二氧化硫制硫酸时，用五氧化二钒作催化剂，可使二氧化硫转化为三氧化硫的反应速率增大一亿多倍；又如，加入抗老化剂可降低橡胶和塑料的老化速率。不过，通常说的催化剂都是指加快反应速率的正催化剂，但催化剂不能改变反应发生的方向。

正催化剂能显著加快化学反应速率的原因是：催化剂参与了变化过程，与反应物之间形成了一种能量较低且不稳定的过渡态活化配合物，改变了原来的反应历程，降低了反应的活化能，增加了活化分子数，从而大大加快了化学反应的速率。催化剂对化学反应速率的影响也体现在化学反应速率常数 k 值中。

催化剂被广泛应用在生产和生活中，据统计，在化学工业生产中约有 85%的化学反应需用催化剂。但在使用催化剂反应的过程中，少量杂质的存在可引起催化剂的正常催化能力大大下降，又称为催化剂中毒。因此在使用催化剂的过程中，必须保持原料的纯净。催化剂具有特殊的选择性和高度的专一性，通常一种催化剂只对某一种反应或某一反应起催化作用，而对其他反应或者其他反应类型没有催化作用。如：淀粉酶只能催化淀粉水解，对于蛋白质和脂肪的水解却不起催化作用。可逆反应催化剂等同地降低正、逆反应的活化能，因此对正逆反应的化学反应速率的影响是相同的。

第二节　化学平衡

学习情境

某些自来水厂在用液氯消毒自来水时，还加入少量液氨，其原因需要化学平衡知识回答。

液氯作自来水消毒剂的原理：氯气与水反应生成的次氯酸有强氧化性，能杀灭水中的细菌。而次氯酸受热或见光易分解：$2HClO \rightleftharpoons 2HCl + O_2\uparrow$，使消毒时间缩短，从而降低消毒的效果。

当向氯水中加入液氨时，液氨与氯水中的次氯酸有如下反应：$NH_3 + HClO \rightleftharpoons H_2O + NH_2Cl$，而 NH_2Cl 较 HClO 稳定。

体系中的次氯酸同时满足两个平衡，其消毒杀菌后，由于浓度逐渐减小，使平衡向生成次氯酸的方向进行；当次氯酸浓度较高时，平衡向生成 NH_2Cl 的方向移动，相当于暂时“贮存”，避免其分解所带来的损失。这样就延长了液氯的消毒时间。

对于化学反应而言，实用价值的大小，不仅取决于反应速率，更重要的是取决于反应进行的限度，也就是反应进行是否彻底。

一、可逆反应与化学平衡

1. 可逆反应

一定条件下，不同的化学反应进行的限度是不同的，有的反应进行得比较彻底（反应物几乎完全转化为生成物），这种只能向一个方向进行的单向反应称成为不可逆反应。如：$C(s)+O_2(g)=CO_2(g)$。

大多数进行到一定程度就不再进行，即在同一反应条件下，反应物能转变成生成物，同时生成物也能转变成反应物。在同一条件下，既能向正反应方向进行，又能向逆反应方向进行的反应，称为可逆反应。如：$N_2(g)+3H_2(g) \rightleftharpoons 2NH_3(g)$。

在可逆反应中，通常把从左向右的反应称为正反应；从右向左的反应称为逆反应。

可逆反应的特点是，在密闭的容器中，反应不能进行到底，即无论反应进行多久，反应物和生成物总是同时存在的。一定条件下的可逆反应，当反应开始的时候，容器中只有反应物，此时正反应速率最大，逆反应速率为零；随着反应的进行，反应物的浓度逐渐减小，正反应速率也逐渐减小；同时由于生成物浓度逐渐增大，逆反应速率也逐渐增大。当反应进行到一定程度时，正反应速率和逆反应速率相等，即在单位时间内反应物减少的分子数，恰好等于逆反应生成的反应物分子数。此时，反应物和生成物共存而且各自浓度不再随时间改变，也就是可逆反应在此条件下达到了最大限度。从宏观上看，反应似乎已经“终止”；但从微观上看，反应仍不断进行，只是正逆反应速率相等，即 $v_{正}=v_{逆}$。过程如图 5-3 所示。

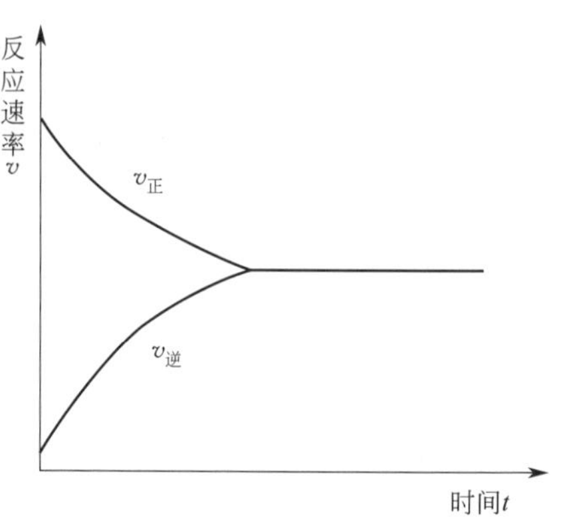

图 5-3　可逆反应化学反应速率变化图

2. 化学平衡

在一定条件下，可逆反应的正反应速率和逆反应速率相等，反应物浓度和生成物浓度不再随时间而改变时，该反应系统所处的状态称化学平衡状态，简称化学平衡。

化学平衡的主要特征可以用四个字概括，“等”“定”“动”和“变”。“等”即正反应速率和逆反应速率相等，$v_{正}=v_{逆}$；“定”即各反应物和生成物浓度是定值，不再随时间改变而改变；“动”就是动态的平衡，也就是正、逆反应仍在继续；“变”即化学平衡是有条件的、相对的平衡，当条件改变时，化学平衡状态也会改变，反应限度也随之发生改变。

二、化学平衡常数

1. 化学平衡常数表达式

对于任意一个可逆反应　$aA+bB \rightleftharpoons dD+eE$

根据化学反应速率的定义：$v_{正}=k_{正}\,c_A^a c_B^b$；　$v_{逆}=k_{逆}\,c_D^d c_E^e$

当反应到达平衡时，$v_{正}=v_{逆}$，即 $k_{正}\,c_A^a c_B^b=k_{逆}\,c_D^d c_E^e$

$$\frac{k_{正}}{k_{逆}}=\frac{c_D^d c_E^e}{c_A^a c_B^b}=K_c(K_c\text{ 为常数})$$

在一定温度下，因为 $k_{正}$ 和 $k_{逆}$ 是定值，所以 K_c 也是定值。即上式表示在一定温度下，可逆反应达到平衡时，各生成物的化学计量数幂次方的乘积与各反应物浓度的化学计量数幂次方的乘积之比是一个常数。此式称为化学平衡常数表达式，K_c 为浓度平衡常数。

对于有气相参加的反应，由于恒温恒压下气体的分压和浓度成正比，因此平衡常数表达式也可以用各气体平衡时的分压来代替平衡时的浓度，K_p 表示气体平衡常数。上述反应式中，反应物和生成物均为气体，用 p_A、p_B、p_D、p_E 分别表示各气体平衡时的分压，则：

$$K_p=\frac{p_D^d p_E^e}{p_A^a p_B^b}$$

化学平衡常数的大小是可逆反应进行完全程度的标志，也是化学反应限度的特征值，适用于基元反应和非基元反应。绝大多数化学反应都为可逆反应，只不过可逆程度不同。同一反应中平衡常数只受温度的影响，而与反应物和生成物浓度无关。在一定温度下，一般 K_c（K_p）值越大，表示平衡时生成物浓度增大，反应物剩余浓度减少，反应正向进行程度越强；K_c（K_p）值越小，表示平衡时反应物浓度较大，生成物浓度较小，反应逆向进行程度越强。

2. 平衡常数表达式的书写规则

① 化学平衡表达式的书写形式只取决于所给化学方程式的形式。同一化学反应，反应方程式的书写不同，平衡常数值不同。书写时注明温度，大多数平衡常数是在 25℃ 测定的，所以没有特别注明的反应均表示温度为 25℃。

如：反应　$N_2O_4(g) \rightleftharpoons 2NO_2(g)$　　$K_c=\dfrac{[NO_2]^2}{[N_2O_4]}=0.36(373K)$

反应　$\dfrac{1}{2}N_2O_4(g) \rightleftharpoons NO_2(g)$　　$K_c=\dfrac{[NO_2]}{[N_2O_4]^{\frac{1}{2}}}=\sqrt{0.36}=0.6(373K)$

反应　$N_2O_4(g) \rightleftharpoons 2NO_2(g)$　　$K_c=\dfrac{[NO_2]^2}{[N_2O_4]}=3.2(473K)$

② 在化学平衡常数表达式中，如果有纯液体、纯固体参加反应，一般可认为其浓度（或分压）是常数，均不写进平衡常数表达式中。

$$CaCO_3(s) \rightleftharpoons CaO(s)+CO_2(g)\qquad K_c=[CO_2]$$

③ 稀溶液中进行的反应，有溶剂水参加或生成，水的浓度也视为常数，不写入平衡常数表达式；但在非水溶液中，如果有水参加或生成水的浓度应该写入平衡常数表达式。如：

$$CH_3COOH(l)+C_2H_5OH(l) \rightleftharpoons CH_3COOC_2H_5(l)+H_2O(l)$$

$$K_c=\frac{[CH_3COOC_2H_5][H_2O]}{[CH_3COOH][C_2H_5OH]}$$

④ 对于可逆反应，正、逆反应的平衡常数互为倒数。即

$$K_{c,正}=\frac{1}{K_{c,逆}}$$

如：反应 $N_2O_4(g) \rightleftharpoons 2NO_2(g)$ $K_c=\frac{[NO_2]^2}{[N_2O_4]}=0.36$

反应 $2NO_2(g) \rightleftharpoons N_2O_4(g)$ $K_c=\frac{[N_2O_4]}{[NO_2]^2}=\frac{1}{0.36}$

3. “反应商”原理

可逆反应在任意状态下各生成物的化学计量数幂次方的乘积与各反应物浓度的化学计量数幂次方的乘积之比称为反应商，用符号 Q 表示。其形式和写法与化学平衡表达式相似，不过它只表示某种瞬间状态。对于任意的反应：$aA+bB \rightleftharpoons dD+eE$

其反应商表达式为：
$$Q=\frac{c_D^d c_E^e}{c_A^a c_B^b}$$

Q 和 K_c 不同，Q 是个任意值，c 表示任意时刻该物质的浓度。根据 Q 和 K_c 的相对大小，可以判断可逆反应是否已进行到最大限度，也可以预测反应系统可逆反应进行的方向。

（1）当 $Q<K_c$，反应正向进行　在一定温度下，此状态时生成物浓度小于平衡时浓度，或反应物浓度大于平衡时浓度，系统没有达到平衡状态。为了建立平衡系统，反应将向正反应方向进行，随着反应的不断进行，反应物浓度不断减少，生成物浓度不断增大，直到各生成物的化学计量数幂次方的乘积与各反应物浓度的化学计量数幂次方的乘积之比等于该温度下化学平衡常数值（$Q=K_c$），即 $v_正=v_逆$ 时，反应进行到最大限度，达到平衡状态。

（2）当 $Q>K_c$，反应逆向进行　在一定温度下，此状态时反应物浓度大于平衡时浓度，或生成物浓度小于平衡时浓度，没有达到平衡状态。为了建立平衡系统，反应将向逆反应方向进行，使生成物浓度不断减小，反应物浓度不断增大，直到各生成物的化学计量数幂次方的乘积与各反应物浓度的化学计量数幂次方的乘积之比等于该温度下化学平衡常数值（$Q=K_c$），即 $v_正=v_逆$ 时，反应进行到最大限度，达到平衡状态。

（3）当 $Q=K_c$，反应达到平衡状态。

4. 化学平衡的有关计算

平衡常数表示在一定条件下，反应达到平衡后各物质浓度或分压的定量关系，因此可以进行一些有关化学反应的计算。一般根据可逆方程式，由已知条件入手，包括反应物和生成物的初始浓度、平衡浓度、平衡常数以及反应物的转化率。

$$某反应物的转化率(\varepsilon_B)=\frac{某反应物已转化的物质的量}{某反应物起始的物质的量}\times 100\%=\frac{\Delta n_B}{n_{初,B}}\times 100\%$$

当反应系统达到平衡后，转化率最高，所以平衡转化率又叫作最高转化率或理论转化率。实际转化率一般低于平衡转化率。

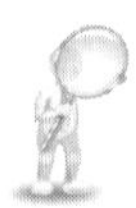

例 5-1

在某温度下，合成氨反应：$N_2(g)+3H_2(g) \rightleftharpoons 2NH_3(g)$ 达到平衡时，平衡浓度分别为 $[N_2]=3mol \cdot L^{-1}$，$[H_2]=8mol \cdot L^{-1}$，$[NH_3]=4mol \cdot L^{-1}$。计算：①该反应的平衡常数；②N_2 和 H_2 的初始浓度；③N_2 的平衡转化率。

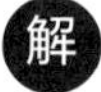

① $$K_c=\frac{[NH_3]^2}{[N_2][H_2]^3}=\frac{4^2}{3\times 8^3}=0.01$$

② 设 N_2 的浓度变化值 $\Delta c(N_2)=x\,mol\cdot L^{-1}$，则：

	$N_2(g)$	$+3H_2(g)$	$\rightleftharpoons 2NH_3$
初始浓度（c_0，$mol\cdot L^{-1}$）	$3+x$	$8+3x$	0
浓度改变值（Δc，$mol\cdot L^{-1}$）	$-x$	$-3x$	$+2x$
平衡浓度（[c]，$mol\cdot L^{-1}$）	3	8	4

根据上述条件得：$2x=4$　　即：$x=2(mol\cdot L^{-1})$

所以：$c_0(N_2)=3+x=5(mol\cdot L^{-1})$

$c_0(N_2)=8+3x=14(mol\cdot L^{-1})$

③ $$\varepsilon(N_2)=\frac{\Delta n_{N_2}}{n_{初,N_2}}\times 100\%=\frac{2}{5}\times 100\%=40\%$$

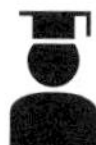

学有所成

分别写出下列反应的平衡常数 K_c、K_p 的表达式：

① $C(s)+H_2O(g)\rightleftharpoons CO(g)+H_2(g)$

② $CaCO_3(s)\rightleftharpoons CaO(s)+CO_2(g)$

三、化学平衡的移动

化学平衡是一种在特定情况下，相对的、暂时的动态平衡。但当外界条件如浓度、压强和温度等改变的时候，对正反应和逆反应造成不同的影响，导致可逆反应中正逆反应速率发生不同程度的改变，反应系统由平衡变成不平衡，随着反应进行到一定程度后，在新的条件又会达到新的平衡。

由于反应条件的改变，可逆反应由一种平衡状态向另一种平衡状态转变的过程，称为化学平衡的移动。化学平衡移动的实质是浓度、温度等条件对正反应和逆反应速率变化产生不同的影响，使 $v_{正}\neq v_{逆}$，原平衡状态发生改变。在新的平衡状态下，若生成物浓度比原来平衡浓度增大了，称为平衡向正方向移动（或向右移动）；若反应物浓度比原来平衡浓度增大了，称为平衡向逆方向移动（或向左移动）。影响化学平衡的因素有浓度、压强和温度。

1. 浓度对化学平衡的影响

可逆反应达到平衡后，当改变任一反应物或生成物的浓度，都会改变正反应或逆反应的速率，使化学平衡发生移动。

根据质量作用定量，增大反应物的浓度或减小生成物浓度，增大了正反应速率，正、逆反应速率不再相等，$v_{正}>v_{逆}$，有利于正反应进行，反应向正反应方向移动，直到正、逆反应速率重新相等，建立新的平衡；反之，则会逆向进行，直到建立新的平衡。

因此浓度对化学平衡的影响为：在恒温条件下增大反应物浓度或减小生成物浓度，平衡向正反应方向移动；相反，减小反应物浓度或增大生成物浓度，平衡向逆反应方向移动。

在生产实践中，常常利用这个原理，增大某些廉价原料浓度，达到充分利用贵重原料、提高贵重原料转化率的目的。

2. 压强对化学反应的影响

在一定温度条件下，对于有气体参加或生成，且反应前后气体分子总数不等的可逆反应，改变压强，常常会引起化学平衡的移动。因为在一定温度下改变平衡系统的压强，气体反应物和生成物的浓度都将改变，使得正逆反应速率不再相等，导致化学平衡发生移动，平衡移动的方向取决于反应前后气态物质分子总数的变化情况。

通过大量实验事实，在其他条件不变的情况下，增大压强，平衡向气体分子数目减少的方向移动；减小压强，平衡向气体分子数目增加的方向移动。且压强变化只是对那些反应前后气体分子数目有变化的反应有影响。具体可以概括如下：

对于任意反应：$aA(g)+bB(g) \rightleftharpoons dD(g)+eE(g)$

当 $\Delta v=[(d+e)-(a+b)]=0$ 时，对平衡没有影响。因为系统总压力的改变同等程度地改变反应物和生成物的分压，即降低或增加相同的倍数，所以平衡不移动。如：

$$CO(g)+H_2O(g) \rightleftharpoons CO_2(g)+H_2(g)$$

当 $\Delta v=[(d+e)-(a+b)]\neq 0$ 时，分两种情况。当 $\Delta v=[(d+e)-(a+b)]>0$ 时，增大压强，反应向逆反应方向进行，降低压强，反应向正反应方向进行，直到达到新的平衡；当 $\Delta v=[(d+e)-(a+b)]<0$ 时，增大压强，反应向正反应方向移动，降低压强，反应向逆反应方向移动，直到达到新的平衡。

当反应系统中引入不参加反应的气体，如惰性气体，对化学平衡的影响分两种情况。在等温、等容条件下，对化学平衡无影响；等温、等压条件下，反应系统的体积增大，各组分气体的分压减小，化学平衡将向气体分子总数增加的方向移动。

固态或液态物质的系统受压强的影响很小，可以忽略不计。平衡时系统全是固态或液态物质时，改变压强不会使化学平衡移动；平衡时系统既有固态或液态物质又有气态物质时，只需根据反应系统中气态物质分子数的变化情况来判断平衡移动的方向。如增大压强时，下列反应向逆反应方向移动。

$$CaCO_3(s) \rightleftharpoons CaO(s)+CO_2(g)$$

3. 温度对化学平衡的影响

与浓度和压强对化学平衡的影响不同，温度对化学平衡的影响表现为平衡常数随温度改变而改变，平衡移动的基础是温度对吸热反应和放热反应速率的影响程度不同。

升高温度时，正反应速率和逆反应速率都会增大，但增大的倍数不同，吸热反应速率增大的倍数要大于放热反应速率增大的倍数；降低温度，正、逆反应速率都减小，但吸热反应速率减小的倍数更大。因为吸热反应的活化能总是大于放热反应的活化能，而温度的变化对活化能较大的吸热反应的反应速率影响较大。

因此，温度对化学平衡的影响，主要是由于温度改变了平衡常数而导致的。概括起来就是，升高温度，平衡向吸热方向移动；降低温度，平衡向放热方向移动。

4. 催化剂对化学平衡的影响

对于可逆反应，催化剂对正、逆反应速率能同等程度地影响，因为催化剂同等程度地改变正、逆反应的活化能，即催化剂不仅能加大正反应的速率，也能同等程度地加大逆反应速率。因此催化剂的加入，不会破坏平衡系统中的正逆反应速率相等的状态，不能使平衡发生移动，但可以缩短达到这个状态所需要的时间，从而加快反应速率，且不会使平衡发生移动。

综上所述，若增加反应物（生成物）浓度，平衡向生成物（反应物）方向移动；增大压强（减小压强），平衡向气体计量系数减小的方向（增大方向）移动；升高温度，平衡向吸热方向移动。1884 年法国科学家勒夏特列（Le Chatelier）概括出普遍规律，即如果改变影响平衡的任一条件（如：浓度、压强或温度）时，平衡向着减弱这种改变的方向移动。这就是勒夏特列原理，也称为化学平衡移动原理，这不仅适用于化学平衡，也适用于物理平衡。

课题小结

1. 在一定条件下，用单位时间内反应物浓度的减少或生成物浓度的增加来表示化学反应速率；由反应物分子直接碰撞一步完成的反应，称为基元反应；质量作用定律可以表示为：$\nu=kc_A^a c_B^b$；活化分子的最低能量与反应物分子的平均能量的差值称为活化能，符号为 E_a；化学反应速率与物质本性有关，且受温度、浓度、压强、催化剂的影响。

2. 在一定条件下，可逆反应的正反应速率和逆反应速率相等的状态称为化学平衡；化学平衡是一种动态平衡；在一定温度下，可逆反应达到平衡时，各生成物的化学计量数幂次方的乘积与各反应物浓度的化学计量数幂次方的乘积之比是一个常数，称为化学平衡常数。化学平衡常数只与温度有关；化学平衡受温度、浓度、压强的影响。

知 识 训 练

一、填空题

1. 下列对催化剂的描述，不正确的是（　　）。

A. 催化剂只能缩短反应到达平衡的时间而不能改变平衡状态

B. 催化剂在反应前后其化学性质和物理性质不变

C. 催化剂不改变平衡常数

D. 催化剂的加入不能实现热力学上不可能进行的反应

2. 下列叙述正确的是（　　）。

A. 反应的转化率与起始浓度无关

B. 一种反应物的转化率受另一反应物的起始浓度影响

C. 平衡常数随起始浓度不同而变化

D. 产物转化率改变将影响平衡常数

3. 某温度时，反应 $N_2(g)+3H_2(g)\rightleftharpoons 2NH_3(g)$ 达到平衡后，加入一定量的稀有气体，有下面两种情况：①系统的体积不变，总压增大；②系统总压不变，体积增大，则下列叙述正确的是（　　）。

A. ①平衡不移动，②平衡不移动

B. ①平衡不移动，②平衡移动，向逆向移动

C. ①平衡不移动，②平衡移动，向正方向移动

D. ①平衡移动，向正方向移动，②平衡不移动

二、简答题

1. 反应速率的物理意义是什么？它与哪些因素有关系？

2. 催化剂的基本特征是什么？催化剂为什么不能改变平衡常数？

三、计算题

1. 反应：$CO_2(g)+H_2(g)\rightleftharpoons CO(g)+H_2O(g)$ 在一个容积为 2.00L 的密闭容器里进行，反应开始时通入 2.00mol 的 CO_2 和 6.00mol 的 H_2，且温度为 1123K，$K_c=1.00$，计算：①平衡时各物质的浓度；②平衡时 CO_2 的转化率；③若在上述平衡系统中通入 3.00mol 的 H_2，温度保持不变，当达到新平衡时 CO_2 的转化率。

2. 在一定温度下合成氨反应，$N_2(g)+3H_2(g)\rightleftharpoons 2NH_3(g)$，达到平衡时，平衡浓度分别为：$[N_2]=3mol\cdot L^{-1}$，$[H_2]=9mol\cdot L^{-1}$，$[NH_3]=4mol\cdot L^{-1}$。计算：①已知 4s 后达到平衡，各物质的反应速率；②该反应的平衡常数；③N_2 的平衡转化率。

课题六 化学平衡原理的运用

学习目标

1. 掌握一元弱酸、弱碱的解离平衡及其溶液 pH 的计算方法；掌握缓冲溶液的概念及其相关计算；熟悉缓冲溶液的选择和配制；了解影响弱酸、弱碱解离平衡的因素。

2. 掌握溶度积的概念，溶度积规则及其应用；熟悉溶度积和溶解度的关系；了解影响难溶电解质沉淀-溶解平衡的因素，沉淀的生成和转化。

3. 掌握氧化还原反应的基本概念和氧化还原反应方程式的配平；掌握能斯特方程和影响电极电位的因素，熟悉电极电位的相关计算；了解原电池的工作原理、组成。

4. 掌握配位平衡稳定常数及其相关计算；熟悉影响配位平衡的因素。

注：本章中 c(B) 表示溶液任意时刻的浓度，[B] 表示平衡时浓度。

第一节 酸碱解离平衡与缓冲溶液

学习情境

《药典》(2015 版一部）中规定的检查项中，很多药物均有 pH 一项，如具有清热解表功效的小儿感冒口服液，pH 为 4.0～5.5；具有驱风清热、解毒退翳功效的双黄连滴眼剂，pH 为 6.0～7.0。什么是 pH？不同药物的 pH 为什么不同？

我们每天都会吃酸性或碱性食物，在代谢过程中不断地产生酸性和碱性物质，但体液的 pH 却维持在一定范围，如人体血液的 pH 在 7.35～7.45 之间，这是为什么呢？

希望通过本节的学习你能回答这些问题。

一、酸碱解离平衡及溶液的 pH

1. 一元弱酸、弱碱的解离平衡

对于一元弱酸（HA)、一元弱碱（BOH)，其在水溶液中的解离平衡如下：

$$HA \rightleftharpoons H^+ + A^-, \quad BOH \rightleftharpoons B^+ + OH^-$$

当体系中未解离的分子浓度和解离出的离子浓度都维持一定的数值时，体系所处的状态称为解离平衡。解离平衡是一种动态平衡，其平衡常数分别用 K_a 和 K_b 表示，表达式如下：

$$K_a = \frac{[H^+][A^-]}{[HA]}$$

$$K_b = \frac{[B^+][OH^-]}{[BOH]}$$

酸碱解离平衡常数可以衡量弱电解质解离趋势的大小。K_a 和 K_b 值越大，表示弱酸或弱碱的解离程度越大；反之，K_a 和 K_b 值越小，表示弱酸、弱碱的解离程度越小。故可以由平衡常数的大小，判断同类型的弱酸、弱碱的相对强弱程度，例 $K(CH_3COOH) = 1.76 \times 10^{-5}$，$K(HClO) = 3.17 \times 10^{-8}$，虽然两者都是弱酸，但后者的解离常数小于前者，故 CH_3COOH 的酸性比 HClO 强。一些常见的弱电解质的解离常数见附录表。

K_a 和 K_b 与温度有关，但弱电解质解离时的热效应不大，故温度的变化对其影响不大。

在室温条件下，不论弱电解质的浓度如何变化，解离常数是不变的，即 K_a 和 K_b 与浓度无关。

对于一元弱酸 HA，其共轭碱 A^- 的解离平衡如下：

$$A^- + H_2O \rightleftharpoons HA + OH^-$$

$$K_b = \frac{[HA][OH^-]}{[A^-]}$$

常温下，一元弱酸 HA 和其共轭碱 A^- 的解离平衡常数乘积为：

$$K_a K_b = \frac{[H^+][A^-]}{[HA]} \times \frac{[HA][OH^-]}{[A^-]} = [H^+][OH^-] = K_W$$

可见，弱酸和其共轭碱的解离平衡常数的乘积等于水的离子积，常温下为 1.0×10^{-14}；同理，弱碱和其共轭酸的解离平衡常数的乘积也等于水的离子积。

2. 一元弱酸、弱碱的 pH

在实际工作中，对于弱电解质，也常用解离度（α）来表示解离的程度。

$$\alpha = \frac{\text{已解离的分子数}}{\text{解离前分子总数}} \times 100\% = \frac{c_{\text{解离}}}{c} \times 100\%$$

解离度和解离平衡常数都能反应弱酸、弱碱解离能力的大小。解离度不仅与温度有关，还与溶液的浓度有关，在用解离度表示弱电解质相对强弱时，必须指出其浓度。

解离度和解离平衡常数的定量关系可以 CH_3COOH 为例推导如下：

$$CH_3COOH \rightleftharpoons H^+ + CH_3COO^-$$

初始浓度　　c　　　0　　　0

平衡浓度　　$c - c\alpha$　　$c\alpha$　　$c\alpha$

由于：

$$K_a = \frac{[H^+][A^-]}{[HA]} = \frac{c\alpha \cdot c\alpha}{c(1-\alpha)}$$

当 $\frac{c}{K_a} \geqslant 500$ 时，即 $\alpha < 5\%$ 时，$1-\alpha \approx 1$，所以：

$$K_a = c\alpha^2$$

$$\alpha = \sqrt{\frac{K_a}{c}}$$

得：

$$[H^+] = c\alpha = \sqrt{cK_a}$$

所得结果的准确度满足通常计算的要求，此公式也可用于其他一元弱酸。

对于一元弱碱有类似的计算公式：

当 $\frac{c}{K_b} \geqslant 500$ 时，则：

$$[OH^-] = c\alpha = \sqrt{cK_b}$$

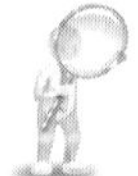

例 6-1

298K 时，CH_3COOH 的解离常数 $K_a = 1.76\times10^{-5}$，试计算 $0.10\text{mol}\cdot L^{-1}$ 的 CH_3COOH 溶液中 H^+ 的浓度，溶液的 pH 和 α。

解

$$\frac{c}{K_a} = \frac{0.1}{1.76\times10^{-5}} = 5681.8 > 500$$

$$[H^+] = \sqrt{cK_a} = 1.3\times10^{-3}(\text{mol}\cdot L^{-1})$$

$$pH=-\lg[H^+]=-\lg(1.3\times10^{-3})=2.89$$

$$\alpha=\frac{[H^+]}{c}\times100\%=\frac{1.3\times10^{-3}}{0.10}\times100\%=1.3\%$$

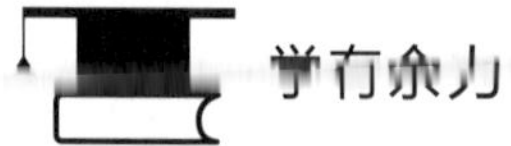

多元弱酸（或弱碱）的解离平衡及 pH

能够给予（或接受）两个或两个以上的质子的弱酸（或弱碱）称为多元弱酸（或弱碱），如 H_2CO_3、H_2S 等。多元弱酸（或弱碱）在水溶液中的解离是分步进行的，以 H_2CO_3 为例：

第一步：$H_2CO_3+H_2O \rightleftharpoons H_3O^++HCO_3^-$

第二步：$HCO_3^-+H_2O \rightleftharpoons H_3O^++CO_3^{2-}$

查附表可得 $K_{a1}\gg K_{a2}$，说明第二步解离远比第一步困难，一般多元弱酸（或多元弱碱）的 $K_{a1}\gg K_{a2}$，每一步的解离常数至少相差近 10^5 倍，所以其水溶液中的 H^+（或 OH^-）的主要来源为第一步，在比较它们的相对强弱时，只需比较第一步解离常数就可以了。

当多元弱酸 $K_{a1}\gg K_{a2}$，而且 $c/K_{a1}>500$ 时，溶液中的 $[H^+]$ 可近似地当作一元酸来计算，采用 $[H^+]=\sqrt{cK_a}$ 近似公式来计算。

在多元弱酸溶液中，酸根离子的浓度极小，故在实际工作中，如果需要较高浓度的多元弱酸根离子，不能用多元弱酸来配制，应使用酸根离子所组成的可溶性盐类。

同离子效应和盐效应：同离子效应是指在弱电解质的溶液中加入含有相同离子（阳离子或阴离子）的强电解质，使弱电解质解离度降低的现象。如在弱酸 CH_3COOH 溶液中加入强电解质 CH_3COONa：

$$CH_3COOH \rightleftharpoons H^++CH_3COO^-$$

$$CH_3COONa \longrightarrow Na^++CH_3COO^-$$

由于溶液中 $c(CH_3COO^-)$ 增大使 CH_3COOH 的解离平衡向左移动，达到新平衡时，溶液中 $c(H^+)$ 降低，$c(CH_3COOH)$ 则升高，结果使 CH_3COOH 的解离度减小。

盐效应是指在弱电解质溶液中加入与其含有不同离子的强电解质，使溶液中的离子浓度增大，阻碍弱电解质结合成分子，使其解离度略有增大的现象。若在弱酸 CH_3COOH 溶液中加入 NaCl，则溶液中离子的数目增多，不同电荷的离子之间相互牵制作用增强，从而使 H^+ 和 CH_3COO^- 结合成 CH_3COOH 分子的程度降低，CH_3COOH 的解离度增大。

注意：在弱电解质溶液中加入具有相同离子的电解质，产生同离子效应的同时，也能产生盐效应。在没有其他化学反应发生的情况下，同离子效应>盐效应。

3. 盐溶液的酸碱平衡

盐溶液有酸性、中性或碱性的，其酸碱性取决于组成盐的阳离子和阴离子的酸碱性。由强酸强碱生成的盐，在水中完全解离产生的阴、阳离子不与水发生质子转移反应，此盐不水解，其水溶液为中性。其他盐类在水中解离所产生的阴、阳离子则不然。盐溶液中的一种或多种离子能与水发生质子转移反应，称为盐类的水解反应。能与水发生质子转移反应的离子物质称为离子酸或离子碱。它们溶液的酸碱性取决于这些离子酸和离子碱的相对强弱。

（1）强酸弱碱盐（离子酸）溶液　通常，强酸弱碱盐在水中完全解离生成的阳离子，在水溶液中发生质子转移反应，它们的水溶液呈酸性。例如，NH_4Cl 在水中全部解离：

$$NH_4Cl+H_2O \rightleftharpoons NH_4^++Cl^-$$

Cl^- 不与水发生质子转移反应，而 NH_4^+ 与 H_2O 反应：

$$NH_4^++H_2O \rightleftharpoons NH_3+H_3O^+$$

该质子转移反应中 NH_4^+ 是酸，其共轭碱是 NH_3。解离常数 K_a（NH_4^+）的表达式为：

$$K_a(NH_4^+)=\frac{[H^+][NH_3]}{[NH_4^+]}$$

因为：

$$K_a(NH_4^+)K_b(NH_3)=K_W$$

则由上式可得：

$$K_a(NH_4^+)=\frac{K_W}{K_b(NH_3)}$$

查附表可得 $K_b(NH_3)$，进而可以求得 $K_a(NH_4^+)$，然后再根据一元弱酸的 pH 计算公式求得 NH_4Cl 溶液的 pH。

对于任何一对共轭酸碱的解离常数都符合：$K_aK_b=K_W$

将等式两边同时取负对数，得：

$$pK_a+pK_b=14.00$$

根据上式可以求得离子酸、离子碱的 K_a、K_b。

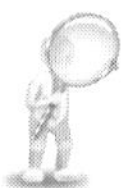

例 6-2

计算0.10mol·L^{-1} 的 NH_4Cl 溶液的 pH。

解　NH_4Cl 是强酸弱碱盐，即离子酸。

$$K_a(NH_4^+)=\frac{K_W}{K_b(NH_3)}=\frac{10^{-14}}{1.77\times10^{-5}}=5.65\times10^{-10}$$

所以可以把 NH_4^+ 看成是一元弱酸，又 $\frac{c}{K_a(NH_4^+)}\gg500$，

所以

$$[H^+]=\sqrt{cK_a}=\sqrt{0.10\times5.65\times10^{-10}}=7.5\times10^{-6}$$

$$pH=-\lg[H^+]=-\lg(7.5\times10^{-6})=5.12$$

（2）弱酸强碱盐（离子碱）溶液　CH_3COONa、NaCN 等一元弱酸强碱盐的水溶液显碱性。此类盐在水中完全解离生成的阳离子（如 Na^+）往往并不发生水解，而阴离子在水中发生水解反应。

如在 CH_3COONa 水溶液中：$CH_3COO^-+H_2O \rightleftharpoons CH_3COOH+OH^-$

该质子转移反应的标准平衡常数表达式为：

$$K_b(CH_3COO^-)=\frac{[CH_3COOH][OH^-]}{[CH_3COO^-]}$$

根据 $K_aK_b=K_w$，$K_b(CH_3COO^-)=\frac{K_W}{K_a(CH_3COOH)}$

由附表可查 $K_a(CH_3COOH)$，求得 $K_b(CH_3COO^-)$。再根据一元弱碱的 pH 计算公式求得 CH_3COONa 溶液的 pH。

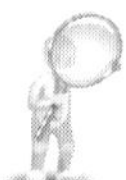

例 6-3

求0.10mol·L^{-1} 的 CH_3COONa 溶液的 pH。

解　CH_3COONa 为强碱弱酸盐，即离子碱，得：

$$K_b(CH_3COO^-)=\frac{K_W}{K_a(CH_3COOH)}=\frac{1.0\times10^{-14}}{1.76\times10^{-5}}=5.68\times10^{-10}$$

所以可以把 CH_3COONa 溶液看成是一元弱碱溶液，又 $\frac{c(CH_3COO^-)}{K_b(CH_3COO^-)}\gg500$，

所以 $$[OH^-]=\sqrt{cK_b}=\sqrt{0.10\times5.68\times10^{-10}}=7.5\times10^{-6}$$

$$pOH=-\lg[OH^-]=-\lg(7.5\times10^{-6})=5.12$$

$$pH=14.00-pOH=14.00-5.12=8.88$$

多元弱酸强碱盐溶液也呈碱性，它们在水中解离产生的阴离子，如 CO_3^{2-}、PO_4^{3-} 等是多元离子碱，它们与水之间的质子转移反应也是分步进行的。

（3）弱酸弱碱盐溶液　弱酸弱碱盐是指弱碱的阳离子和弱酸的酸根离子组成的盐，如 CH_3COONH_4。这类盐的阳、阴离子都可以水解形成弱电解质。弱酸弱碱盐溶液的酸碱性取决于生成的弱酸弱碱的相对强弱。如果弱酸弱碱的解离平衡常数 K_a 和 K_b 接近，则溶液近于中性，如 CH_3COONH_4 溶液；如果 $K_a>K_b$，溶液呈酸性，如 $HCOONH_4$；如果 $K_b>K_a$，溶液呈碱性，如 NH_4CN。

弱酸弱碱盐溶液 H^+ 浓度的计算公式较为复杂，本书不再对其 pH 的计算加以讨论。

（4）强酸强碱盐溶液　对于强酸强碱盐溶液，其 pH 均为 7。如 NaCl 溶液的 pH=7，其推导过程略。

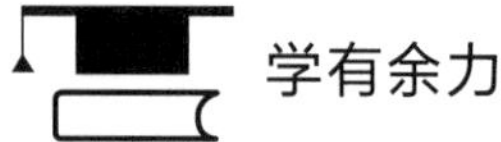
学有余力

两性物质溶液的解离平衡及 pH 的计算

较重要的两性物质有 $NaHCO_3$、Na_2HPO_4、NaH_2PO_4、CH_3COONH_4 等。两性物质的质子转移平衡比较复杂，以下是几个常用的计算公式，具体推导过程略。

对于 HCO_3^-、HPO_4^{2-} 这样的两性物质，当其溶液浓度不是很稀时（$c/K_{a1}>20$），计算 H^+ 浓度的近似公式为：

$$[H^+]=\sqrt{K_{a1}K_{a2}}$$

对于 HPO_4^{2-} 溶液可得出计算 H^+ 浓度的近似公式为：$[H^+]=\sqrt{K_{a2}K_{a3}}$

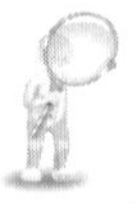
例 6-4

通过计算说明 $NaHCO_3$ 溶液的酸碱性。

解　由于 $[H^+]=\sqrt{K_{a1}K_{a2}}=\sqrt{4.30\times10^{-7}\times5.61\times10^{-11}}=4.91\times10^{-9}(mol\cdot L^{-1})$

$$pH=-\lg[H^+]=-\lg(4.91\times10^{-9})=8.31$$

所以 $NaHCO_3$ 溶液显碱性。

二、缓冲溶液

1. 缓冲溶液的概念及作用原理

取纯化水、$1mol\cdot L^{-1}$ NaCl 溶液和 $0.10mol\cdot L^{-1}$ CH_3COOH 与 $0.10mol\cdot L^{-1}$ CH_3COONa 混合溶液各 50mL，置于烧杯中，分别加入 1 滴（约 0.05mL）$1mol\cdot L^{-1}$ HCl 溶液，或 1 滴 $1mol\cdot L^{-1}$ NaOH 溶液后，测定溶液的 pH，见表 6-1。

表 6-1 纯化水、NaCl 溶液、CH_3COOH-CH_3COONa 混合溶液 pH 变化

项目	纯水	NaCl 溶液	CH_3COOH 和 CH_3COONa 混合溶液
溶液 pH	7	7	4.75
加入 $1mol \cdot L^{-1}$ HCl 溶液 1 滴	4	4	4.74
加入 $1mol \cdot L^{-1}$ NaOH 溶液 1 滴	11	11	4.76

在纯化水和 NaCl 溶液中，加入少量的 NaOH 溶液或 HCl 溶液，pH 有较明显的变化，说明这种溶液不具有保持 pH 相对稳定的性质；但在由 CH_3COOH-CH_3COONa（HAc-NaAc）共轭酸碱对组成的溶液中，加入少量的强酸或强碱，溶液 pH 的变化极小。此溶液具有缓解改变 H^+ 浓度，保持 pH 基本不变的性能。能保持 pH 相对稳定的溶液称为缓冲溶液。

通常缓冲溶液是由弱酸和它的共轭碱组成的，其中共轭酸是抗碱成分，共轭碱是抗酸成分。以 HAc-NaAc 混合溶液为例，说明缓冲溶液的缓冲作用。HAc 在水溶液中主要以分子形式存在，少量解离，NaAc 为强电解质，完全解离，具体解离反应如下：

$$NaAc(\text{大量}) \longrightarrow Na^+(\text{大量}) + Ac^-(\text{大量})$$

$$HAc(\text{大量}) \rightleftharpoons H^+(\text{极少量}) + Ac^-(\text{大量})$$

在 HAc-NaAc 缓冲体系中同时存在着较高浓度的 Ac^- 和 HAc，加入少量强酸（如 HCl）时，Ac^- 与所加的少量的 H^+ 结合成 HAc 分子，使 HAc 的解离平衡左移，重新达到平衡时，溶液中的 H^+ 浓度基本不变或改变很小，pH 相对稳定。HAc-NaAc 缓冲体系能抵御外来 H^+ 是由于溶液中有大量的 Ac^-，Ac^- 主要是由 NaAc 解离而来，故 NaAc 称为抗酸成分。

在 HAc-NaAc 缓冲体系中加入少量强碱（如 NaOH）时，H^+ 与所加的少量的 OH^- 生成 H_2O，使 HAc 的解离平衡右移，重新达到平衡时，溶液中的 H^+ 浓度基本不变或改变很小，pH 相对稳定。HAc-NaAc 缓冲体系能抵御外来 OH^- 是由于溶液中有大量的 HAc，因此 HAc 称为抗碱成分。若是加入大量酸或碱，缓冲溶液中的抗酸成分或抗碱成分消耗殆尽，则不具有缓冲能力，因此缓冲作用是有限的。

2. 缓冲溶液的 pH 计算

缓冲溶液的 pH 可以根据缓冲对的质子转移平衡和共轭酸的解离平衡常数来推算。以 HA 为例：

$$HA + H_2O \rightleftharpoons H_3O^+ + A^-$$

酸的解离常数为：
$$K_a = \frac{[H^+][A^-]}{[HA]}$$

则：
$$[H^+] = \frac{K_a[HA]}{[A^-]}$$

上式两边取负对数得：
$$-\lg[H^+] = -\lg K_a - \lg\frac{[HA]}{[A^-]}$$

$$pH = pK_a + \lg\frac{[A^-]}{[HA]}$$

即：
$$pH = pK_a + \lg\frac{[\text{共轭碱}]}{[\text{共轭酸}]}$$

上式为缓冲溶液的 pH 计算公式，式中［共轭酸］和［共轭碱］表示其平衡浓度。由于共轭酸为弱酸，解离度很小，而共轭碱的浓度较大，同离子效应使共轭酸的解离度更小，故它们的平衡浓度基本上等于其配制浓度，故［共轭酸］≈c(共轭酸)，［共轭碱］≈c(共轭碱)。即：

$$pH=pK_a+\lg\frac{c(\text{共轭碱})}{c(\text{共轭酸})}$$

由上式可知：缓冲溶液的 pH，主要取决于共轭酸的解离常数 K_a。对同一缓冲对组成的缓冲溶液，当温度一定时，K_a 一定，溶液的 pH 就取决于共轭酸、共轭碱浓度的比值 $\frac{c(\text{共轭碱})}{c(\text{共轭酸})}$，即缓冲比。当缓冲比等于 1 时，$pH=pK_a$。

若以 $n(A)$ 和 $n(B)$ 分别表示一定体积（V）的溶液中所含共轭酸和共轭碱的物质的量，即：

$$c(\text{共轭酸})=\frac{n(A)}{V},c(\text{共轭碱})=\frac{n(B)}{V}$$

则可得出：

$$pH=pK_a+\lg\frac{n(A)}{n(B)}$$

上式是缓冲溶液的 pH 的另一种计算公式。

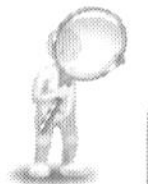

例 6-5

计算 $0.10mol\cdot L^{-1}$ $NH_3\cdot H_2O$ 和 $0.10mol\cdot L^{-1}$ NH_4Cl 缓冲溶液的 pH。

解 混合溶液中的缓冲对是 NH_4^+-NH_3。

共轭碱 $NH_3\cdot H_2O$ 的 $K_b=1.76\times10^{-5}$

所以共轭酸 NH_4^+ 的 $K_a=K_W/K_b=5.7\times10^{-10}$

根据：

$$pH=pK_a+\lg\frac{c(\text{共轭碱})}{c(\text{共轭酸})}$$

$$pH=pK_a+\lg\frac{c(\text{共轭碱})}{c(\text{共轭酸})}$$

$$=-\lg5.7\times10^{-10}+\lg\frac{0.10}{0.10}$$

$$=9.25$$

缓冲溶液的缓冲能力常用缓冲容量表示。缓冲容量是使 1L（或 1mL）缓冲溶液的 pH 改变 1 个单位所需加入的强酸或强碱的量。它主要由缓冲溶液的总浓度和缓冲比决定：

① 当溶液的缓冲比一定时，缓冲溶液的总浓度 [c(共轭酸)+c(共轭碱)] 越大，抗酸抗碱成分越多，缓冲容量也越大。反之总浓度越小，缓冲容量也越小。

② 当缓冲溶液的总浓度 [c(共轭酸)+c(共轭碱)] 一定时，缓冲比为 1，溶液的缓冲容量最大。反之，缓冲比越偏离 1，缓冲容量越小。一般缓冲比控制在 0.1～10 之间，这样缓冲溶液的缓冲范围就在 $pH=pK_a\pm1$，缓冲溶液将有较为理想的缓冲效果。

3. 缓冲溶液的选择和配制

在选择缓冲溶液时应注意以下几点：

① 所选用的缓冲溶液不能与反应物、生成物发生作用。如选择药用缓冲液时，要考虑到缓冲对物质不能与主药发生配伍禁忌，在加温灭菌和贮存期内要稳定，不能有毒性等。

② 选择适当的缓冲对，使其中弱酸的 pK_a 或弱碱的 pK_b 与所要求的 pH 相等或相近，使缓冲容量接近极大值。例如配制 pH＝5 的缓冲溶液，选择 HAc-NaAc（$pK_a=4.76$）缓冲对比较合适；而配制 pH＝9 的缓冲溶液，选择 NH_3-NH_4Cl（$pK_a=9.25$）比较合适。

③ 选择适当的总浓度。浓度一般在 $0.05\sim0.2mol\cdot L^{-1}$ 之间有较大的缓冲能力。

④ 选好缓冲对后，按所要求的 pH 计算，求得各缓冲成分所需的量。为方便起见，常用浓度相同的共轭酸和共轭碱配制，设配制溶液的总体积为 V，共轭酸的体积为 V（A），共轭碱的体积为 $V(\mathrm{B})=V-V(\mathrm{A})$，混合前共轭酸和共轭碱的浓度均为 c，则混合后：

$$c(\text{共轭酸})=\frac{cV(\mathrm{A})}{V},c(\text{共轭碱})=\frac{cV(\mathrm{B})}{V}$$

$$\mathrm{pH}=\mathrm{p}K_{\mathrm{a}}+\lg\frac{c(\text{共轭碱})}{c(\text{共轭酸})}=\mathrm{p}K_{\mathrm{a}}+\lg\frac{cV(\mathrm{B})/V}{cV(\mathrm{A})/V}=\mathrm{p}K_{\mathrm{a}}+\lg\frac{V(\mathrm{B})}{V(\mathrm{A})}$$

利用上式可以很方便地计算出共轭酸和共轭碱的体积。

⑤ 最后用 pH 计加以校准。

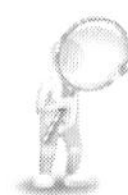

例 6-6

如何配制1L pH＝10.0 具有中等缓冲能力的缓冲溶液？

解 (1) 选择缓冲对：因 HCO_3^- 的 $\mathrm{p}K_{\mathrm{a}}=10.25$，接近所需 pH，故选 $NaHCO_3$-Na_2CO_3 缓冲对。

(2) 确定总浓度：选用 0.1mol·L^{-1} $NaHCO_3$ 和 0.1mol·L^{-1} Na_2CO_3 溶液来配制。

(3) 计算所需的 $NaHCO_3$ 和 Na_2CO_3 溶液的体积：设 $NaHCO_3$ 的体积为 xmL，则 Na_2CO_3 的体积为（$1000-x$）mL，则：

$$\mathrm{pH}=\mathrm{p}K_{\mathrm{a}}+\lg\frac{V(\mathrm{B})}{V(\mathrm{A})}=10.25+\lg\frac{1000-x}{x}=10.0$$

$$x=640(\mathrm{mL})$$

将 640mL 0.1mol·L^{-1} $NaHCO_3$ 和 360mL 0.1mol·L^{-1} Na_2CO_3 溶液混合。

(4) 用 pH 计校准，即得 1L pH＝10.0 具有中等缓冲能力的缓冲溶液。

在实际工作中，配制缓冲溶液往往不需临时计算，可依照有关手册进行配制。

第二节　沉淀-溶解平衡

学习情境

龋齿又称蛀牙，是人类最普遍的疾病之一，牙齿的主要成分是羟基磷灰石，它容易被有机酸溶解，生成磷酸氢根离子和钙离子而流失，进而引起龋齿。卫生部印发的《中国居民口腔健康指南》指出用含氟的牙膏刷牙可以安全、有效地预防龋齿，这是为什么呢?

去湖南张家界的黄龙洞、北京石花洞等地旅游时，可以看到千姿百态的岩石和溶洞，洞中有许多奇特景观，如石笋、石柱、石钟乳、石幔、石花等。它们是如何形成的呢?

希望通过本节的学习你能回答这些问题。

在溶液中沉淀的生成和溶解是一种常见的化学平衡，在实际工作中可以利用沉淀-溶解平衡理论来进行物质的制备、分析、纯化及定性或定量分析。

一、溶解理论

1. 溶解度

物质溶解能力的大小，取决于物质的本性；也与外界条件如温度、压强、溶剂种类等有关。在相同条件下，不同物质在同一溶剂中溶解能力不同。通常把某一物质溶解在另一物质里的能力称为溶解性。

固体物质的溶解度是指在一定的温度下，某物质在100g溶剂里达到饱和状态时所溶解的克数。在未注明的情况下，通常溶解度指的是物质在水里的溶解度。根据溶解度的不同可将物质分为难溶、微溶、可溶、易溶。

分类	难溶	微溶	可溶	易溶
溶解度(20℃)/[g·$(100gH_2O)^{-1}$]	<0.01	0.01～1	1～10	>10

严格地说，绝对不溶解的物质是不存在的，任何难溶性电解质在水中都能或多或少地溶解，而且所溶解部分全部发生解离，这类电解质称为难溶电解质。

2. 沉淀-溶解平衡

在一定条件下，难溶电解质在水溶液中沉淀-溶解的速率与离子在固体表面结合为沉淀的速率相等时，形成电解质的饱和溶液，此时沉淀质量和溶液中离子浓度保持不变，达到平衡状态，称为沉淀-溶解平衡。沉淀-溶解平衡状态具有以下特征：

① 沉淀-溶解平衡是动态平衡；

② 平衡后混合物中各组分的浓度不随时间变化而变化；

③ 平衡是有条件的。改变影响化学平衡的条件，平衡发生移动，直至建立新的平衡。

二、溶度积

1. 溶度积常数 K_{sp}

达到沉淀-溶解平衡时，各组分的浓度不随时间变化而变化，因此难溶电解质解离出的离子浓度的系数次方的乘积为一常数，称为溶度积常数或溶度积，用 K_{sp} 表示。

$$A_mB_n(s) \rightleftharpoons mA^{n+} + nB^{m-}$$

$$K_{sp} = [A^{n+}]^m[B^{m-}]^n$$

K_{sp} 反映了难溶电解质在水中的溶解能力。K_{sp} 只与难溶电解质自身性质和温度有关，与沉淀的量和离子的浓度无关。影响沉淀-溶解平衡移动的因素有：

(1) 温度　一般温度越高，K_{sp} 越大，平衡向沉淀溶解的方向移动。

(2) 浓度　加水稀释，K_{sp} 不变，平衡向沉淀溶解的方向移动。

(3) 同离子效应　向平衡体系中加入含有相同离子的易溶电解质，平衡向生成沉淀的方向移动。

2. 溶度积与溶解度的关系

溶度积可以表示难溶电解质的溶解能力，溶解度也表示难溶电解质在水中的溶解程度。若用难溶电解质饱和溶液物质的量浓度 S 来表示其溶解度，S 和 K_{sp} 之间可以相互换算。

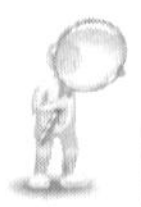

例 6-7

在25℃时，$PbCl_2$ 的溶解度为 1.6×10^{-2} mol·L^{-1}。求 $PbCl_2$ 的溶度积。

解

$$PbCl_2(s) \rightleftharpoons Pb^{2+} + 2Cl^-$$

$$S \qquad S \qquad 2S$$

溶液中：$[Pb^{2+}]=S=1.6\times10^{-2}$ mol·L^{-1}，$[Cl^-]=2S=2\times1.6\times10^{-2}$ mol·L^{-1}。

$K_{sp}=[Pb^{2+}][Cl^-]^2=S\times(2S)^2=(1.6\times10^{-2})\times(2\times1.6\times10^{-2})^2$

即　$K_{sp}=1.6\times10^{-5}$

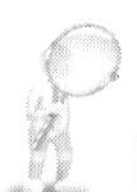

例 6-8

已知在25℃时，$Al(OH)_3$ 的 $K_{sp}=1.3\times10^{-33}$，计算 $Al(OH)_3$ 在该温度下的溶解度（$mol\cdot L^{-1}$）。

解　设 $Al(OH)_3$ 的溶解度为 S（$mol\cdot L^{-1}$）。

$$Al(OH)_3(s) \rightleftharpoons Al^{3+} + 3OH^-$$
$$S \qquad\qquad S \qquad 3S$$
$$K_{sp}=[Al^{3+}][OH^-]^3=S\times(3S)^3=1.3\times10^{-33}$$
$$即：27S^4=K_{sp}=1.3\times10^{-33}$$
$$S=2.6\times10^{-9}(mol\cdot L^{-1})$$

难溶电解质的溶度积 K_{sp} 与其溶解度 S（$mol\cdot L^{-1}$）的关系，是由该电解质的组成决定的。其通式分别为：

AB 型：　$S=\sqrt{K_{sp}}$

AB_2 或 A_2B 型　$S=\sqrt[3]{\dfrac{K_{sp}}{4}}$

AB_3 或 A_3B 型　$S=\sqrt[4]{\dfrac{K_{sp}}{27}}$

K_{sp} 的大小不能直接反映难溶电解质溶解度的大小，只有相同类型的化合物，才能用 K_{sp} 比较溶解度的大小。当化学式所表示的组成中阴阳离子个数比相同时，K_{sp} 越大，难溶电解质在水中的溶解能力越强。阴阳离子个数比不同时，不能用 K_{sp} 直接比较，需换算成达平衡时溶解度 S 比较，S 越大，溶解能力越强。

三、沉淀-溶解平衡的移动

1. 溶度积规则

难溶电解质沉淀-溶解平衡是一种暂时的、有条件的动态平衡。当条件改变时，平衡就会发生移动。

一般用浓度积 Q_c 表示在难溶电解质溶液中，任意情况下（饱和、不饱和或过饱和）各离子相对浓度（严格讲应是活度）幂的乘积。

$$A_mB_n(s) \rightleftharpoons mA^{n+} + nB^{m-}$$
$$Q_c=c^m(A^{n+})c^n(B^{m-})$$

虽然浓度积 Q_c 与溶度积 K_{sp} 表达式相似，但在一定温度下，K_{sp} 为常数而 Q_c 的数值不定。

在任何给定的溶液中 Q_c 与 K_{sp} 的大小可能有三种情况：

① $Q_c=K_{sp}$，为饱和溶液，达沉淀-溶解平衡。

② $Q_c>K_{sp}$，溶液处于过饱和状态，平衡向着析出沉淀的方向移动，直至溶液的 $Q_c=K_{sp}$ 达到新平衡为止。

③ $Q_c<K_{sp}$，是不饱和溶液，若溶液中有难溶电解质固体存在，则固体将溶解直至达到 $Q_c=K_{sp}$ 为止。

上述三种情况，概括了 Q_c 与 K_{sp} 的关系，称为溶度积规则，它是难溶电解质的多相平衡规则的总结。在实际工作中，溶度积规则常用于判断一定条件下难溶电解质沉淀的生成或溶解。因此，溶度积规则是沉淀反应的基本原理。

在一定温度下，控制难溶电解质溶液中的离子浓度来改变 Q_c，使得溶液中 Q_c 大于 K_{sp} 或小于 K_{sp}，就可以使难溶电解质生成沉淀或使沉淀溶解，使反应向着需要的方向转化。

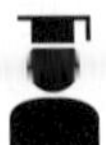

学有所成

已知 K_{sp} (AgCl) $=1.8\times10^{-10}$，将 0.001mol·L^{-1} 的 NaCl 溶液和 0.001mol·L^{-1} 的 $AgNO_3$ 溶液等体积混合，是否有 AgCl 沉淀生成?

2. 沉淀-溶解平衡的移动

当 $Q_c>K_{sp}$，溶液中有沉淀生成，一般通过增加溶液中有关离子浓度的方法使沉淀析出。

当 $Q_c<K_{sp}$，若溶液中有足量的固体存在，则固体溶解，直至达到平衡状态。一般采用加入强酸或 NH_4Cl 等生成弱电解质（如弱酸、弱碱、水等）的方法，加入硝酸发生氧化还原反应等。

例如 $BaCO_3$、$BaSO_4$ 均为难溶电解质，医学上用于 X 射线透视的内服造影剂只用 $BaSO_4$ 而不用 $BaCO_3$，这是因为 $BaCO_3$ 在胃中存在以下平衡：

$$\begin{array}{rcl} BaCO_3 \rightleftharpoons Ba^{2+} + & CO_3^{2-} & \\ & + & \\ & 2H^+ & \\ & \updownarrows & \\ & H_2O+CO_2\uparrow & \end{array}$$

平衡右移，完成 $BaCO_3$ 与盐酸的反应。胃酸中 H^+ 浓度较大，溶解 $BaCO_3$，使 Ba^{2+} 浓度增大，造成重金属中毒。误食可溶性钡盐造成钡中毒，可用 5.0%的 Na_2SO_4 溶液洗胃。

四、分步沉淀与沉淀的转化

1. 分步沉淀

以上讨论的沉淀反应是只有一种沉淀的情况。实际上溶液里常常同时含有多种离子，当加入某种试剂时，有可能与多种离子生成难溶化合物而沉淀。如 $AgNO_3$ 溶液逐滴加入同时含有相等浓度的 I^- 和 Cl^- 的溶液中时，开始生成的是浅黄色的 AgI 沉淀，然后才生成白色 AgCl 沉淀。这种先后生成沉淀的现象叫分级沉淀或分步沉淀，一般离子积先达到溶度积的先沉淀，后达到的后沉淀。

如在含有 0.01mol·L^{-1} KI 和 0.01mol·L^{-1} KCl 的溶液中逐滴加入 $AgNO_3$ 溶液，则开始生成 AgI 和 AgCl 沉淀所需 Ag^+ 浓度分别为：

$$[Ag^+]>\frac{K_{sp}(AgI)}{[I^-]}=\frac{8.51\times10^{-17}}{0.01}=8.51\times10^{-15}(mol\cdot L^{-1})$$

$$[Ag^+]>\frac{K_{sp}(AgCl)}{[Cl^-]}=\frac{1.77\times10^{-10}}{0.01}=1.77\times10^{-8}(mol\cdot L^{-1})$$

分步沉淀的顺序不是固定不变的，除了与溶度积有关，还与被沉淀的各离子在溶液中的浓度有关。如果将生成沉淀物的离子浓度加以适当改变，也可能改变沉淀顺序。如果溶液中 I^- 浓度很微小，而 Cl^- 的浓度又很大，当往溶液中加 $AgNO_3$ 溶液时，AgCl 会先析出。

2. 沉淀的转化

向 $ZnSO_4$ 溶液中滴加 Na_2S 溶液至不再有白色沉淀生成，再加入 $CuSO_4$ 溶液，观察现象。

实验可观察到白色沉淀转化为黑色沉淀，是因为：

$$ZnS(s) \rightleftharpoons Zn^{2+} + S^{2-} \qquad K_{sp}(ZnS) = 1.6 \times 10^{-24}$$

$$CuS(s) \rightleftharpoons Cu^{2+} + S^{2-} \qquad K_{sp}(CuS) = 1.27 \times 10^{-36}$$

$$K_{sp}(ZnS) \gg K_{sp}(CuS)$$

$$ZnS(s) \rightleftharpoons Zn^{2+} + S^{2-}$$

$$+$$

平衡右移　　Cu^{2+}

$$\Downarrow$$

$$CuS(s)$$

由一种难溶沉淀转化为另一种更难溶沉淀的过程称为沉淀的转化，其实质是沉淀-溶解平衡的移动。一般为溶解能力小的沉淀转化为溶解能力更小的沉淀，溶解能力差距越大，沉淀转化的趋势越大。

第三节　氧化还原反应与电化学

学习情境

生活中人们经常遇到这些现象，如铁锅很容易生锈；切开的苹果放一段时间表面会变色；人和动物呼吸时，吸入氧气把有机物（以葡萄糖为主）转化成二氧化碳和水，释放能量。这些现象都是发生了氧化还原反应，什么叫氧化还原反应？氧化还原反应有什么特征？

生活中人们常用的干电池和蓄电池都发生着氧化还原反应，从而把化学能转化成电能，怎样才能把化学能转化成电能呢？

希望通过本节的学习你能回答这些问题。

一、氧化还原反应

人们最初把一种物质与氧化合的反应称为氧化；把含氧的物质失去氧的反应称为还原。人们认识到还原反应实质上是得到电子的过程，氧化反应是失去电子的过程；氧化与还原必然是同时发生的。总之，把有电子转移（或得失）的反应称为氧化还原反应。

1. 氧化值

为了便于讨论氧化还原反应，引入了元素的氧化值（又称氧化数）的概念。1970 年 IUPAC 较严格地定义了氧化值的概念：氧化值是某元素一个原子的荷电数，该荷电数（即原子所带的净电荷数）的确定，是假定把每个化学键中的电子指定给电负性更大的原子而求得。确定氧化值的一般规则如下：

① 在单质中，元素的氧化值为零。

② 在二元离子型化合物中，某元素原子的氧化值等于该元素原子的离子所带电荷数。

③ 在共价化合物中，共用电子对偏向于电负性大的元素的原子，原子的“形式电荷数”即为它们的氧化值，如 HCl 中的 H 的氧化值为＋1，Cl 为－1。

④ 氧在化合物中的氧化值一般为－2；在过氧化物（如 H_2O_2、Na_2O_2 等）中为－1；在超氧化合物（如 KO_2）中为－1/2；在 OF_2 中为＋2。氢在化合物中的氧化值一般为＋1，在与活泼金属生成的离子型氢化物（如 NaH、CaH_2）中为－1。所有卤化合物中卤素的氧化数均为－1；碱金属、碱土金属在化合物中的氧化数分别为＋1、＋2。

⑤ 在中性分子中各元素的正负氧化值代数和为零。在多原子离子中各元素原子正负氧

化值代数和等于离子电荷数。

根据氧化值的定义及有关规则可以看出，氧化值是一个人为性的、经验性的假设概念，用以表示元素在化合状态时的形式电荷数。

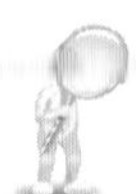

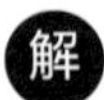

例 6-9

求 NH_4^+ 中 N 的氧化值。

解　已知 H 的氧化值为+1，设 N 的氧化值为 x，可得：

$$x+(+1)\times 4=+1$$

$$x=-3$$

所以 N 的氧化值为−3。

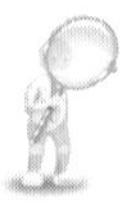

例 6-10

求 Fe_3O_4 中 Fe 的氧化值。

解　已知 O 的氧化值为−2，设铁的氧化值为 x，则：

$$3x+4\times(-2)=0$$

$$x=+\frac{8}{3}$$

由此可知，氧化值可以是整数，但也有可能是分数或小数。

必须指出，在共价化合物中，判断元素原子的氧化值时，不要与共价数相混淆。例如 CH_4、CH_3Cl、CH_2Cl_2、$CHCl_3$、CCl_4 中，碳的共价数为 4，但其氧化值则分别为−4、−2、0、+2 和+4。

2. 氧化还原反应

（1）氧化反应与还原反应　根据氧化值的概念，凡化学反应中，反应前后元素原子的氧化值发生了变化的一类反应称为氧化还原反应。氧化值升高的过程称为氧化，氧化值降低的过程称为还原。

氧化剂是反应中氧化值降低（得电子）的物质，它能氧化其他元素而自身被还原，发生还原反应。还原剂是氧化值升高（失电子）的物质，它能还原其他元素而自身被氧化，发生氧化反应。

当元素的氧化值是最高值时，不能再升高，故只可能作氧化剂。如 $K_2Cr_2O_7$ 中的 Cr 的氧化态为+6，为最高氧化值，故 $K_2Cr_2O_7$ 常用作氧化剂。

当元素的氧化值是最低值时，不能再降低，故只可能作还原剂。如，H_2S 中 S 的氧化值为−2，为 S 元素的最低氧化值，故 H_2S 只能作还原剂。

处于中间氧化值的元素，既可作氧化剂，也可作还原剂。如 SO_2 中 S 元素的氧化值是+4，遇到 O_2 等更强的氧化剂可以被氧化成 SO_3；遇到 CO 等更强的还原剂被还原成 S。

元素氧化值的高低只是该物质能否作为氧化剂或还原剂的必要条件，而不是决定因素。物质的分子结构、性质以及反应条件都会影响其氧化还原性。如浓 H_2SO_4 可作氧化剂，Na_2SO_4 则不能；单质 $K_2Cr_2O_7$ 在酸性条件下是强氧化剂，在碱性条件下氧化性较弱。

在一个反应中，某一单质或化合物，可能既是氧化剂又是还原剂。例如：

$$Cl_2+H_2O \longrightarrow HCl+HClO$$

在这个反应中 Cl_2 既是氧化剂又是还原剂，这类氧化还原反应称为歧化反应。

（2）氧化还原半反应与氧化还原电对　在氧化还原反应中，氧化剂与其还原产物、还原剂与其氧化产物组成的电对称为氧化还原电对，简称电对。氧化值较高的、作为氧化剂的物质称为氧化态（氧化型），氧化值较低的、作为还原剂的物质称为还原态（还原型）。氧化还原电对通过得失电子形成共轭关系，可用氧化态/还原态（符号：Ox/Red）表示，如 H^+/H_2、O_2/OH^-。

任何一个氧化还原反应都可看作是由两个“半反应”组成，即氧化半反应和还原半反应，两者共存，并且在反应过程中得失电子数相等。半反应通式：

$$\text{氧化态}+n\text{e} \rightleftharpoons \text{还原态}$$

例如氧化还原反应：　$Zn+Cu^{2+} = Zn^{2+}+Cu$

还原半反应：　$Cu^{2+}+2e \rightleftharpoons Cu$

氧化半反应：　$Zn \rightleftharpoons Zn^{2+}+2e$

用电对表示分别为 Cu^{2+}/Cu、Zn^{2+}/Zn。

3. 氧化还原反应方程式的配平

氧化还原反应往往比较复杂，参加反应的物质也比较多，配平这类反应方程式最常用的配平方法有离子-电子法、氧化值法等。

（1）离子-电子法　离子-电子法配平原则：反应过程中氧化剂所得到的电子数必须等于还原剂失去的电子数；遵循质量守恒定律，反应前后各元素的原子总数相等。配平步骤如下：

① 根据实验事实或反应规律将反应物、生成物写成一个没有配平的离子反应方程式。

例如：　$H_2O_2+I^- \longrightarrow H_2O+I_2$

② 再将上述反应分解为氧化还原半反应，并分别加以配平。

$$2I^- - 2e = I_2 \quad \text{（氧化反应）}$$

$$H_2O_2+2H^++2e = 2H_2O \quad \text{（还原反应）}$$

注意：这里得失电子数是根据离子电荷数的变化来确定的。例 I^-，必须有 2 个 I^- 氧化为 1 个 I_2：

$$2I^- \longrightarrow I_2$$

再根据反应式两边电子数相等，同时电荷数也要相等的原则，可确定所失去电子数为 2。

对于 H_2O_2 被还原为 H_2O 来说，需要去掉一个 O 原子，为此可在反应式的左边加上 2 个 H（因为反应在酸性介质中进行），使所去掉的 O 原子变成 H_2O。

$$H_2O_2+2H^+ \longrightarrow 2H_2O$$

然后再根据离子电荷数可确定所得到的电子数为 2。

推而广之，在半反应方程式中，如果反应物和生成物内所含的氧原子数不同，可以根据介质的酸碱性，分别在半反应方程式中加 H^+ 或 OH^- 或 H_2O，并利用水的解离平衡使反应式两边的氧原子数目相等。不同介质条件下配平氧原子的经验规则见表 6-2。

表 6-2　配平氧原子的经验规则

介质	比较方程式两边氧原子数	配平时左边应加入物质	生成物
酸性介质	(1)左边 O 多	H^+	H_2O
	(2)左边 O 少	H_2O	H^+
碱性介质	(1)左边 O 多	H_2O	OH^-
	(2)左边 O 少	OH^-	H_2O
中性介质（或弱碱性）	(1)左边 O 多	H_2O(中性)	OH^-
	(2)左边 O 少	OH^-(弱碱性)	H_2O

③ 根据氧化剂得到的电子数和还原剂失去的电子数必须相等的原则，以适当系数乘以

氧化半反应和还原半反应，然后将两个半反应方程式相加就可得到配平的离子反应方程式。

$$2I^- - 2e = I_2$$

$$+) H_2O_2 + 2H^+ + 2e = 2H_2O$$

$$H_2O_2 + 2H^+ + 2I^- = 2H_2O + I_2$$

由此可见，用离子-电子法配平，可以直接得到离子方程式。

(2)氧化值法　氧化值法是根据氧化还原反应中元素原子氧化值的改变，按照氧化值升高数与氧化值降低数必须相等的原则来确定氧化剂和还原剂分子式前面的系数，再根据质量守恒定律配平非氧化还原部分的原子数目。

举例说明配平步骤：

① 写出未配平的方程式。

$$S + HNO_3 \longrightarrow SO_2\uparrow + NO\uparrow + H_2O$$

② 找出还原剂氧化值升高数与氧化剂氧化值降低数。

$$\overset{(+4)}{S + HNO_3 \longrightarrow SO_2\uparrow + NO\uparrow + H_2O}\quad \text{N: }(-3)$$

③ 按最小公倍数原则，确定基本系数，使氧化值的升高数与氧化值的降低数相等。

$$\overset{(+4)\times 3}{S + HNO_3 \longrightarrow SO_2\uparrow + NO\uparrow + H_2O}\quad \text{N: }(-3)\times 4$$

④ 用观察法将所有元素的原子数目配平，必要时可加上适当的酸、碱及水分子。

$$3S + 4HNO_3 = 3SO_2\uparrow + 4NO\uparrow + 2H_2O$$

二、原电池与电极电位

1. 原电池

氧化还原反应的实质是在氧化剂和还原剂之间发生了电子的转移，但在一般条件下并不能产生电流。欲使氧化还原反应的化学能直接转变成电能——产生电流，必须设计这样一种装置：将氧化剂和还原剂分开，使还原剂放出的电子通过溶液外的导线定向地转移给氧化剂。如将锌片和铜片分别插入硫酸锌和硫酸铜溶液中，再用导线和盐桥（装满用饱和 KCl 和琼胶做成的冻胶）连接（图 6-1）。此装置一接通，反应立即进行。锌片逐渐溶解，放出电子，变成 Zn^{2+} 进入溶液。同时，硫酸铜溶液中的 Cu^{2+} 在铜片上获得由锌片放出、经导线传递过来的电子，变成铜析出。检流计指针的偏转（或灯泡由暗转亮）证实有电流产生。像这种由氧化还原反应而产生电流，使化学能转变成电能的装置，称为原电池。

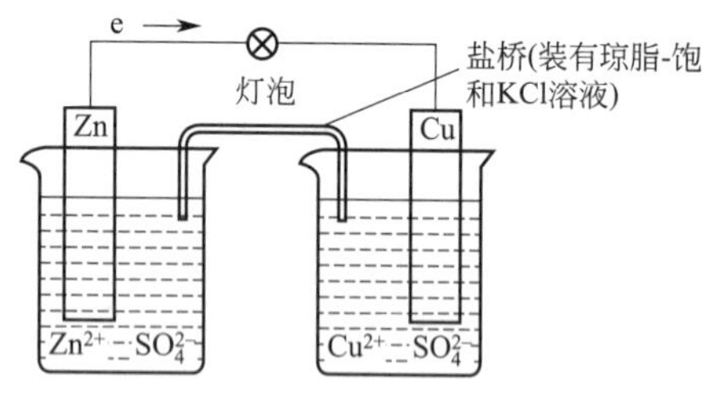

图 6-1　原电池示意图

从图 6-1 可看出，原电池是由两个半电池、盐桥和导线组成的。盐桥的作用就是使整个装置形成一个闭合的回路。随着反应的进行，盐桥中的正离子（K^+）向 $CuSO_4$ 溶液移动，负离子（Cl^-）向 $ZnSO_4$ 溶液移动，以保持溶液电中性，从而能使电流持续产生。

半电池又称电极，它是组成原电池的主体。每一个电极都是由电极导体和电解质溶液构成的。失去电子的电极称为负极，得到电子的电极称为正极，电路的电子总是由负极流向正极。在负极上发生氧化反应，在正极上发生还原反应。原电池发生的总的氧化还原反应称为电池反应。例，铜-锌原电池由铜极和锌极组成，从检流计指针偏转的方向可以确定，电子是由锌极流向铜极的，即锌极为负极，铜极为正极。上述原电池的电极反应如下：

负极（锌极）： $Zn-2e \rightleftharpoons Zn^{2+}$ （氧化反应）

正极（铜极）： $Cu^{2+}+2e \rightleftharpoons Cu$ （还原反应）

将正、负电极反应相加，消去电子，即得电池反应

$$Zn+Cu^{2+} = Zn^{2+}+Cu$$

从电极的物质组成来看，每个电极都是由同一元素的氧化还原电对组成，可以表示为：氧化态/还原态，如 Zn^{2+}/Zn、Fe^{3+}/Fe^{2+} 等。

为了应用方便，通常使用电池符号来表示原电池的组成。如铜锌原电池可表达为：

$$(-)Zn \mid ZnSO_4(c_1) \parallel CuSO_4(c_2) \mid Cu(+)$$

理论上讲，任何氧化还原反应都可以用原电池来表述。原电池符号书写要求如下：

① 左负右正。即一般将负极写在左边，正极写在右边。

② 用“|”表示物质间有一个界面，用“‖”表示盐桥。

③ 用化学式表示电池的物质组成，并注明物质的状态，气体需注明分压，液体需注明浓度。若不注明，则一般指液体浓度为 $1mol \cdot L^{-1}$ 或气体分压为 101.3kPa。

④ 若电极为气体或溶液，需用一个惰性电极材料作为电子的载体，如铂或石墨等。惰性电极导体不参与电极反应，仅起传递电子的作用。

2. 电极电位

（1）电极电位的产生　在铜锌原电池中，电流的产生是由于两个电极的电位不同引起的。对于电极而言，电极电位是如何产生的呢？

把金属 M（如锌）放在该金属离子 M^{n+} 的盐（如 $ZnSO_4$）溶液中时，金属表面上的正离子受到极性水分子的吸引而进入溶液，另一个相反的过程是溶液中的金属离子受到金属表面自由电子的吸引而沉积在金属表面的过程，当两者速率相等时就达到了动态平衡。

$$M(s) \underset{沉淀}{\overset{溶解}{\rightleftharpoons}} M^{n+}(aq)+ne$$

当金属溶解的趋向大于金属离子沉积到金属表面的趋向时，则金属带负电，金属表面附近的溶液带正电。由于静电吸引作用，在金属和溶液的界面处形成分别由带正电荷的金属离子和带负电荷的电子所组成的双电层［见图 6-2(a)］。电极表面的这种双电层产生电极电位，即产生在金属和其盐溶液之间的电位，叫作金属的电极电位，其数值等于金属表面电位与盐溶液界面的电位之差。如果金属溶解的趋向小于金属离子沉积的趋向，则金属带正电，金属表面附近的溶液带负电，体系也形成双电层［见图 6-2(b)］，产生电极电位。

金属电极电位的大小不仅与金属本身的活泼性有关，还与溶液中该金属离子的浓度、温度等因素有关。

（2）标准电极电位　金属的电极电位反映金属在溶液中失去电子能力的大小，如果能测出其数值，就可以定量地比较各种金属在溶液中得失电子能力的大小，比较各种氧化剂、还原剂的强弱。到目前为止电极电位绝对值的测定尚有困难，为此规定，在 298K 时，金属和该金属离子浓度为 $1mol \cdot L^{-1}$ 的溶液相接触的电位称为标准电极电位，符号为 $\varphi^{\ominus}$ （“$\ominus$”为标准状态符号)，并用标准氢电极作为比较标准。

① 标准氢电极　标准氢电极是由镀有一层蓬松的铂黑的铂片浸入 H^+ 浓度为 $1mol \cdot L^{-1}$ 的酸（硫酸）溶液中，在 298K 时不断地泵入压力为 101.3kPa 的纯氢气流所组成的电极。由于 H_2 不能独立用作电极，故选用既能导电又能吸附气体而不参与电极反应的镀有铂黑的铂片为

电极，制成标准氢电极（图 6-3）。

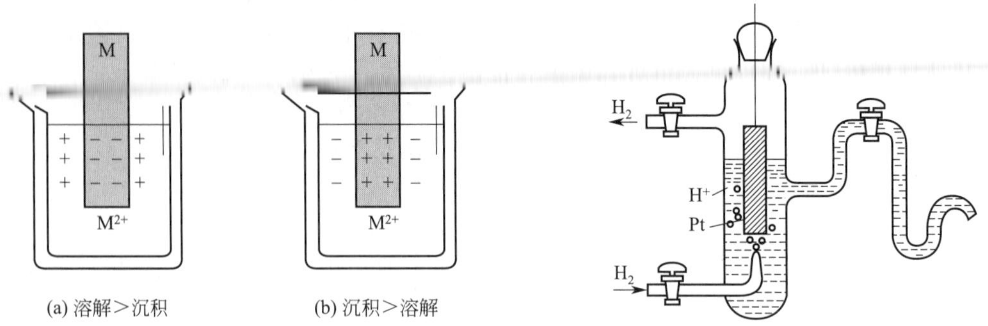

图 6-2 金属双电层示意图

图 6-3 标准氢电极

在此氢电极周围发生了如下平衡：

$$2H^+ + 2e \rightleftharpoons H_2(g)$$

标准氢电极和酸溶液之间所产生的电位差称为标准氢电极的电极电位，在任何温度下，规定标准氢电极电位为零，即 $\varphi^{\ominus}(H^+/H_2)=0.000V$。

② 标准电极电位的测定方法　欲测定某电极的标准电极电位，可用标准氢电极与处于标准状态的待测电极的半电池组成原电池，用实验方法测得这个原电池的标准电动势[$E^{\ominus}=E^{\ominus}(+)-E^{\ominus}(-)$]数值，就可得到待测电极的标准电极电位。标准状态是指在 298K 条件下，组成电对的离子浓度为 $1mol \cdot L^{-1}$，气体分压为 101.3kPa。

例，标准锌电极电位测定，锌半电池与标准氢电极组成原电池：

$$(-)Zn \mid Zn^{2+}(1moL \cdot L^{-1}) \parallel H^+(1mol \cdot L^{-1}) \mid H_2(p^{\ominus}) \mid Pt(+)$$

由电表测得电流从氢电极流向锌电极，因此氢电极为正极，测得 $E^{\ominus}=0.7618V$，所以：

$$\varphi^{\ominus}(Zn^{2+}/Zn)=-0.7618V$$

用标准铜电极与标准氢电极组成原电池：

$$(-)Pt \mid H_2(p^{\ominus}) \mid H^+(1moL \cdot L^{-1}) \parallel Cu^{2+}(1mol \cdot L^{-1}) \mid Cu(+)$$

同样可测得 $E^{\ominus}=0.3419V$，铜电极为正极，氢电极为负极，所以 $\varphi^{\ominus}(Cu^{2+}/Cu)=0.3419V$。用此方法，理论上可测得各种电极的标准电极电位，但是有些电极与水反应剧烈，不能直接测得，可通过热力学数据间接求得。常见电极的标准电极电位列于附表中。

标准电极电位表有重要用途。应用时要注意下列问题。

① 电极反应写法通常有以下两种：

$$氧化态 + ne \rightleftharpoons 还原态$$

$$还原态 \rightleftharpoons 氧化态 + ne$$

这两种写法并无原则区别，因为电极反应是可逆的，标准电极电位是平衡电位。为了与以下采用的符号统一，便于掌握，本书采用第一种写法。

② 电极电位符号不随电极反应写法改变而改变。例如：

$$Zn^{2+} + 2e \rightleftharpoons Zn \qquad \varphi^{\ominus}(Zn^{2+}/Zn)=-0.7618V$$

$$Zn \rightleftharpoons Zn^{2+} + 2e \qquad \varphi^{\ominus}(Zn^{2+}/Zn)=-0.7618V$$

$$2Zn^{2+} + 4e \rightleftharpoons 2Zn \qquad \varphi^{\ominus}(Zn^{2+}/Zn)=-0.7618V$$

③ 标准电极电位分为酸表和碱表，在电极反应中出现 H^+ 的均查酸表，出现 OH^- 的均查碱表，若无 H^+ 或 OH^- 出现，则从存在状态分析选用。

3. 能斯特方程

电极电位的大小主要取决于电极电对的本性，并受到各种外界因素如温度、溶液中离子浓度、气体分压等影响。能斯特方程反映了电极本性、浓度（压力）、酸度、温度等因素对电极电位的影响。

（1）电极电位的能斯特方程　对于任意给定的电极（均假设作正极），电极反应的通式为：

$$a\ 氧化态(Ox)+ne \rightleftharpoons b\ 还原态(Red)$$

$$\varphi=\varphi^{\ominus}+\frac{RT}{nF}\ln\frac{[氧化态]^a}{[还原态]^b}$$

此式称为电极反应的能斯特方程。其中，a、b 分别表示电极反应中氧化态、还原态物质的计量系数；φ 为电极在某一浓度条件下的电极电位；$\varphi^{\ominus}$ 为标准电极电位；$[氧化态]^a$、$[还原态]^b$ 分别表示电极反应中氧化态、还原态一侧各物质平衡浓度幂次方乘积；F 为法拉第常数；R 为摩尔气体常数；T 为热力学温度；n 为电极反应中电子的得失数。

当温度为 298.15K 时，代入 R、T、F 数值，并将自然对数改为常用对数，上式可化为：

$$\varphi=\varphi^{\ominus}+\frac{0.059}{n}\lg\frac{[氧化态]^a}{[还原态]^b}$$

注意：①电极反应中氧化态、还原态物质除氧化数发生变化的物质外，还包括 H^+、OH^- 等。②电极反应的某一物质为固体、纯液体或水溶液中的 H_2O，浓度均视为 $1mol\cdot L^{-1}$；若为气体则用相对分压表示。

（2）各种因素对电极电位的影响

① 浓度对电极电位的影响　由能斯特方程可以看出，对于一个指定电极，氧化态物质的浓度增大或还原态物质浓度的减小都可使电极电位增大；反之，则减小。利用能斯特方程可以计算电极电对在各种浓度下的电极电位。

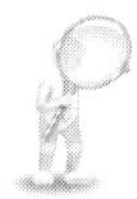

例 6-11

已知电极反应 $Fe^{3+}+e \rightleftharpoons Fe^{2+}$，$\varphi^{\ominus}(Fe^{3+}/Fe^{2+})=+0.771V$，当 $[Fe^{3+}]=1.0\times 10^{-3}mol\cdot L^{-1}$，$[Fe^{2+}]=0.10mol\cdot L^{-1}$ 时，计算 298K 时 $\varphi(Fe^{3+}/Fe^{2+})$ 的值。

解　电极反应 $Fe^{3+}+e \rightleftharpoons Fe^{2+}$，由能斯特方程得：

$$\begin{aligned}\varphi(Fe^{3+}/Fe^{2+})&=\varphi^{\ominus}(Fe^{3+}/Fe^{2+})+\frac{0.059}{n}\lg\frac{[Fe^{3+}]^a}{[Fe^{2+}]^b}\\&=0.771+0.059\lg\frac{1.0\times10^{-3}}{0.10}\\&=0.653(V)\end{aligned}$$

② 酸度对电极电位的影响　酸度对电极电位的影响主要存在于有 H^+、OH^- 参与的电极反应。

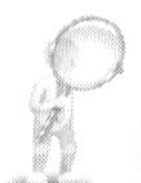

例 6-12

下列电池反应 $Cr_2O_7^{2-}+14H^{+}+6e \rightleftharpoons 2Cr^{3+}+7H_2O$，$\varphi^{\ominus}(Cr_2O_7^{2-}/Cr^{3+})=+1.33V$，计算 25℃时，$[Cr_2O_7^{2-}]=[Cr^{3+}]=1.0mol\cdot L^{-1}$，$[H^+]=0.010mol\cdot L^{-1}$ 时，$\varphi(Cr_2O_7^{2-}/Cr^{3+})$ 的值。

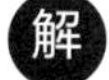
解　由能斯特方程得：

$$\varphi(Cr_2O_7^{2-}/Cr^{3+})=\varphi^{\ominus}(Cr_2O_7^{2-}/Cr^{3+})+\frac{0.059}{6}\lg\frac{[Cr_2O_7^{2-}][H^+]^{14}}{[Cr^{3+}]^2}$$

$$=1.33+\frac{0.059}{6}\lg\frac{1.0\times(0.010)^{14}}{1.0^2}$$

$$=1.05(V)$$

③ 沉淀的生成对电极电位的影响　电极电对的氧化态或还原态物质生成沉淀时，会使物质的浓度减小，从而导致电极电位的变化。

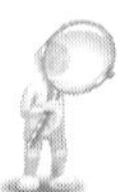

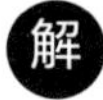

例 6-13

在含有电对 Ag^+/Ag 的体系中，电极反应：$Ag^+ + e \rightleftharpoons Ag$，$\varphi^{\ominus}(Ag^+/Ag)=+0.7991V$，若加入 NaCl 至溶液中维持 Cl^- 的浓度为 $1.0mol \cdot L^{-1}$ 时，计算 $\varphi(Ag^+/Ag)$。

解　当加入 NaCl 溶液时，$Ag^+ + Cl^- \rightleftharpoons AgCl\downarrow$

此时
$$[Ag^+]=\frac{K_{sp}(AgCl)}{[Cl^-]}$$

当 $[Cl^-]=1.00mol \cdot L^{-1}$ 时，$[Ag^+]=1.8\times10^{-10}mol \cdot L^{-1}$

将 $[Ag^+]$ 值代入电极反应的能斯特方程得：

$$\varphi(Ag^+/Ag)=\varphi^{\ominus}(Ag^+/Ag)+\frac{0.059}{1}\lg[Ag^+]$$

$$=0.7991+0.0591g(1.8\times10^{-10})$$

$$=0.22(V)$$

4. 电极电位的应用

（1）判断原电池的正、负极，计算原电池的电动势　当两个电对构成电池时，φ 值小的电对为负极，φ 值大的电对为正极。电池的电动势为：

$$E=\varphi(+)-\varphi(-)$$

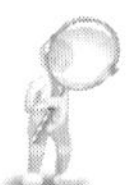

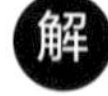

例 6-14

根据氧化还原反应 $Cu+Cl_2 \rightleftharpoons Cu^{2+}+2Cl^-$ 组成原电池，已知 $p(Cl_2)=100kPa$，$[Cu^{2+}]=0.10mol \cdot L^{-1}$，$[Cl^-]=0.10mol \cdot L^{-1}$，试计算此原电池的电动势。

解　$\varphi^{\ominus}(Cu^{2+}/Cu)=0.34V$，$\varphi^{\ominus}(Cl_2/Cl^-)=1.36V$，由能斯特方程得：

$$\varphi(Cu^{2+}/Cu)=\varphi^{\ominus}(Cu^{2+}/Cu)+\frac{0.059}{2}\lg[Cu^{2+}]$$

$$=0.34+\frac{0.059}{2}\lg0.10$$

$$=0.31(V)$$

$$\varphi(Cl_2/Cl^-)=\varphi^{\ominus}(Cl_2/Cl^-)+\frac{0.059}{2}\lg\frac{p(Cl_2)/p^{\ominus}(Cl_2)}{[Cl^-]^2}$$

$$=1.36+\frac{0.059}{2}\lg\frac{100\times10^3/(100\times10^3)}{[0.10]^2}$$

$=1.42(V)$

$\varphi(Cu^{2+}/Cu) < \varphi(Cl_2/Cl^-)$，所以 Cu^{2+}/Cu 作负极。

电池电动式：$E=\varphi(+)-\varphi(-)=+1.42-0.31=+1.11(V)$

(2) 比较氧化剂和还原剂的相对强弱 $\varphi^\ominus$ 越大，氧化态得电子的能力越强，还原态失电子能力越弱；$\varphi^\ominus$ 越小，氧化态得电子能力越弱，还原态失电子能力越强。

例，$\varphi^\ominus(I_2/I^-)=0.535V$，$\varphi^\ominus(Br_2/Br^-)=1.06V$，$\varphi^\ominus(Fe^{3+}/Fe^{2+})=0.771V$。氧化性最强的物质为 Br_2，还原性最强的物质为 I^-。

(3) 判断氧化还原反应的方向 任何一个氧化还原反应，原则上都可以设计成原电池。利用原电池的电动势可以判断氧化还原反应进行的方向。由氧化还原反应组成的原电池，在标准状态下，如果电池的标准电动势 $E^\ominus>0$，则电池反应能自发进行；如果电池的标准电动势 $E^\ominus<0$，则电池反应不能自发进行。在非标准状态下，则用该状态下的电动势来判断。

从原电池的电动势与电极电位之间的关系来看，只有 $\varphi(+)>\varphi(-)$ 时，氧化还原反应才能自发地向正反应方向进行。也就是说，氧化剂所在电对的电极电位必须大于还原剂所在电对的电极电位，才能满足 $E>0$ 的条件。

当由氧化还原反应构成的电池的电动势 $E^\ominus>0$ 时，则此氧化还原反应就能自发进行。因此，电池电动势也是判断氧化还原反应能否进行的判据。

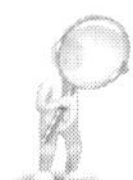

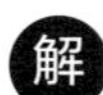

例 6-15

判断反应 $Cu+2Fe^{3+} \rightleftharpoons Cu^{2+}+2Fe^{2+}$ 能否从左向右进行（在标准状态下）。

解 查出各电对的 $\varphi^\ominus$ 值：

$$Cu^{2+}+2e \rightleftharpoons Cu \qquad \varphi^\ominus(Cu^{2+}/Cu)=+0.342V$$

$$2Fe^{3+}+2e \rightleftharpoons 2Fe^{2+} \qquad \varphi^\ominus(Fe^{3+}/Fe^{2+})=+0.771V$$

由反应可知：Fe^{3+} 是氧化剂，Cu 是还原剂。故上述电池反应的电动势：

$$\begin{aligned}E^\ominus &= \varphi^\ominus(+)-\varphi^\ominus(-)\\ &=0.771V-0.342V\\ &=0.429V>0\end{aligned}$$

所以上述反应能自发向正反应方向进行。

通常情况下，氧化还原反应总是由较强的氧化剂与还原剂向着生成较弱的氧化剂和还原剂方向进行。

第四节 配位平衡

学习情境

在 $CuSO_4$ 溶液中滴加氨水溶液，会有蓝色沉淀产生，继续滴加氨水，沉淀溶解，生成深蓝色溶液，又加入 KCN 溶液，溶液变成无色，分析出现上述现象的原因。试写出反应的方程式。

希望通过本节的学习你能回答这些问题。

配位平衡是一种相对平衡状态，如果平衡系统中的条件（如酸度、浓度等）发生改变，配离子的稳定性将发生改变，使平衡发生移动。实际生活中，根据平衡移动原理，通过控制反应条件，使反应向着需要的方向进行。

一、配离子稳定常数

1. 配位平衡和配离子稳定常数

配离子是一类组成复杂的稳定离子，但实验表明，配离子的稳定性是相对的。在水溶液中，以离子键结合的配离子和外界完全解离，以配位键结合的中心离子与配体可以微弱地解离，即中心原子与配体形成配离子的反应是可逆反应，最终会达到化学平衡。这种在水溶液中存在的配离子的生成与解离之间的平衡称为配位平衡。

例，在$[Cu(NH_3)_4]SO_4$溶液中，若加$BaCl_2$溶液，会产生$BaSO_4$白色沉淀；若加入少量NaOH溶液，却得不到$Cu(OH)_2$沉淀；若加入Na_2S溶液，则可得到黑色的CuS沉淀。可见，$[Cu(NH_3)_4]^{2+}$在水溶液中只能微弱地解离出Cu^{2+}和NH_3。

在一定温度下达到配位平衡状态时，配合物的稳定性可以用配离子稳定平衡常数$K_{稳}$表示。如$[Cu(NH_3)_4]^{2+}$配离子的形成反应为：

$$Cu^{2+}+4NH_3 \rightleftharpoons [Cu(NH_3)_4]^{2+}$$

$$K_{稳}=\frac{[Cu(NH_3)_4^{2+}]}{[Cu^{2+}][NH_3]^4}$$

$K_{稳}$为$[Cu(NH_3)_4]^{2+}$的配离子稳定常数。$K_{稳}$越大，说明生成配离子的倾向越大，而解离的倾向就越小，即配离子越稳定。不同的配离子具有不同的稳定常数；$K_{稳}$的大小直接反映了配离子稳定性的大小；利用$K_{稳}$可以直接比较同类型配位离子的稳定性。

金属离子M和配位体L通过配位键结合成的配离子ML_n（为书写简便本节略去离子电荷）在水溶液中存在配位解离平衡。其配离子的形成反应为：

$$M+nL \rightleftharpoons ML_n$$

$$K_{稳}=\frac{[ML_n]}{[M][L]^n}$$

式中，[M]、[L]、$[ML_n]$分别为金属离子、配体及配离子平衡时的浓度；n为配体的数目。

通常配合物的稳定常数都比较大，为了书写方便常用其对数值$\lg K_{稳}$来表示，几种常见配离子的$\lg K_{稳}$值见表6-3。

表6-3 几种配离子的$\lg K_{稳}$值

配离子	$[Ag(NH_3)_2]^+$	$[Zn(NH_3)_4]^{2+}$	$[Cu(NH_3)_2]^+$	$[Cu(NH_3)_4]^{2+}$	$[Cu(en)_2]^{2+}$
$\lg K_{稳}$	7.04	9.46	10.86	13.32	20.00

配离子$\lg K_{稳}$值的大小与配体的电荷、半径有关，一般配体电荷越高，配离子的$\lg K_{稳}$值越大；配体的半径越小，配离子的$\lg K_{稳}$值越大。螯合物与具有类似组成和结构的单齿配体所形成的配合物相比，其稳定性大得多，如：$\lg K_{稳}[Cu(NH_3)_4]^{2+}<\lg K_{稳}[Cu(en)_2]^{2+}$。

2. 配离子稳定常数的应用

利用配离子的稳定常数，可以计算配合物溶液中有关离子的浓度。

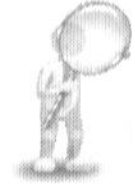

例6-16

在含有$0.10mol\cdot L^{-1}$ $[Cu(NH_3)_4]^{2+}$配离子溶液中，当NH_3浓度分别为$1.0mol\cdot L^{-1}$、$2.0mol\cdot L^{-1}$时，处于平衡状态时游离Cu^{2+}的浓度分别是多少？已知

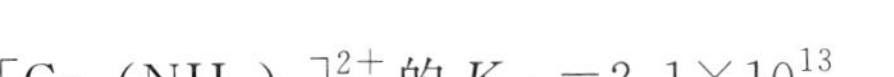

$[Cu(NH_3)_4]^{2+}$的$K_{稳}=2.1\times10^{13}$。

(1) 设平衡时$c(Cu^{2+})=x\,mol\cdot L^{-1}$

$$[Cu(NH_3)_4]^{2+} \rightleftharpoons Cu^{2+}+4NH_3$$

平衡浓度/$mol\cdot L^{-1}$　　$0.10-x$　　x　　$1.0+4x$

$$K_{稳}=\frac{[Cu(NH_3)_4^{2+}]}{[Cu^{2+}][NH_3]^4}$$

$$\frac{0.10-x}{x(1.0+4x)^4}=2.1\times10^{13}$$

由于$K_{稳}$值很大，所以x一定很小，则：$0.10-x\approx0.10$，$1.0+4x\approx1.0$

$$x=[Cu^{2+}]\approx4.8\times10^{-15}\,mol\cdot L^{-1}$$

(2) 同法得：当NH_3浓度为$2.0mol\cdot L^{-1}$时，$[Cu^{2+}]\approx3.0\times10^{-16}mol\cdot L^{-1}$

计算结果表明，NH_3的浓度越大，Cu^{2+}浓度越低，即$[Cu(NH_3)_4]^{2+}$的解离程度越小，所以可以利用过量配体的存在增加配离子的稳定性。

二、配位平衡的移动

配位平衡是相对的，有条件的，当平衡条件发生改变时，平衡就会移动。影响配位平衡的决定性因素是内因，即中心离子和配体性质，同时还受到温度、酸度等外因的影响。

对于任意反应：$M+nL \rightleftharpoons ML_n$

根据平衡移动原理，若改变M、L、ML_n的浓度，均会使平衡移动，改变其稳定性。

1. 溶液pH的影响

在溶液配位平衡中存在配离子、游离的金属离子和配位体，溶液pH的改变对这些存在形式都会产生不同程度的影响。

(1) 酸效应　根据酸碱质子理论，配位体均可看作一种碱，如：NH_3、CN^-、F^-等。当配离子溶液中的H^+浓度增加时，由于弱碱配体同H^+结合生成共轭酸，降低了配体的浓度，使配位平衡向配离子解离的方向移动，这种现象叫作酸效应。溶液的pH越小，越容易使配离子解离，酸效应越明显。如在$[Cu(NH_3)_4]^{2+}$溶液中加酸，NH_3与H^+形成NH_4^+，使$[Cu(NH_3)_4]^{2+}$解离。

$$Cu^{2+}+4NH_3 \rightleftharpoons [Cu(NH_3)_4]^{2+}$$

$$+$$

$$4H^+$$

$$\rightleftharpoons$$

$$4NH_4^+$$

总反应式为：　$[Cu(NH_3)_4]^{2+}+4H^+ \rightleftharpoons Cu^{2+}+4NH_4^+$

(2) 水解效应　配离子的中心离子大多是过渡金属离子，其在水中往往发生不同程度的水解作用，生成氢氧化物沉淀，使金属离子浓度降低，配位平衡发生移动，这种现象叫作金属离子的水解效应。溶液的pH越大，配离子解离越容易，越利于水解反应的进行。例：

$$[FeF_6]^{3-}+3OH^- \rightleftharpoons Fe(OH)_3+6F^-$$

在溶液中，酸效应和水解效应同时存在，究竟哪种效应为主，取决于溶液中配离子的稳定常数、配体的碱性强弱以及配位体氢氧化物的溶解度等因素，一般以酸效应为主。通常在不生成氢氧化物沉淀的前提下提高溶液的 pH，以保证配离子的稳定性。

2. 沉淀-溶解平衡的影响

当配合物的配体可与某种试剂（沉淀剂）形成沉淀时，加入沉淀剂会破坏配位平衡，使配位平衡向解离方向移动。配离子的稳定性越低，沉淀物的溶解度越小，则配位平衡向解离方向移动，沉淀-溶解平衡向沉淀方向移动，有沉淀生成；反之，则使沉淀溶解。根据此原理，可根据实际需要，完成配离子和沉淀之间的转化。如：

总反应式为：

$$[Ag(NH_3)_2]^+ + Br^- \rightleftharpoons AgBr\downarrow + 2NH_3$$

$$AgBr + 2S_2O_3^{2-} \rightleftharpoons [Ag(S_2O_3)_2]^{3-} + Br^-$$

以上两个反应都包括配位平衡和沉淀-溶解平衡，这类反应属于多重平衡。根据多重平衡原理，上述反应移动的方向，取决于沉淀剂和配体争夺配离子的能力。若稳定常数 $K_{稳}$ 越大，溶度积常数 K_{sp} 也越大，越易形成配离子，向溶解方向移动；若稳定常数 $K_{稳}$ 越小，溶度积常数 K_{sp} 也越小，越易形成沉淀，向沉淀方向移动。

课题小结

1.（1）溶液 pH 计算：$pH=-\lg[H^+]$，$pOH=-\lg[OH^-]$。

（2）一元弱酸、弱碱的 pH：

当$\frac{c}{K_a}\geqslant 500$时，$[H^+]=\sqrt{cK_a}$；当$\frac{c}{K_b}\geqslant 500$时，$[OH^-]=\sqrt{cK_b}$

（3）能保持 pH 相对稳定的溶液叫作缓冲溶液。

$$pH=pK_a+\lg\frac{[共轭碱]}{[共轭酸]}$$

2.（1）溶度积常数或溶度积（K_{sp}）：$K_{sp}=[A^{n+}]^m\times[B^{m-}]^n$

（2）溶度积规则：$Q_c=K_{sp}$，为饱和溶液；$Q_c>K_{sp}$，为过饱和状态，析出沉淀；$Q_c<K_{sp}$，为不饱和溶液，沉淀溶解。

3.（1）氧化还原反应：电子转移（或得失）的反应。氧化还原反应方程式的配平。

（2）能斯特方程：$\varphi=\varphi^{\ominus}+\frac{0.059}{n}\lg\frac{[氧化态]^a}{[还原态]^b}$

4. 配位平衡：$K_{稳}=\frac{[ML_n]}{[M][L]^n}$

知识训练

一、填空题

1. 下列物质溶于水后，不能发生水解的是____；能发生水解的物质中，水溶液呈酸性的是____，水溶液呈碱性的是____，水溶液呈中性的是____。（请将序号填在括号里）

A. NaCl　B. NH_4Cl　C. KPO_4　D. NaAc　E. $NaHCO_3$　F. NH_4Ac

2. 在氨水溶液中加入下列物质时，pH 升高的是________，pH 降低的是________，pH 不变的是________。（请将序号填在括号里）

A. NH_4Cl　B. NaOH　C. HCl　D. NaCl　E. H_2O

3. 向 AgCl 饱和溶液中加水，则 AgCl 的溶解度____，K_{sp}____。（填增大、减小等）

4. 已知 $Sr_3(PO_4)_2$ 饱和溶液的浓度为 $1.0\times10^{-6}mol\cdot L^{-1}$，其溶度积常数为__________。

5. 以下物质中 S 元素的氧化数分别为：H_2S____，S____，SCl_2____，SO_2____；以下

物质中 N 元素的氧化数分别为：NH_3 ____，N_2O ____，NO ____，N_2O_4 ____，HNO_3 ____。

6. 在电池 Ag | AgCl（s） | $CuCl_2$（c） | Cu 中，正极电对是________，电极的反应____________，负极电对是______，电极的反应________，电池反应____________。

7. 在配位平衡 $Cu^{2+}+4NH_3 \rightleftharpoons [Cu(NH_3)_4]^{2+}$ 中，加入少量 HCl，平衡移动方向是______________。

二、选择题

1. 在纯水中加入一些酸，则溶液中（　　）。

A. H^+ 和 OH^- 浓度的乘积增大　　B. H^+ 和 OH^- 浓度的乘积减小

C. H^+ 和 OH^- 浓度的乘积不变　　D. 溶液 pH 增大

2. HCN 解离平衡常数 $K_a=\frac{[H^+][CN^-]}{[HCN]}$，下列说法正确的是（　　）。

A. 加入 HCl，K_a 变大　　B. 加入 NaCN，K_a 变大

C. 加入 HCN，K_a 变小　　D. 加入 H_2O，K_a 不变

3. 欲配制 pH 为 9 的缓冲溶液，应选用何种弱酸或弱碱及其盐来配制。（　　）

A. HNO_2（$K_a=5.6\times10^{-4}$）　　B. $NH_3 \cdot H_2O$（$K_b=1.8\times10^{-5}$）

C. HAc（$K_a=1.76\times10^{-5}$）　　D. HCOOH（$K_a=1.8\times10^{-4}$）

4. 已知 $Mg(OH)_2$ 的溶度积 $K_{sp}=1.8\times10^{-11}$，则其饱和溶液的 pH 为（　　）。

A. 3.48　　B. 3.78　　C. 10.52　　D. 10.22

5. $SrCO_3$ 在下列物质中溶解度最大的是（　　）。

A. $0.10mol \cdot L^{-1}$ CH_3COOH 溶液　　B. $0.10mol \cdot L^{-1}$ $SrSO_4$ 溶液

C. 纯水　　D. $1.0mol \cdot L^{-1}$ Na_2CO_3 溶液

6. 下列有关氧化数的叙述中，错误的是（　　）。

A. 单质的氧化数均为 0

B. 离子团中，各原子的氧化数之和等于离子的电荷数

C. 氧化数可以是整数也可以是分数

D. 氢的氧化数均为+1，氧的氧化数均为−2

7. 氧化还原反应的实质是（　　）。

A. 得氧和失氧　　B. 化合价的升降

C. 有无新物质生成　　D. 电子的得失或转移

8. 某元素在化学反应中由化合态变为游离态，则该元素（　　）。

A. 一定被氧化　　B. 一定被还原

C. 可能被氧化，也可能被还原　　D. 化合价降低为零

9. 黑火药的爆炸反应为：$2KNO_3+S+3C \longrightarrow K_2S+3CO_2\uparrow+N_2\uparrow$，其中被还原的元素是（　　）。

A. N　　B. C　　C. N 和 S　　D. N 和 C

10. 在 $CuSO_4$ 溶液中慢慢加入 NaOH 溶液，生成蓝色沉淀 $Cu(OH)_2$，把沉淀分成若干份，分别加入下列哪些物质可以使得沉淀溶解（　　）。

A. 氨水　　B. 水　　C. NaOH　　D. $Mg(OH)_2$

三、简答题

1. 标明下列反应中各共轭酸碱对，并写出它们的解离平衡常数表达式。

(1) $HCN+H_2O \rightleftharpoons H_3O^++CN^-$

（2）$S^{2-}+H_2O \rightleftharpoons HS^-+OH^-$

（3）$H_3PO_4+H_2O \rightleftharpoons H_3O^++H_2PO_4^-$

2. 实验中需要较高浓度的 CO_3^{2-}，是用饱和 H_2CO_3 水溶液好还是用 Na_2CO_3 溶液好？为什么？若只有 H_2CO_3 溶液，用什么方法可使 CO_3^{2-} 浓度增大？

3. 什么是溶度积规则，沉淀生成和溶解的必要条件是什么？

4. 人的牙齿表面有一层釉质，其组成为羟基磷灰石 $Ca_5(PO_4)_3OH$（$K_{sp}=6.8\times10^{-37}$）。为了防止蛀牙，人们常使用含氟牙膏，其中的氟化物可使羟基磷灰石转化为氟磷灰石$Ca_5(PO_4)_3F$（$K_{sp}=1\times10^{-60}$）。写出这两种难溶化合物相互转化的离子方程式。

5. 配平下列方程式，并指出各反应中的氧化剂和还原剂。

（1）$Cl_2+OH^- \longrightarrow Cl^-+ClO^-$

（2）$Cr_2O_7^{2-}+I^-+H^+ \longrightarrow Cr^{3+}+I_2+H_2O$

（3）$I_2+Na_2S_2O_3 \longrightarrow NaI+Na_2S_4O_6$

6. AgCl 沉淀溶于氨水，再加 HNO_3 酸化，则又有 AgCl 沉淀析出，请解释此现象。

四、计算题

1. 计算下列各溶液的 pH。（1）$0.01mol \cdot L^{-1}$ HCl 溶液；（2）$0.01mol \cdot L^{-1}$ NH_3 溶液。

2. 欲配制 250mL pH＝5.0 的缓冲溶液，则应在 125mL $1.0mol \cdot L^{-1}$ CH_3COONa 溶液中加入多少毫升 $6.0mol \cdot L^{-1}$ 的 CH_3COOH 溶液？

3. 试计算原电池(－)Cu | Cu^{2+}($1.0mol \cdot L^{-1}$) ‖ Ag^+($1.0mol \cdot L^{-1}$) | Ag(＋)，在 Cu^{2+} 的浓度降至 1.0×10^{-3} $mol \cdot L^{-1}$ 时，电动势改变值。

模块四 化学分析法原理与运用

课题七 化学分析法概述

学习目标

1. 掌握误差和偏差的表示方法，熟悉有效数字的修约和运算。
2. 掌握标准溶液的配制和标定及其相关计算，熟悉实验数据的记录方法。
3. 了解可疑值的取舍；了解滴定分析方法的基本知识。
4. 能正确进行滴定工作，准确记录数据，并对结果的准确度进行评判；能熟练配制和标定标准溶液，进行滴定分析相关计算。

第一节 误差及实验数据处理

学习情境

《药典》（2015 版四部）国家药品标准物质制备指导原则规定，定值的测量方法应先研究测量方法、测量过程和样品处理过程所固有的系统误差和随机误差，如溶解、分离等过程中被测样品的污染和损失；对测量仪器要定期进行校准，选用具有可溯源的基准物。

什么是系统误差和随机误差？ 样品、仪器等因素对其有什么影响？ 基准物又是什么？《药典》各种测定方法中频频出现的 *RSD* 是什么？ 在实际试验分析中有什么意义？希望通过本节的学习你能回答这些问题。

一、误差

定量分析的任务是准确测定试样中各有关组分的含量。不准确的分析结果会导致产品报废，资源浪费，甚至在科学上得出错误的结论。在分析过程中，由于受到所采用的分析方法、仪器和试剂、工作环境和分析者自身等主客观因素的制约，即使是技术很熟练的人，用同一种方法对同一试样仔细地进行多次分析，也不能得到完全一致的分析结果，表明在分析过程中误差是客观存在的。因此在进行定量测定时，必须对分析结果进行评价，判断其准确性，检查产生误差的原因，采取减小误差的有效措施，提高分析结果的准确性。

1. 误差的分类和产生的原因

在定量分析中，根据误差的性质和产生原因的差异，误差可以分为系统误差和随机误差。

（1）系统误差　系统误差是由分析过程中某些固定的、经常性的因素所引起的，其大小、正负是可以测定的，又称可测误差，具有重复性、单向性和可测性的特点。系统误差是定量分析误差的主要来源，对测定结果的准确度有较大影响。系统误差可分为以下几类。

① 方法误差　这种误差是由分析方法本身所造成的。例如，在重量分析中，沉淀的溶解、共沉淀、灼烧时沉淀的分解或挥发等；在滴定分析中，反应进行不完全、干扰离子的影响、化学计量点和滴定终点不相符及发生副反应等，系统地导致结果偏高或偏低。

② 仪器和试剂误差　仪器误差来源于仪器本身不够精准。例如，砝码质量、容量器皿和仪表刻度不准确等。试剂误差来源于试剂不纯。例如，试剂和蒸馏水中含有被测物质或干扰物质，使分析结果系统偏高或偏低。

③ 操作误差　操作误差是由分析人员所掌握的分析操作与正确的分析操作有差别所引起的。如分析人员在称取试样时未注意防止试样吸湿，洗涤沉淀时洗涤过分或不充分。

主观误差又称个人误差，是由于分析者的主观因素造成的。如分析人员在辨别滴定终点的颜色时，有人偏深，有人偏浅；在读数时，有的偏高，有的偏低等。本书中，主观误差列入操作误差。操作误差的大小可能因人而异，但对于同一分析人员往往是恒定的。

（2）随机误差　随机误差又称偶然误差或不定误差，是由一些随机的偶然的原因造成的。如测量时环境温度、湿度和气压的微小波动等；分析人员对各份试样处理时的微小差别等。这些不可避免的偶然原因，使分析结果在一定范围内波动，引起随机误差。随机误差具有大小和正负都难以预测，且不可被校正的特点。随机误差在分析操作中是无法避免的，似乎没有规律性，但经过多次重复测定后，会发现数据的分布符合一般的统计规律，可以用随机误差的正态分布曲线表示（图 7-1）。由曲线可知，同样大小的正误差和负误差出现的机会相等；小误差出现的机会多，大误差出现的机会少。

由此可见，在消除系统误差的前提下，平行测定的次数越多，测得值的算术平均值越接近真实值。因此，适当增加平行测定次数，取其平均值，可以减少偶然误差。

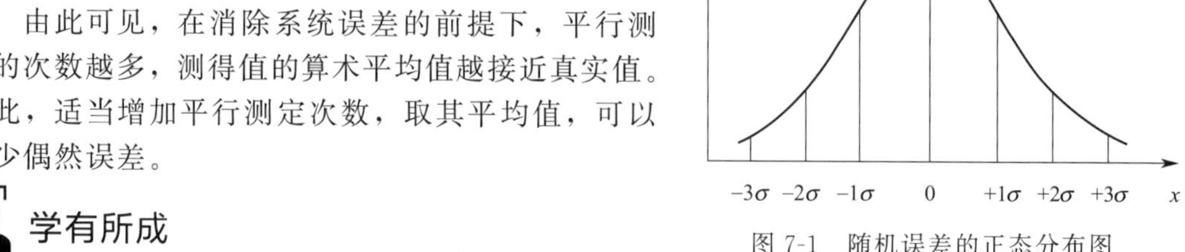

图 7-1　随机误差的正态分布图

学有所成

下列情况会引起什么误差，如果是系统误差，应如何消除？

①砝码腐蚀；②称量时，试样吸收了空气中的水分；③天平的零点稍有变动；④容量瓶和移液管未经校准；⑤天平两臂不平衡；⑥滴定管读数最后一位估计不准；⑦化学计量点与滴定终点不一致；⑧试剂中有微量待测组分。

在分析过程中，还有一类“过失误差”。过失误差是指工作中的差错，是由于工作粗枝大叶、不按规程操作等原因造成的。如损失试样、读错刻度、计算错误等。当出现很大误差时，如确系过失所引起的，则在计算平均值时舍去，以保证测定结果的准确可靠。

2. 误差的表示方法

（1）真值（x_T）　某一物理量本身具有的客观存在的真实数值，即为该物理量的真值。一般说来，真值是未知的，但下列情况的真值可以认为是已知的。

① 理论真值　理论真值也称绝对真值，系指在一定条件下，被测的物理量客观存在的实际值，一般是无法得到的。如某化合物的理论组成，如三角形的内角和为 180 °。

② 计量学约定真值　系指由国际计量大会定义的单位（国际单位）及我国的法定计量单位。如国际计量大会上确定的长度、质量、物质的量单位等。

③ 相对真值　系指采用可靠的分析方法，资深的分析工作者经过多次测定并对数据进行统计处理后得出的结果。它反映了当前分析工作中的最高（较高）水平，是相当准确的。如药物分析使用的标准试样及标准试样中组分的含量等。

（2）平均值（$\overline{x}$）　n 次测量数据的算术平均值 $\overline{x}$ 为：

$$\overline{x}=\frac{x_1+x_2+\cdots+x_n}{n}=\frac{1}{n}\sum_{i=1}^{n}x_i$$

平均值虽然不是真值，但比单次测量结果更接近真值。因而在日常工作中，总是重复测定数次，然后求平均值。

（3）准确度和精密度　准确度指采用该方法测定的结果与真实值或参考值接近的程度。准确度的高低体现了在分析过程中误差对测定结果影响的大小，决定测定结果的准确性。

精密度系指在规定的条件下，同一份均匀供试品，经多次取样测定所得结果之间的接近程度［《药典》（四部）］。在分析化学中，有时用重复性和再现性表示不同情况下分析结果的精密度。在相同条件下，由同一分析人员在同一条件下测定所得结果的精密度，称为重复性；在不同实验室，由不同分析人员测定结果之间的精密度，称为重现性。

精密度高不一定准确度高，因为可能存在较大的系统误差。例如甲、乙、丙三人同时测定某铁矿石中 Fe_2O_3 的含量（真实含量以质量分数表示为 50.36%），每人分析四次，测定结果见表 7-1，分析结果见图 7-2。由图 7-2 可见，甲的分析结果精密度很高，但平均值与真实值相差颇大，说明准确度低；乙的分析结果精密度不高，准确度也不高；只有丙的分析结果的准确度和精密度都比较高。准确度高一定需要精密度高，但精密度高不一定准确度高。因此，如果一组测量数据的精密度很差，自然失去了衡量准确度的前提。

表 7-1　甲、乙、丙三人测定某铁矿石中 Fe_2O_3 的含量的结果

测定次数	一	二	三	四	平均值
甲	50.30%	50.30%	50.28%	50.27%	50.29%
乙	50.40%	50.30%	50.25%	50.23%	50.30%
丙	50.36%	50.35%	50.34%	50.33%	50.35%

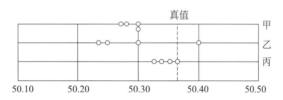

图 7-2　不同分析人员分析同一试样的结果

（4）准确度和误差　测定结果（x）与真实值之间的差值称为误差（E）。即：

$$E=x-x_T$$

误差越小，表示测定结果与真实值越接近，准确度越高；误差越大，准确度越低。当测定结果大于真实值时，误差为正值，表示测定结果偏高；误差为负值，表示测定结果偏低。

误差可用绝对误差 E_a 和相对误差 E_r 表示。绝对误差 E_a 是测定结果与真实值之差。如测定某药物中有效成分的含量，测定结果为 81.18%，已知真实含量为 80.13%，则：

$$E_a=81.18\%-80.13\%=+0.05\%$$

相对误差 E_r 是指误差在真实值中所占的百分数。如上例测定结果，其相对误差为：

$$E_r=\frac{E_a}{x_T}\times100\%=\frac{+0.05\%}{80.13\%}\times100\%=+0.0006\%$$

相对误差能反映误差在真实结果中所占的比例，可以更方便地比较测定结果的准确度。

（5）精密度与偏差　在实际工作中，分析人员在同一条件下多次平行测定，求得分析结果的算术平均值。如果分析结果的数据比较接近，表示分析结果的精密度高；反之，如果数据分散，则精密度低。精密度一般用平均偏差、标准偏差或相对标准偏差（*RSD*）表示。

① 绝对偏差、平均偏差和相对平均偏差　所得分析结果精密度的高低一般用偏差来衡量。绝对偏差（d）表示单次测定结果（x）与平均值（$\overline{x}$）之差：

$$d_i = x_i - \overline{x} \qquad (i=1,2,3,\cdots,n)$$

平均偏差（$\overline{d}$）是单次测量结果绝对偏差的绝对值的平均值，即：

$$\overline{d} = \frac{1}{n}\sum_{i=1}^{n}|d_i| = \frac{1}{n}\sum_{i=1}^{n}|x_i - \overline{x}|$$

即：

$$\overline{d} = \frac{|d_1| + |d_2| + \cdots + |d_n|}{n}$$

相对平均偏差（$\overline{d}_r$）是单次测量结果平均偏差在平均值中所占的百分率，即：

$$\overline{d}_r = \frac{\overline{d}}{\overline{x}} \times 100\% = \frac{\sum_{i=1}^{n}|d_i|}{n\overline{x}} \times 100\%$$

平均偏差和相对平均偏差均为正值。为了更好地说明测定结果的精密度，在一般分析工作中常用平均偏差和标准偏差表示。

② 标准偏差（*S*）和相对标准偏差（*RSD*）　在数理统计中，标准偏差（*S*）更能反映个别偏差较大的数据对测定结果重现性的影响。

一般分析工作中，测定次数是有限的（$n \leqslant 20$ 次），标准偏差为：

$$S = \sqrt{\frac{\sum_{i=1}^{n}(x_i - \overline{x})^2}{n-1}}$$

标准偏差衡量数据的分散程度比平均偏差更为恰当，一般用来衡量数据的精密度。例如：下列两组测量数据的平均偏差值均为 0.24。

+0.3，−0.2，−0.4，+0.2，+0.1，+0.4，0.0，−0.3，+0.2，−0.3

0.0，+0.1，−0.7，+0.2，−0.1，−0.2，+0.5，−0.2，+0.3，+0.1

但第二组数据包含两个较大的偏差（−0.7 和+0.5），分散程度明显大于第一组数据。若用标准偏差来表示，则可将它们的分散程度区分开来。

$$s_1 = \sqrt{\frac{\sum_{i=1}^{n}d_i^2}{n-1}} = \sqrt{\frac{(0.3)^2 + (0.2)^2 + \cdots + (-0.3)^2}{10-1}} = 0.28$$

$$s_2 = \sqrt{\frac{\sum_{i=1}^{n}d_i^2}{n-1}} = \sqrt{\frac{(0.0)^2 + (0.1)^2 + \cdots + (0.1)^2}{10-1}} = 0.33$$

在实际工作中多用相对标准偏差（*RSD*）表示分析结果的精密度。相对标准偏差是标准偏差在平均值中所占的百分率，也称变异系数，常用百分数表示，即：

$$RSD = \frac{S}{\overline{x}} \times 100\% = \frac{\sqrt{\frac{\sum_{i=1}^{n}(x_i - \overline{x})^2}{n-1}}}{\overline{x}} \times 100\%$$

③ 极差　极差是指一组数据中最大值和最小值之差，它表示偏差的范围，常以符号 R 表示。

$$R=x_{\max}-x_{\min}$$

3. 提高分析结果准确度的方法

（1）选择适当的分析方法，减小方法误差　不同的分析方法，灵敏度和准确度不同。一般常量组分含量的测定选择化学分析法，微量或痕量组分含量的测定选择仪器分析法。

（2）减小仪器误差　先根据分析需要选择适合的仪器和量器，然后进行校准，能减小仪器不准确产生的误差。如对天平、容量仪器等进行定期校对，在测定时用校正值。

（3）消除测定过程中的误差

① 对照试验　是减免方法误差、检验系统误差的有效方法。用已知含量的标准品代替待测试样，在完全相同的条件下进行实验来对照；用被证实可靠（法定）的分析方法对试样进行试验来对照；向试样中加入已知量的被测组分，看能否被定量回收来对照。

② 空白试验　作用是检验和消除由试剂、溶剂和分析仪器中某些杂质引起的系统误差。是在不加待测试样的情况下，按照测定试样中待测组分完全相同的条件和操作方法进行试验，所得的结果称为空白值，从试样测定结果中扣除空白值就起到了校正误差的作用。

（4）减小随机误差　增加平行测定次数，取测量值的算术平均值作为测定结果，可以减少偶然误差。在一般化学分析中，对于同一试样，通常要求平行测定 3～4 次。

二、有效数字

在定量分析中，分析结果所表达的不仅仅是试样中待测组分的含量，还反映了测量的准确程度。因此，在实验数据的记录和结果的计算中，保留几位数字不是任意的，要根据测量仪器、分析方法的准确度来决定。这就涉及有效数字的概念。

1. 有效数字的意义

有效数字是指在分析工作中实际上能测量到的数字，由全部准确数字和最后一位（只能是一位）不确定数字（可疑数字）组成。它既反映了数量的大小，同时也反映了测量的精密程度。科学实验中的任一物理量的测定，其准确度都是有一定限度的。例如读取滴定管上的刻度，甲为 22.43mL，乙为 22.42mL，丙为 22.44mL，其中前 3 位数字都是很准确的，第 4 位数字是估计出来的，所以稍有差别。这 4 位数字都是有效的。

2. 有效数字的位数

有效数字的位数是从左边第一位非零数字开始，到最后一位数字为止，在数字中间和最后的零都算在内。对于数据中的“0”，其情况要具体分析，如下列数字有效数字的位数分别为：

1.0005	43.151	5 位
0.1000	10.78%	4 位
0.0372	1.92×10^5	3 位
0.34	0.0030	2 位
0.04	0.5×10^3	1 位
360	100	位数较含糊

在以上数据中，“0”起的作用是不同的。如在 1.0005 中，“0”是有效数字。在 0.0372 中，“0”只起定位作用，不是有效数字。在 0.0030 中，前面 3 个“0”不是有效数字，后面一个“0”是有效数字。如数字 360，一般看成是 3 位有效数字，但它可能是 2 位或 3 位有效数字，应根据实际的有效数字位数，分别写成 3.6×10^2 或 3.60×10^2。

在分析计算中，常遇到倍数、分数关系，这些数据不是测量所得到的，可视为无限多位有效数字（如 π、1/2 等），根据具体情况来确定。对于 pH、lg$K$ 等对数值，其有效数字的位数仅取决于小数部分（尾数）数字的位数，因为整数部分只代表该数的方次。如 pH＝11.20，换算为 H^+ 浓度时，应为 $[H^+]=6.3\times10^{-12}mol\cdot L^{-1}$，有效数字位数为两位，不是 4 位。

走进药典

在分析过程中，《药典》规定取样量的准确度和试验精密度如下：“称重”或“量取”的量其精确度可根据数值的有效数位来确定，如称取“0.1g”系指称取质量可为 0.06～0.14g；称取“2g”系指称取质量可为 1.5～2.5g；称取“2.0g”系指称取质量可以为 1.95～2.05g；称取“2.00g”系指称取质量可以为 1.995～2.005g。

“精密称定”系指称取质量应准确至所取质量的千分之一；“称定”系指称取质量应准确至所取质量的百分之一；“精密量取”系指量取体积的准确度应符合国家标准中对该体积移液管的精密度要求；“量取”系指可用量筒或按照量取体积的有效数位选择量具。

3. 有效数字的修约规则

在处理数据时，涉及的各测量值的有效位数可能不同，因此需要按照统一的规则，先确定各测量值的有效数字位数，然后将它后面多余的数字舍弃。舍弃多余的数字的过程称为“数字修约”，有效数字的修约遵循原则“四舍六入五留双”。

具体规则如下：当尾数≤4 时将其舍去；尾数≥6 时就进一位；如果尾数为 5 时，5 后面还有非零数字进位；5 为末尾数或后面的数字为零时，则 5 前为奇数进位，5 前为偶数舍去。根据这一规则，将下列测量值修约为两位有效数字，结果见表 7-2。

表 7-2 测量值修约为两位有效数字的结果

测量值	修约结果	测量值	修约结果
3.147	3.1	7.3976	7.4
0.536	0.54	75.5	76
2.451	2.5	83.5009	84

注意：修约数字时，只允许对原测量值一次修约至所需要的位数，不能分次修约。如将 2.5491 修约为 2 位有效数字，不能先修约为 2.55，再修约为 2.6，而应一次修约为 2.5。

4. 有效数字的运算规则

几个数据相加或相减时，有效数字位数的保留，应以小数点后位数最少的数据为依据。例：0.0121＋25.64＋1.05782＝？由于每个数据中最后一位数有±1 的绝对误差，即 0.121±0.0001；25.64±0.01；1.05782±0.00001，其中以 25.64 的绝对误差最大，再加合的结果中总的绝对误差值取决于该数，故有效数字位数应根据它来修约。

$$0.01+25.64+1.06=26.71$$

在乘除法运算中，有效数字的位数应与几个数中相对误差最大的数相对应，通常是根据有效数字总位数最少的数据来修约。例：0.121×25.64×1.05782＝？

这三个数的相对误差分别为：

$$\pm\frac{0.001}{0.121}\times100\%=\pm0.8\%$$

$$\pm\frac{0.01}{25.64}\times100\%=\pm0.04\%$$

$$\pm\frac{0.00001}{1.05782}\times 100\%=\pm 0.0009\%$$

可见，以 0.121 的相对误差最大，其他各数均修约为三位有效数字，然后相乘。最后结果的有效数字仍为三位。

$$0.121\times 25.6\times 1.06=3.28$$

在乘除法的运算过程中，经常会遇到 9 以上的数字，如 9.00、9.83 等。它们的相对误差约 0.1%，与 10.18 和 12.20 这些 4 位有效数字的数值的相对误差接近，所以通常将它们当作 4 为有效数字的数值处理。使用计算器连续计算时，过程不必对每一步的计算结果进行修约，但应注意根据其准确度的要求，正确保留最后结果的有效数字位数。

三、实验数据处理

1. 规范原始数据记录

原始数据记录具有原始性、准确性和可追溯性，是进行科学研究和技术总结非常重要的原始资料。原始数据记录包括与检验有关的一切法定技术资料、设备、数据和现象等，要做到原始真实、完整准确、清晰明了，有法定凭据。观察结果和数据应在产生时予以记录，然后根据需求再实施具体的计算步骤。

对于高含量组分（>10%），分析结果要求四位有效数字；对于中含量组分（1%～10%），分析结果一般要求三位有效数字；对于微量组分（<1%），一般只要求两位有效数字。对于表示精密度和准确度的数字，一般保留一位有效数字，最多保留两位有效数字。

2. 可疑测定值的取舍

在平行测定的数据中出现的与其他数据相差较大的值，称为可疑值。测定值的取舍往往会对平均值和精密度造成显著的影响。如果可以确定可疑值是由实验中的过失造成的，则必须舍去；若得到一些偏差较大的数据又不能确定，应按一定的统计学方法进行处理，检验其是否舍去。常用检查可疑值的方法有 Q 检验法和 $4\overline{d}$ 法。

（1）Q 检验法

① 先将测定所得数据按由小到大的顺序排列：x_1，x_2，x_3，…，x_{n-1}，x_n，其中 x_1 或 x_n 可能是可疑值；

② 然后计算测定值的极差，极差是指一组数据内最大值与最小值之差；

③ 计算可疑值与相邻值的差值；

④ 最后计算统计值 $Q_{计}$，即可疑值与相邻值的差值（邻差）与极差的比值。

$$Q_{计}=\frac{|可疑值-相邻值|}{最大值-最小值}$$

若 x_1 是可疑值，则：$Q_{计}=\dfrac{|x_1-x_2|}{x_n-x_1}$；若 x_n 是可疑值，则：$Q_{计}=\dfrac{|x_n-x_{n-1}|}{x_n-x_1}$。

⑤将 $Q_{计}$ 与 $Q_{表}$ 进行比较。根据实验测定次数，从不同置信度时的 Q 值表中（表 7-3）查出指定置信度（一般为 90% 或 95%）下 $Q_{表}$ 的值。如果 $Q_{计}\geqslant Q_{表}$，该可疑值应舍去；若 $Q_{计}<Q_{表}$，则可疑值应予以保留。当数据较少时舍去一个后，应补加一个数据。

表 7-3 不同置信度下舍弃可疑值的 Q 值表

测定次数 n	3	4	5	6	7	8	9	10
$Q_{0.90}$	0.94	0.76	0.64	0.56	0.51	0.47	0.44	0.41
$Q_{0.95}$	0.98	0.85	0.73	0.64	0.59	0.54	0.51	0.48

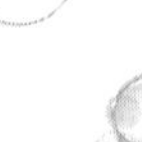
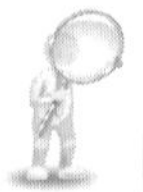

例 7-1

某标准溶液的四次标定值（$mol \cdot L^{-1}$）分别为，0.2014，0.2012，0.2016，0.2025。问可疑值 0.2025 是否舍弃？

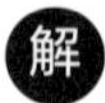

解

$$Q_{计}=\frac{|可疑值-相邻值|}{最大值-最小值}=\frac{|0.2025-0.2016|}{0.2025-0.2012}=0.69$$

如果选定置信度为 90%，查表 7-3，得 $Q_{表}=0.76$。

$Q_{计}<Q_{表}$，所以 0.2025 应予保留。

（2）$4\bar{d}$ 法

① 先求出可疑值除外的其余数据的平均值 $\bar{x}$ 和平均偏差 $\bar{d}$；

② 将可疑值与平均值进行比较，如果绝对差值大于 $4\bar{d}$，则舍去；若小于 $4\bar{d}$，则保留。

用 $4\bar{d}$ 法判断可疑值的取舍存在较大误差，只能用于处理一些要求不高的实验数据，但此法简单，无需查表，至今仍为人们采用。

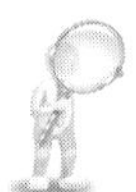

例 7-2

用 EDTA 标准溶液滴定某试液，平行测定四次，消耗 EDTA 标准溶液的体积（mL）分别为：25.32，25.40，25.44，25.42。试问 25.32 这个数据是否舍弃？

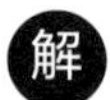

解 求出除 25.32 之外的其余数据的平均值和平均偏差分别为 $\bar{x}=25.42$，$\bar{d}=0.01$。

则可疑值与平均值的绝对差值为：$|25.32-25.42|=0.10>4\bar{d}$

所以 25.32 应该舍弃。

第二节 滴定分析法基础知识

学习情境

山楂具有消食健胃、行气散瘀、化浊降脂的功效，临床应用较广。《药典》规定枸橼酸含量测定方法是以酚酞为指示剂，用氢氧化钠滴定液（$0.1mol \cdot L^{-1}$）滴定。

石决明具有平肝潜阳、清肝明目的功效。《药典》规定碳酸钙含量测定方法是以钙黄绿素为指示剂，用乙二胺四乙酸二钠滴定液（$0.05mol \cdot L^{-1}$）滴定。

什么是指示剂、滴定液和滴定呢？

希望通过本节的学习你能回答这些问题。

化学分析法是以物质的化学反应为基础的分析方法，其历史悠久，是分析化学的基础，又称为经典分析法，主要分为重量分析法和滴定分析法。化学分析常用于测定相对含量在 1%以上的常量组分，具有应用范围广、操作简便、分析结果准确度相当高等特点。

滴定分析法主要包括酸碱滴定法、配位滴定法、氧化还原滴定法及沉淀滴定法等，它们的基本原理将在以后的章节中分别讨论。本节主要讨论滴定分析法的基础知识。

一、滴定分析法常用术语

滴定分析法是将一种已知准确浓度的试剂溶液（滴定剂）滴加到被滴物质的溶液中（或是将被测物质的溶液滴加到标准溶液中），直到所加的试剂与被测物质按化学计量关系定量反应为止，然后根据试剂溶液的浓度和用量，计算被测物质的含量。

把滴定剂从滴定管滴加到被测物质溶液中的过程叫“滴定”；加入的标准溶液与被测物质定量反应完全时，反应即到达“化学计量点”（简称计量点，以 sp 表示）；一般依据指示剂的变色来确定化学计量点，指示剂的变色点称“滴定终点”（以 ep 表示）。滴定终点与化学计量点不一定恰好吻合，由此造成的误差称“终点误差”（以 E_t 表示）。

滴定分析法因其主要操作是滴定而得名，又因为它是以测量溶液体积为基础的分析方法，因此也叫容量分析法。滴定分析简便、快速、准确度高，可用于测定很多元素，在常量分析中，常作为标准方法使用。

二、滴定分析法对化学反应的要求和滴定方式

1. 滴定分析法对化学反应的要求

滴定分析法要求化学反应必须具备以下几个条件：

（1）反应必须具有确定的化学计量关系，这是定量计算的基础。

（2）反应必须定量进行。

（3）必须具有较快的反应速率。对于较慢的反应，有时可以加热或加入催化剂来加速反应的进行。

（4）必须有适当简便的方法确定滴定终点。

2. 滴定分析法的滴定方式

（1）直接滴定法　直接滴定法是用标准溶液直接滴定待测物质的方法，是滴定分析中最常用和最基本的滴定方法。凡是能满足以上要求的反应，均可以使用此法。

（2）返滴定法　先准确地加入过量的标准溶液，使之与试液中的待测物质或固体试样进行反应，待反应完全后，再用另一种标准溶液滴定剩余的第一种标准溶液，这种滴定方法称为返滴定法。当试液中待测物质与滴定剂反应很慢（如 Al^{3+} 与 EDTA 的反应），或者用滴定剂直接滴定固体试样（如用盐酸溶液滴定固体 $CaCO_3$）时，反应不能立即完成，应用返滴定法进行滴定。对于 Al^{3+} 的滴定，先加入过量 EDTA 标准溶液后，剩余的 EDTA 可用标准锌或铜溶液返滴定；对于固体 $CaCO_3$ 的滴定，加入过量 HCl 标准溶液后，剩余的 HCl 可用标准 NaOH 溶液返滴定。有时采用返滴定法是由于某些反应没有合适的指示剂。如在酸性溶液中用 $AgNO_3$ 滴定 Cl^-，缺乏合适的指示剂，此时可先加过量的 $AgNO_3$ 标准溶液，再以三价铁盐为指示剂，用 NH_4SCN 标准溶液返滴过量的 Ag^+，出现淡红色即为终点。

（3）置换滴定法　当待测组分所参与的反应不按一定反应式进行或伴有副反应时，不能采用直接滴定法。先用适当试剂与待测组分反应，使其定量地置换为另一种物质，如 $Na_2S_2O_3$ 不能用来直接滴定 $K_2Cr_2O_7$ 及其他强氧化剂，因为在酸性溶液中这些强氧化剂将 $S_2O_3^{2-}$ 氧化成 H_2SO_4 等混合物，反应没有定量关系。但是 $Na_2S_2O_3$ 却是一种很好的滴定碘的滴定剂，如果在 $K_2Cr_2O_7$ 的酸性溶液中加入过量 KI，使 $K_2Cr_2O_7$ 还原并产生一定量的 I_2，即可用 $Na_2S_2O_3$ 进行滴定。这种滴定方法常用于以 $K_2Cr_2O_7$ 标定 $Na_2S_2O_3$ 标准溶液的浓度。

（4）间接滴定法　不能与滴定剂直接起反应的物质，有时可以通过另外的化学反应，以滴定法间接进行测定。例如将 Ca^{2+} 沉淀为 CaC_2O_4 后，用 H_2SO_4 溶解，再用 $KMnO_4$ 标准溶液滴定与 Ca^{2+} 结合的 $C_2O_4^{2-}$，从而间接测定 Ca^{2+}。

二、滴定试剂

《药典》（2015 版四部）规定试药系指在本版药典中供各项试验用的试剂，化学试剂选用原则为标定滴定液用基准试剂；制备滴定液可采用分析纯或化学纯试剂，但不经标定直接按称重计算浓度者，则应采用基准试剂。

1. 基准物质

滴定分析中离不开标准溶液，能用于直接配制或标定标准溶液的物质称为基准物质。基准物质应符合下列要求：①试剂的组成与化学式完全相符，若含结晶水，如二水合草酸，其结晶水的含量均应符合化学式。②试剂的纯度足够高（质量分数在 99.9%以上）。③性质稳定，不易与空气中的氧气及二氧化碳反应，亦不吸收空气中的水分。④试剂最好有较大的摩尔质量，以减小称量时的相对误差。⑤试剂参加滴定反应时，应按反应式定量进行，没有副反应发生。常用的基准物质有纯金属和纯化合物等。滴定分析中最常用的基准物质及其应用范围见表 7-4，在使用中，应按规定进行保存和干燥处理。

表 7-4　滴定分析中常用的基准物质及其应用范围

基准物质	化学式	干燥条件	标定对象
无水碳酸钠	Na_2CO_3	270～300℃灼烧 50min 至恒重	盐酸
硼砂	$Na_2B_4O_7 \cdot 10H_2O$	置于 NaCl-蔗糖饱和溶液的干燥器中	盐酸
邻苯二甲酸氢钾(KHP)	$KHC_8H_4O_4$	110～120℃干燥至恒重	氢氧化钠
氧化锌	ZnO	900～1000℃坩埚灼烧 50min 干燥至恒重	EDTA
锌	Zn	室温下干燥至恒重	EDTA
氯化钠	NaCl	500～600℃坩埚中灼烧至恒重	硝酸银
硝酸银	$AgNO_3$	280～290℃干燥至恒重	卤化物、硫氰酸盐
草酸钠	$Na_2C_2O_4$	105～110℃干燥 2h 至恒重	高锰酸钾
重铬酸钾	$K_2Cr_2O_7$	140～150℃干燥，保持 3～4h 至恒重	硫代硫酸钠

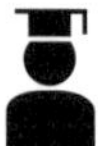

学有所成

若 $H_2C_2O_4 \cdot 2H_2O$ 基准物质不密封，将其长期置于放有干燥剂的干燥器中，此基准物质能否作为基准物质继续使用?

2. 标准溶液的配制

（1）直接法　准确称取一定量基准物质，溶解后配制成一定体积的溶液，根据物质质量和溶液体积，即可计算出该标准溶液的准确浓度。例：称取 4.900g 基准 $K_2Cr_2O_7$，用水溶解后，置于 1L 容量瓶中，用水稀释至刻度，即得到 $0.01667mol \cdot L^{-1}$ 的 $K_2Cr_2O_7$ 标准溶液。

（2）标定法　不能用来直接配制标准溶液的物质，可将其先配制成一种近似于所需浓度的溶液，然后用基准物质（或已经用基准物质标定过的标准溶液）来标定它的准确浓度。例如欲配制 $0.1mol \cdot L^{-1}$ 的盐酸标准溶液，市售的盐酸含量难以确定，故先用浓盐酸稀释配制成浓度大约是 $0.1mol \cdot L^{-1}$ 的稀溶液，然后称取一定量的基准物质如硼砂进行标定。或者用已知准确浓度的氢氧化钠标准溶液进行标定，即可以求得盐酸标准溶液的准确浓度。

在实际工作中，有时选用与被分析试样组成相似的“标准试样”来标定标准溶液，以消除共存元素的影响。

四、滴定分析法的计算

滴定分析法中涉及一系列的计算问题，如标准溶液的配制和标定、滴定剂和待测物质之间的计量关系及分析结果的计算等。

1. 标准溶液浓度的表示方法

标准溶液的浓度通常用物质的量浓度表示，见课题一。

在分析中，由于测定对象比较固定，常使用同一标准溶液测定同种物质，因此还采用滴定度表示标准溶液的浓度，使计算简便快捷。滴定度是指每毫升滴定剂溶液相当于被测物质的质量（克或毫克）或质量分数。

$$T_{\mathrm{T/B}}=\frac{m(\mathrm{B})}{V(\mathrm{T})}$$

例，采用 $K_2Cr_2O_7$ 滴定 Fe^{2+}，若每毫升 $K_2Cr_2O_7$ 溶液恰好能够和 0.00500g Fe^{2+} 反应，则可表示为 $T(K_2Cr_2O_7/Fe^{2+})=0.00500\mathrm{g\cdot mL^{-1}}$。如果一次滴定中消耗 $K_2Cr_2O_7$ 标准溶液 18.52mL，则被滴定溶液中铁的质量为 18.52×0.00500 ＝0.0926（g）。

2. 滴定分析计算的基本公式

设滴定剂 T 与被滴物质 B 之间有下列反应：

$$b\mathrm{B}+t\mathrm{T}\rightleftharpoons d\mathrm{D}+e\mathrm{E}$$

则被滴物质的物质的量 $n(\mathrm{B})$ 与滴定剂的物质的量 $n(\mathrm{T})$ 之间的关系为 $n(\mathrm{B}):n(\mathrm{T})=b:t$，则：

$$n(\mathrm{T})=\frac{t}{b}n(\mathrm{B}) \text{或} n(\mathrm{B})=\frac{b}{t}n(\mathrm{T})$$

其中$\frac{b}{t}$或$\frac{t}{b}$称为化学计量数比。

3. 滴定分析的相关计算

（1）标准溶液浓度的计算

① 直接配制法　设基准物质 B 的质量为 $m(\mathrm{B})$（g），摩尔质量为 $M(\mathrm{B})$，则物质 B 的物质的量为：

$$n(\mathrm{B})=\frac{m(\mathrm{B})}{M(\mathrm{B})}$$

若将 $m(\mathrm{B})$ 质量的基准物质 B 配制成体积为 $V(\mathrm{B})$(L)的溶液，其浓度为：

$$c(\mathrm{B})=\frac{n(\mathrm{B})}{V(\mathrm{B})}=\frac{m(\mathrm{B})}{M(\mathrm{B})V(\mathrm{B})}$$

② 标定法　设以浓度为 $c(\mathrm{T})$ 的标准溶液滴定体积为 $V(\mathrm{B})$ 的物质 B 的溶液，若在化学计量点时用去标准溶液的体积为 $V(\mathrm{T})$，则滴定剂和物质 B 的物质的量分别为：

$$n(\mathrm{T})=c(\mathrm{T})V(\mathrm{T})$$
$$n(\mathrm{B})=c(\mathrm{B})V(\mathrm{B})$$

由 $n(\mathrm{B})=\frac{b}{t}n(\mathrm{T})$，可得：

$$c(\mathrm{B})V(\mathrm{B})=\frac{b}{t}c(\mathrm{T})V(\mathrm{T})$$

若已知 $c(\mathrm{T})$、$V(\mathrm{T})$ 及 $V(\mathrm{B})$，则可求出 $c(\mathrm{B})$：

$$c(B)=\frac{b}{t}\times\frac{c(\mathrm{T})V(\mathrm{T})}{V(\mathrm{B})}$$

（2）物质的量浓度与滴定度之间的转换

根据 $T_{\mathrm{T/B}}=\dfrac{m(\mathrm{B})}{V(\mathrm{T})}$ 和 $n(\mathrm{B}):n(\mathrm{T})=b:t$ 可得：

$$\frac{t}{b}=\frac{n(\mathrm{T})}{n(\mathrm{B})}=\frac{c(\mathrm{T})V(\mathrm{T})\times10^{-3}}{\dfrac{m(\mathrm{B})}{M(\mathrm{B})}}=\frac{c(\mathrm{T})M(\mathrm{B})\times10^{-3}}{T_{\mathrm{T/B}}}$$

即

$$c(\mathrm{T})=\frac{T_{\mathrm{T/B}}\times10^{3}}{M(\mathrm{B})}\times\frac{t}{b}$$

注意：上式中，$c(\mathrm{T})$ 的单位为 $\mathrm{mol\cdot L^{-1}}$，$T_{\mathrm{T/B}}$ 的单位为 $\mathrm{g\cdot mL^{-1}}$，$M(\mathrm{B})$的单位为 $\mathrm{g\cdot mol^{-1}}$。

（3）被测组分百分含量的计算　设试样的质量为 $m(\mathrm{S})$（g），则待测组分 B 在试样中的百分含量为：

$$w(\mathrm{B})=\frac{m(\mathrm{B})}{m(\mathrm{S})}\times100\%$$

$$w(\mathrm{B})=\frac{n(\mathrm{B})M(B)}{m(\mathrm{S})}\times100\%=\frac{c(\mathrm{B})V(\mathrm{B})\times10^{-3}\times M(\mathrm{B})}{m(\mathrm{S})}\times100\%$$

即

$$w(\mathrm{B})=\frac{b}{t}\times\frac{c(\mathrm{T})V(\mathrm{T})M(\mathrm{B})\times10^{-3}}{m(\mathrm{S})}\times100\%$$

或

$$w(\mathrm{B})=\frac{T_{\mathrm{T/B}}V(\mathrm{T})}{m(\mathrm{S})}\times100\%$$

注意：上式中，$c(\mathrm{T})$ 的单位为 $\mathrm{mol\cdot L^{-1}}$，$V(\mathrm{T})$的单位为 mL，$T_{\mathrm{T/B}}$ 的单位为 $\mathrm{g\cdot mL^{-1}}$，$M(\mathrm{B})$的单位为 $\mathrm{g\cdot mol^{-1}}$，$m(\mathrm{S})$的单位为 g。

（4）滴定分析计算示例

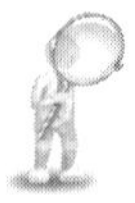

例 7-3

准确称取基准物质 $K_2Cr_2O_7$ 1.471g，溶解后定量转移至 250.0mL 容量瓶中。问此 $K_2Cr_2O_7$ 溶液的浓度是多少？

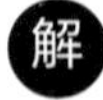

解　已知 $M(K_2Cr_2O_7)=294.2\ \mathrm{g\cdot moL^{-1}}$

$$\begin{aligned}c(K_2Cr_2O_7)&=\frac{m(K_2Cr_2O_7)}{M(K_2Cr_2O_7)V(K_2Cr_2O_7)}=\\&=\frac{1.471}{294.2\times250.0\times10^{-3}}\\&=0.02000(\mathrm{mol\cdot L^{-1}})\end{aligned}$$

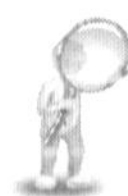

例 7-4

为标定 HCl 溶液，称取硼砂（$Na_2B_4O_7\cdot H_2O$）0.4710g，用 HCl 溶液滴定至化学计量点，消耗 25.20mL。求 HCl 溶液的浓度。

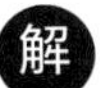 反应式为 $Na_2B_4O_7 + 2HCl + 5H_2O \rightleftharpoons 4H_3BO_3 + 2NaCl$

故

$$n(HCl) = 2n(Na_2B_4O_7 \cdot 10H_2O)$$

$$c(HCl)V(HCl) = \frac{2m(Na_2B_4O_7 \cdot 10H_2O)}{M(Na_2B_4O_7 \cdot 10H_2O)}$$

$$c(HCl) = \frac{2m(Na_2B_4O_7 \cdot 10H_2O)}{M(Na_2B_4O_7 \cdot 10H_2O)V(HCl)}$$

$$= \frac{2 \times 0.4710}{381.36 \times 25.20 \times 10^{-3}}$$

$$= 0.09804(mol \cdot L^{-1})$$

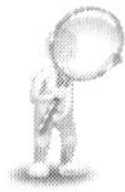

例 7-5

若 $T(HCl/Na_2CO_3) = 0.005300g \cdot mL^{-1}$，试计算 HCl 标准溶液物质的量浓度。

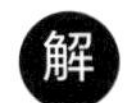 已知 $M(Na_2CO_3) = 106.0g \cdot mol^{-1}$

反应式为 $2HCl + Na_2CO_3 \rightleftharpoons 2NaCl + H_2O + CO_2$

$$n(HCl) : n(Na_2CO_3) = 2 : 1$$

$$c(HCl) = \frac{t}{b} \times \frac{T(HCl/Na_2CO_3) \times 10^3}{M(Na_2CO_3)}$$

$$= 2 \times \frac{0.005300 \times 10^3}{106.0}$$

$$= 0.1000(mol \cdot L^{-1})$$

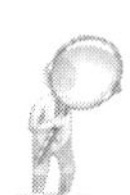

例 7-6

用盐酸标准溶液滴定碳酸钠(Na_2CO_3)，可测量 Na_2CO_3 的质量分数。若 HCl 标准溶液的浓度为 $0.1000mol \cdot L^{-1}$，试求 $T(HCl/Na_2CO_3)$。已知 $M(Na_2CO_3) = 106.0g \cdot mol^{-1}$。

 反应式为 $2HCl + Na_2CO_3 \rightleftharpoons 2NaCl + H_2O + CO_2$

$$T(HCl/Na_2CO_3) = \frac{1}{2} \times \frac{c(HCl)M(Na_2CO_3)}{10^3}$$

$$= \frac{1}{2} \times \frac{0.1000 \times 106.0}{10^3}$$

$$= 0.005300(g \cdot mL^{-1})$$

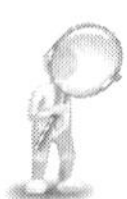

例 7-7

称取含铝试样 0.2000g，溶解后加入 $0.02082mol \cdot L^{-1}$ EDTA 标准溶液 30.00mL，控制条件使 Al^{3+} 与 EDTA 配位反应完全，然后以 $0.02012mol \cdot L^{-1}$ Zn^{2+} 标准溶液返滴定，消耗 Zn^{2+} 溶液 7.2mL，计算试样中 Al_2O_3 的质量分数。

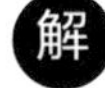 已知 $M(Na_2CO_3) = 102.0g \cdot mL^{-1}$，EDTA ($H_2Y^{2-}$) 滴定 Al^{3+} 的反应式为：

$$Al^{3+} + H_2Y^{2-} \rightleftharpoons AlY^{-} + 2H^{+}$$

故

$$n(Al_2O_3) = \frac{1}{2}n(Al^{3+}) = \frac{1}{2}n(EDTA)$$

$$\omega(Al_2O_3) = \frac{\frac{1}{2}(0.02082\times 30.00\times 10^{-3} - 0.02012\times 7.20\times 10^{-13})\times 102.0}{0.20000}\times 100\%$$

$$= 12.23\%$$

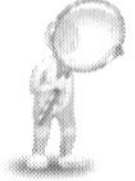

例 7-8

计算0.0200mol·L^{-1} $K_2Cr_2O_7$ 溶液对 Fe^{2+} 和 Fe_2O_3 的滴定度。

解 Fe^{2+} 与 $K_2Cr_2O_7$ 的反应为：$6Fe^{2+} + Cr_2O_7^{2-} + 14H^{+} \rightleftharpoons 6Fe^{3+} + 2Cr^{3+} + 7H_2O$

即 $K_2Cr_2O_7$ 与 Fe^{2+} 反应的化学计量数为 1/6，即：

$$c(K_2Cr_2O_7) = \frac{T(Fe^{2+}/K_2Cr_2O_7)\times 10^3}{M(Fe^{2+})}\times\frac{1}{6}(mol\cdot L^{-1})$$

$$T(Fe^{2+}/K_2Cr_2O_7) = 6\times\frac{c(K_2Cr_2O_7)M(Fe^{2+})}{10^3}$$

$$= 6\times\frac{0.02000\times 55.85}{10^3}$$

$$= 0.006702(g\cdot mL^{-1})$$

同理

$$T(Fe_2O_3/K_2Cr_2O_7) = 3\times\frac{c(K_2Cr_2O_7)M(Fe_2O_3)}{10^3}$$

$$= 3\times\frac{0.02000\times 159.7}{10^3}$$

$$= 0.009582(g\cdot mL^{-1})$$

职业标准

药物检验工（高级）

工作内容：实验数据的处理；滴定液的配制与标定。

技能要求：

1. 能按要求正确记录实验数据，并对实验数据进行处理，得出正确结论；

2. 能按照药品质量标准及操作规程要求，做好试剂的选用及配制等检测前的准备工作，能正确计算滴定液的浓度及相对偏差。

相关知识：

1. 原始数据记录，实验数据的处理方法；

2. 滴定液的标定方法和计算，滴定液的浓度及相对偏差计算。

课题小结

1. 误差的概念和分类；系统误差包括方法误差、仪器和试剂误差、操作误差；误差的减免方法，随机误差又叫偶然误差。误差和偏差的表示方法，准确度和精密度的概念及相关计算。有效数字的定义和修约方法及运算规则。

2. 实验数据的处理；常见的两种异常值取舍的方法。

3. 滴定分析法常见术语和常见滴定分析方法；标准溶液的配制方法：直接法和间接法。滴定分析的相关计算。

知识训练

一、简答题

1. 名词解释

(1) 精密度　(2) 系统误差　(3) 有效数字修约原则

(4) 化学计量点　(5) 标准溶液　(6) 滴定度

2. 说明误差与偏差、准确度与精密度之间的区别与联系。

3. 同一试样的多次平行测定值的偶然误差的分布规律有哪些？

4. 若将 $H_2C_2O_4 \cdot 2H_2O$ 基准物质不密封，长期置于放有干燥剂的干燥器中，用它标定 NaOH 溶液浓度时，结果是偏高、偏低，还是无影响？

5. 如果分析天平的称量误差为±0.2mg，分别称取试样 0.1g 和 1g，称量的相对误差各为多少？这些结果说明了什么问题？

6. 下列数据各包含了几位有效数字

(1) 0.0310　(2) 10.250　(3) 0.1020　(4) 8.7×10^{-3}

(5) 0.24×10^{4}　(6) $pK_a=4.35$　(7) pH＝12.34　(8) pH＝7.2

二、计算题

1. 测定槐米中的芸香苷含量，五次结果分别为 65.21%、65.23%、65.41%、65.40% 和 65.29%。计算：(1) 平均偏差；(2) 相对平均偏差；(3) 标准偏差；(4) 相对标准偏差；(5) 极差。

2. 按有效数字运算规则，计算下列算式。

(1) 213.24 ＋18.26 ＋4.402 ＋0.324

(2) $\dfrac{0.100\times(25.00-3.22)\times156.47}{1.000\times1000}$

3. 铁矿石标准试样中铁的质量分数的标准值为 54.46%，某分析人员分析 4 次，得平均值 54.26%，标准偏差＝0.05%，在置信度为 95% 时，分析结果是否存在系统误差？

4. 下面为一组误差测定数据，从小到大排列为 0.75、0.82、0.85、0.86、0.88、0.94。试用 Q 检验法判断，置信度为 0.95 时，0.75 和 0.94 这两个数据是否应舍去？

5. 滴定时消耗 $0.2000mol\cdot L^{-1}$ 的 NaOH 溶液 25～30mL，问应称取基准物质邻苯二甲酸氢钾多少克？

6. 在 0.2600g 不纯的 $CaCO_3$ 试样中不含干扰测定的组分，加入 25.00mL $0.2600mol\cdot L^{-1}$ 的 HCl 溶解，煮沸后除去二氧化碳，用 $0.245mol\cdot L^{-1}$ 的 NaOH 溶液返滴定过量的酸，消耗 7.25mL。计算试样中 $CaCO_3$ 的含量。

7. 在已知酸性溶液中，Fe^{2+} 与 $KMnO_4$ 反应时，1.00mL $KMnO_4$ 溶液相当于 0.1117g Fe，而 1.00mL $KHC_2O_4\cdot H_2C_2O_4$ 溶液在酸性介质中恰好与 0.20mL 上述 $KMnO_4$ 溶液完全反应。问需要多少毫升 $0.200mol\cdot L^{-1}$ NaOH 溶液才能与上述 $KHC_2O_4\cdot H_2C_2O_4$ 溶液 1.00mL 完全中和。

课题八　滴定分析法

学习目标

1. 掌握酸碱滴定法，理解酸碱滴定曲线及指示剂的选择，学会常用酸碱滴定液的配制和标定，知道酸碱滴定实例。

2. 掌握氧化还原滴定法的特点，学会几种氧化还原滴定法。

3. 掌握沉淀滴定法的应用和计算，及几种沉淀滴定法的原理。

4. 掌握EDTA的性质及其配位反应，学会配位滴定方法。

第一节　酸碱滴定法

学习情境

前面我们已经学会配制溶液，这些溶液配好之后浓度是如何测定的呢？ 甲基橙、酚酞、甲基红等是我们做实验常用的酸碱指示剂，它们在科学实验过程中有非常重要的作用，想一想它们有什么不同？

我们在做实验时，是如何选择这些指示剂的呢？

请同学们带着这些问题走进这堂课，希望通过本节的学习你能回答这些问题。

一、酸碱滴定法概述

酸碱滴定法又称为中和滴定法，是以酸碱反应（水溶液中的质子转移反应）为基础的定量分析法。此法广泛用于测定无机酸、碱和有机酸、碱，以及能和酸、碱直接或间接反应的物质。

质子转移反应（中和反应）一般无外观变化，需借助指示剂颜色的变化确定化学计量点，由于不同类型的酸碱反应在计量点的pH不同，而各种指示剂的变色又有其不同的pH范围，为了正确地确定化学计量点，需要选择一个能在计量点附近变色的指示剂。因此，在学习酸碱滴定法时，一方面要了解各种不同类型的酸碱滴定过程中溶液pH的变化规律，另一方面要了解指示剂的性质、变色原理和变色范围，以及指示剂的选择原则，以便能正确地选择合适的指示剂，获得准确的分析结果。

1. 酸碱指示剂的变色原理

常用的酸碱指示剂是一类有机弱酸或弱碱，其共轭酸碱对具有不同的结构，因而呈现不同的颜色。当溶液的pH改变时，指示剂会因失去或得到质子成为碱式或酸式结构，从而引起溶液颜色的变化。

以酚酞为例，酚酞（简称PP）是一种有机弱酸，若用HIn表示其酸式结构，颜色为酸式色（无色）；用In^-表示指示剂的碱式结构，呈现的颜色为碱式色（红色），在水溶液中有下列解离平衡：

$$\underset{\substack{\text{酸式}\\(\text{无色})}}{HIn} \rightleftharpoons H^+ + \underset{\substack{\text{碱式}\\(\text{红色})}}{In^-}$$

从解离平衡式可知：当溶液pH降低（加酸）时，平衡向右移动，酚酞主要以酸式结构存在，呈无色；当溶液pH升高（加碱）时，平衡向右移动，酚酞主要以碱式结构存在，呈红色。

再比如甲基橙（简称MO）是一种有机弱碱，在酸性溶液中，甲基橙主要以酸式结构存在，溶液呈红色；在碱性溶液中，甲基橙主要以碱式结构存在，溶液呈黄色。

由上可知，酸碱指示剂的变色与溶液的 pH 有关。即溶液的 pH 改变，指示剂的结构发生变化，从而导致颜色变化。这就是酸碱指示剂的变色原理。

2. 指示剂的变色范围及其影响因素

（1）指示剂的变色范围　从上可知酸碱指示剂的颜色随溶液的 pH 变化而改变。但并不是溶液的 pH 稍有变化或任意改变，都能引起指示剂的颜色改变。因此，还必须了解指示剂在什么 pH 条件下发生颜色变化。如上所述，对于酸碱指示剂而言，在溶液中存在下列平衡：

$$HIn \rightleftharpoons H^+ + In^-$$

指示剂的解离平衡常数用 K_{HIn} 表示。$K_{HIn}=\frac{[H^+][In^-]}{[HIn]}$

经过整理，并两边取负对数得：$pH=pK_{HIn}-\lg\frac{[HIn]}{[In^-]}$

溶液中酸式与碱式浓度的比值为：$\frac{[HIn]}{[In^-]}=\frac{[H^+]}{K_{HIn}}$

[HIn] 和 [In⁻] 分别代表指示剂酸式结构的浓度和碱式结构的浓度，在颜色方面，代表指示剂的酸式颜色和碱式颜色。在一般情况下，大多数人的眼睛只有当一种结构的浓度是另一种结构浓度的 10 倍以上时，才能看到浓度大的那种结构的颜色。

当 $\frac{[HIn]}{[In^-]}\geqslant 10$ 时，我们看到的是酸式色，如甲基橙为红色，酚酞为无色，这时 $pH\leqslant pK_{HIn}-1$；

当 $\frac{[HIn]}{[In^-]}\leqslant\frac{1}{10}$ 时，我们看到的是碱式色，如甲基橙为黄色，酚酞为红色，这时 $pH\geqslant pK_{HIn}+1$。

所以 $\frac{1}{10}\leqslant\frac{[HIn]}{[In^-]}\leqslant 10$，即 pH 从 $pK_{HIn}-1$ 到 $pK_{HIn}+1$，可以明显地看到指示剂从酸式色变化到碱式色。对于一定的指示剂来说，在一定温度下，K_{HIn} 是一个常数。因此，溶液中酸式与碱式浓度的比值只与 $[H^+]$ 有关。当溶液的 pH 由 $pK_{HIn}-1$ 改变到 $pK_{HIn}+1$ 时，能明显看到指示剂由酸式色变到碱式色，故 $pH=pK_{HIn}\pm 1$，这个范围称为酸碱指示剂的变色范围。因为不同的指示剂有不同的 pK_{HIn}，所以指示剂的变色范围也各不相同。当 $pH=pK_{HIn}$，呈现的是指示剂酸式色和碱式色的混合色的中间色，为变色最灵敏的一点，此时溶液的 pH 称为指示剂的理论变色点。

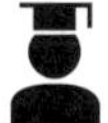

学有所成

某指示剂的 $pK_a=4.8$，其理论变色点和变色范围的 pH 各为多少？

由于人的眼睛对颜色的敏感程度不同，人眼实际观察得到的指示剂的变色范围与理论变色范围有些出入。常见酸碱指示剂及由实验测得的变色范围见表 8-1。

指示剂的理论变色范围对粗略估计指示剂的变色范围及选择指示剂有一定的指导意义。指示剂的变色范围越窄越好，这样在计量点时，pH 稍有变化，指示剂立即由一种颜色变成另一种颜色。

（2）影响指示剂变色范围的因素

① 温度　指示剂常数属于平衡常数，主要受温度的影响，所以滴定都应在室温下进行，

有必要加热时，须将溶液冷却到室温后再滴定。

② 溶剂　指示剂在不同溶剂中，pK_{HIn} 值不同，所以指示剂的变色范围也不同。

（3）混合指示剂　单一指示剂的变色范围都较宽。在某些酸碱滴定中，pH 突跃范围很窄，使用单一指示剂不能准确判断终点。此时可采用混合指示剂，以缩小指示剂的变色范围，使颜色变化更明显。混合指示剂可分为两类：一类是在某种指示剂中加入一种惰性染料，因颜色互补使变色敏锐，但变色范围不变。另一类由两种或两种以上的指示剂混合而成，也是因颜色互补使变色范围变窄，从而使颜色变化敏锐。

多种混合指示剂都是由酚酞、百里酚蓝、溴百里酚蓝、甲基橙按一定的比例混合而成的。

表 8-1　常见酸碱指示剂及变色范围

名称	pH 变色范围	酸式色	碱式色	pK_a	浓度
甲基黄	2.9～4.0	红色	黄色	3.3	0.1%乙醇(90%)溶液
溴酚蓝	3.0～4.6	黄色	蓝色	3.85	0.1%乙醇(20%)溶液
甲基橙	3.1～4.4	红色	黄色	3.40	0.1%水溶液
溴甲酚绿	3.8～5.4	黄色	蓝色	4.68	0.1%乙醇(20%)溶液
甲基红	4.4～6.2	红色	黄色	4.95	0.1%乙醇(60%)溶液
溴百里酚蓝	6.0～7.6	黄色	蓝色	7.1	0.1%乙醇(20%)
中性红	6.8～8.0	红色	黄色	7.4	0.1%乙醇(60%)溶液
酚红	6.8～8.0	黄色	红色	7.9	0.1%乙醇(20%)溶液
甲酚红(第二次变色)	7.2～8.8	黄色	红色	8.2	0.04%乙醇(50%)溶液
百里酚蓝(第二次变色)	8.0～9.6	黄色	蓝色	8.9	0.1%乙醇(20%)溶液
酚酞	8.2～10.0	无色	紫红色	9.4	0.1%乙醇(60%)溶液
百里酚酞	9.4～10.6	无色	蓝色	10.0	0.1%乙醇(90%)溶液

二、酸碱滴定曲线及指示剂的选择

运用酸碱滴定法进行滴定分析时，必须了解滴定过程中溶液 pH 的变化规律，这样才能根据滴定突跃范围选择合适的指示剂，以准确地确定化学计量点。当酸标准溶液不断地滴加到被测溶液（或碱标准溶液不断地加到被测溶液）的过程中，由于发生中和反应，溶液的 pH 不断地发生变化。若用溶液的加入量为横坐标，对应的 pH 为纵坐标，绘制关系曲线，这种曲线称为酸碱滴定曲线。下面讨论各种类型的滴定曲线和选择指示剂的原则。

1. 强碱滴定强酸

现以 $0.1000\text{mol}\cdot\text{L}^{-1}$ NaOH 滴定 20.00mL $0.1000\text{mol}\cdot\text{L}^{-1}$ 的 HCl 溶液为例，说明在滴定过程中溶液 pH 的变化情况。

（1）滴定开始前溶液的 pH　滴定前溶液的 pH 由 HCl 溶液的初始浓度决定，由于 HCl 是强酸，在水溶液中全部解离 $[H^+]=0.1000\text{mol}\cdot\text{L}^{-1}$，故 pH＝1.00。

（2）滴定开始到化学计量点前溶液的 pH　溶液的组成为 HCl、NaCl 和 H_2O，由剩余 HCl 溶液的浓度决定溶液的 pH。当加入 18.00mL NaOH 溶液，溶液中还剩余 2.00mL HCl 溶液未被中和：

$$[H^+]=\frac{20.00-18.00}{20.00+18.00}\times 0.1000=5.26\times 10^{-3}(\text{mol}\cdot\text{L}^{-1})$$

$$\text{pH}=2.28$$

当加入 19.98mL NaOH 溶液（化学计量点前 0.1%），溶液中只剩 0.02mL HCl 未被中和。

$$[H^+]=\frac{20.00-19.98}{20.00+19.98}\times 0.1000=5.00\times 10^{-5}(mol\cdot L^{-1})$$

$$pH=4.30$$

（3）化学计量点时溶液的 pH　当加入 20.00mL NaOH 溶液，溶液中的 HCl 全部被中和，溶液中的组成为 NaCl，溶液的［H^+］取决于水的解离，即：［H^+］＝［OH^-］＝10^{-7}（$mol\cdot L^{-1}$）

所以：pH ＝7.00

（4）化学计量点后溶液的 pH　溶液的组成为 NaCl、NaOH，pH 由过量 NaOH 的量决定。当加入了 20.02mL NaOH 溶液时（化学计量点后 0.1%），这时溶液中 NaOH 过量 0.02mL。则：

$$[OH^-]=\frac{20.02-20.00}{20.02+20.00}\times 0.1000=5.00\times 10^{-5}mol\cdot L^{-1}$$

$$pH=9.70$$

根据上述方法计算可以得到不同滴定点的 pH，将结果列于表 8-2 中，并以 NaOH 加入量为横坐标，pH 为纵坐标，绘制曲线，如图 8-1 所示。

表 8-2　加入滴定液 NaOH 的量与对应的 pH

加入 NaOH 量		剩余 HCl 溶液的体积/mL	过量 NaOH 溶液的体积/mL	pH
滴定百分数/%	体积/mL			
0.00	0.00	20.00		1.00
90.00	18.00	2.00		2.28
99.00	19.80	0.20		3.30
99.80	19.96	0.04		4.00
99.90	19.98	0.02		4.30（突跃范围）
100.0	20.00	0.00		7.00（突跃范围）
100.1	20.02		0.02	9.70（突跃范围）
100.2	20.04		0.04	10.00
101.0	20.20		0.20	10.70
110.0	22.00		2.00	11.70
200.0	40.00		20.00	12.50

从表 8-2 和图 8-1 中可以看出，在滴定开始时，溶液中存在比较多的 HCl，因此 pH 升高非常缓慢，随着滴定不断进行，溶液中 HCl 含量减少，pH 的升高逐渐增快，尤其是当滴定接近化学计量点时，溶液中剩余的 HCl 已极少，pH 升高极快。从滴定开始到加入 19.80mL NaOH 滴定液时，溶液的 pH 只改变了 2.3 个单位，而当加入 19.98mL NaOH（即又加入 0.18mL NaOH）滴定液时，pH 就改变了 1 个单位，变化速度加快了。此时再加入一滴（约 0.04mL）NaOH 滴定液，NaOH 滴定液过量 0.02mL，pH 产生很大的变化，由 4.30 到 9.70，增大了 5.4 个 pH 单位，溶液由酸性变为碱性。如再加 NaOH 滴定液，所引起的 pH 变化又越来越小，曲线平坦。

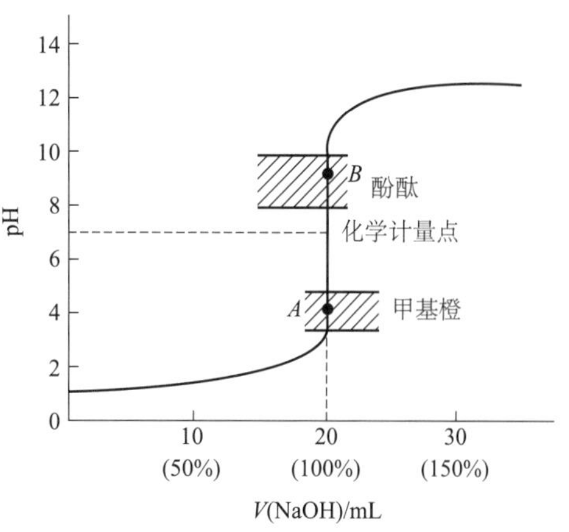

图 8-1　$0.1000mol\cdot L^{-1}$ NaOH 滴定 20.00mL $0.1000mol\cdot L^{-1}$ 的 HCl 溶液的滴定曲线

由此可见，在化学计量点前后从剩余 0.02mL HCl 到过量 0.02mL NaOH，即滴定由 NaOH 不足 0.1%到过量 0.1%，溶液的 pH 从 4.30 增加到 9.70，实现了由量变到质变的过程。这种在化学计量点附近加入一滴滴定剂所引起的溶液 pH 的急剧变化，称为滴定突跃。突跃所在的具体 pH 范围称为滴定突跃范围。在滴定曲线上表现为近乎垂直部分。

滴定分析中，指示剂的选择很重要，滴定突跃范围是选择指示剂的依据。选择指示剂的原则是使指示剂的理论变色点 pK_{HIn} 处于滴定突跃范围内，或者变色范围全部或一部分在突跃范围内的指示剂都可用来指示滴定终点。

2. 强碱滴定弱酸

现以 $0.1000mol \cdot L^{-1}$ NaOH 滴定 20.00mL $0.1000mol \cdot L^{-1}$ HAc 为例，讨论强碱滴定弱酸溶液 pH 的变化。

(1) 滴定前　滴定前溶液为 $0.1000mol \cdot L^{-1}$ HAc

$$[H^+]=\sqrt{K_a c_a}=\sqrt{1.75\times10^{-5}\times0.1000}=1.3\times10^{-3}(mol \cdot L^{-1})$$

$$pH=2.89$$

(2) 滴定开始至计量点前　溶液中未被中和的 HAc 和已中和的产物 Ac^- 构成缓冲体系，溶液中 $[H^+]$ 一般可按缓冲溶液公式计算。例如，加入 19.98mL NaOH 后：

$$[HAc]=\frac{0.1000\times(20.00-19.98)}{20.00+19.98}=5.0\times10^{-5}(mol \cdot L^{-1})$$

$$[Ac^-]=\frac{0.1000\times19.98}{20.00+19.98}=5.0\times10^{-2}(mol \cdot L^{-1})$$

根据缓冲溶液的计算公式

$$pH=pK_a+\lg\frac{[Ac^-]}{[HAc]}=7.74$$

(3) 计量点时　HAc 全部被中和成 NaAc，此时溶液不能看作是缓冲溶液了，此时溶液是 NaAc，该弱酸强碱盐溶液，其 pH 的计算应按照弱酸强碱盐溶液即离子碱来计算。由于此时溶液稀释了一倍，$[Ac^-]$ 变为 $0.05000mol \cdot L^{-1}$，即：

$$[Ac^-]=\frac{0.1000\times20.00}{20.00+20.00}=0.05000(mol \cdot L^{-1})$$

$$K_b(Ac^-)=\frac{K_w}{K_a(HAc)}=\frac{10^{-14}}{1.75\times10^{-5}}=5.714\times10^{-10}$$

$$[OH^-]=\sqrt{c_b K_b}=\sqrt{0.05000\times5.714\times10^{-10}}=5.345\times10^{-6}(mol \cdot L^{-1})$$

所以 $pOH=-\lg(5.345\times10^{-6})=5.27$

$pH=14-5.27=8.73$

(4) 计量点后　溶液由 NaAc 和 NaOH 组成。由于 Ac^- 是很弱的碱，溶液的 $[OH^-]$ 由过量的 NaOH 决定，$[H^+]$ 的计算方法与强碱滴定强酸类似：

当加入 20.02mL NaOH 时，溶液中过量 NaOH 0.02mL，溶液总体积为 40.02mL。

与 NaOH 滴定 HCl 情况相同，pH=9.70。

因此滴定突跃范围为 7.74～9.70。

根据上述方法计算滴定过程中各点的 pH，列于表 8-3，并绘制滴定曲线，如图 8-2 所示。

表 8-3 加入滴定液 NaOH 的量与对应的 pH

加入 NaOH 的量		剩余 HAc 溶液的体积/mL	过量 NaOH 溶液的体积/mL	pH
滴定百分数/%	体积/mL			
0.00	0.00	20.00		2.89
90.00	18.00	2.00		5.70
99.00	19.80	0.20		6.74
99.80	19.96	0.04		7.50
99.90	19.98	0.02		7.74 突跃范围
100.0	20.00	0.00		8.72
100.1	20.02		0.02	9.70
100.2	20.04		0.04	10.00
101.0	20.20		0.20	10.70
110.0	22.00		2.00	11.70
200.0	40.00		20.00	12.50

从表 8-3 可看出，由于 HAc 是弱酸，滴定开始前溶液中 $[H^+]$ 就较低，pH 较高。滴定开始后 pH 较快地升高，只是由于生成的 NaAc 产生了同离子效应，使 HAc 更难解离，$[H^+]$ 较快地降低。但在继续滴入 NaOH 溶液后，由于 NaAc 的不断生成，在溶液中形成了弱酸及其共轭碱的缓冲体系，pH 增加较慢，使这一段曲线较为平坦。当滴定接近化学计量点时，由于溶液中剩余的 HAc 已很少，溶液的缓冲能力已逐渐减弱，于是随着 NaOH 溶液的不断加入，溶液的 pH 增加逐渐变快，达到化学计量点时，在其附近出现一个滴定突跃。这个突跃的 pH 为 7.74～9.70，处于碱性范围内，而且突跃范围较为短小，仅 1.96 个 pH 单位。这是由于化学计量点时溶液中存在着大量的 Ac^-，它是弱酸强碱盐，在水中水解，使溶液呈碱性。

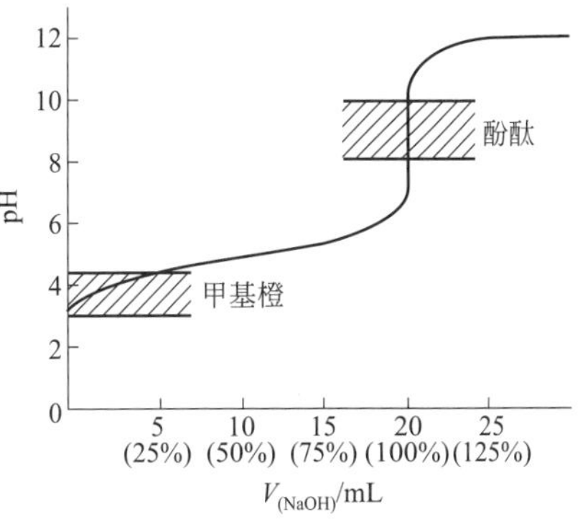

图 8-2 0.1000mol·L^{-1} NaOH 滴定 20.00mL 0.1000mol·L^{-1} HAc 的滴定曲线

根据化学计量点附近的突跃范围，酚酞、百里酚蓝是合适的指示剂。在酸性溶液中变色的指示剂如甲基橙和甲基红则完全不适用。

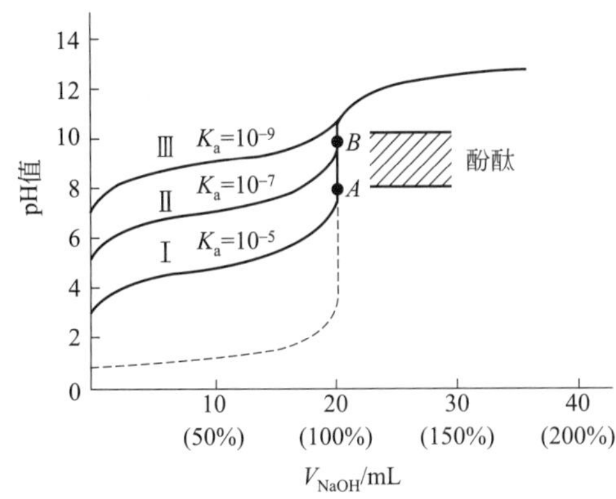

图 8-3 NaOH 溶液滴定不同强度的酸的滴定曲线

必须注意，强碱滴定弱酸其突跃范围的大小与被滴定的酸的强弱有关。酸的强度越大，滴定突跃也越大。相反，酸的强度越小，其突跃范围也越小。如图 8-3 所示。

当 $K_a \leqslant 10^{-9}$ 时，滴定曲线已无垂直部分，即无明显的滴定突跃。这时，已无法根据滴定突跃范围选择指示剂。另外，实验证明，滴定突跃范围的大小还与被滴定的弱酸的浓度有关。被滴定的弱酸的浓度越大，其滴定突跃范围也越大。

由此可见，滴定突跃范围取决于两个因素：即弱酸的 K_a 和其浓度（c）。当 K_a 和 c 值较大时，突跃范围较大，反之则较小。把这两个因素综合起来，要求当弱酸的 $cK_a \geqslant 10^{-8}$ 时，才有明显的滴定突跃范围，才能选到合适的指示剂指示终点。

3. 强酸滴定弱碱

以 $0.1000\text{mol}\cdot\text{L}^{-1}$ 盐酸滴定 20.00mL 氨水（$0.1000\text{mol}\cdot\text{L}^{-1}$）为例，这类滴定曲线与强碱滴定弱酸相似，但 pH 变化情况相反。

（1）滴定前　滴定前的溶液是 $0.1000\text{mol}\cdot\text{L}^{-1}$ 的氨水溶液，其 pH 的计算按照一元弱碱的计算公式：

$$[\text{OH}^-]=\sqrt{cK_b}=1.35\times10^{-3}(\text{mol}\cdot\text{L}^{-1})$$

$$\text{pH}=11.13$$

（2）滴定开始至化学计量点前　此时溶液为 $NH_3\cdot H_2O\text{-}NH_4Cl$ 构成的缓冲体系，溶液中 $[H^+]$ 一般可按缓冲溶液公式计算。例如，加入 19.98mL HCl 后：

$$c(\text{NH}_3\cdot\text{H}_2\text{O})=\frac{0.02\times0.1000}{20.00+19.98}(\text{mol}\cdot\text{L}^{-1})$$

$$c(\text{NH}_4^+)=\frac{19.98\times0.1000}{20.00+19.98}(\text{mol}\cdot\text{L}^{-1})$$

$$\text{pH}=\text{p}K_a+\lg\frac{c(\text{共轭碱})}{c(\text{共轭酸})}=\lg5.7\times10^{-10}+\lg\frac{0.02}{19.98}=6.25$$

（3）化学计量点时　此时溶液是 NH_4Cl 溶液，其溶液的 pH 的计算按照强酸弱碱盐（质子酸）来计算。

$$c(\text{NH}_4\text{Cl})=0.05(\text{mol}\cdot\text{L}^{-1})$$

$$[\text{H}^+]=\sqrt{cK_a}=\sqrt{\frac{cK_W}{K_b}}=5.3\times10^{-6}(\text{mol}\cdot\text{L}^{-1})$$

$$\text{pH}=5.28$$

（4）化学计量点后　设加入 20.02mL 盐酸滴定液，此时 pH＝4.30。

由以上可知该滴定突跃范围是 6.25～4.30，在酸性范围内，显然，甲基红（或甲基橙）是合适的指示剂。所以，用标准碱溶液滴定弱酸时，宜用酚酞作指示剂；用标准酸溶液滴定弱碱时，宜用甲基红（或甲基橙）作指示剂。与强碱滴定弱酸相似，被滴定的碱越弱，则突跃范围越小。只有当 $cK_b\geqslant10^{-8}$ 时，才能用标准酸溶液直接进行滴定。

图 8-4　$0.1000\text{mol}\cdot\text{L}^{-1}$ 盐酸滴定 20.00mL 氨水（$0.1000\text{mol}\cdot\text{L}^{-1}$）的滴定曲线

$0.1000\text{mol}\cdot\text{L}^{-1}$ 盐酸滴定 20.00mL 氨水（$0.1000\text{mol}\cdot\text{L}^{-1}$）的滴定曲线如图 8-4 所示。

学有所成

精密称取基准物质邻苯二甲酸氢钾 0.2250g，标定 NaOH 溶液，终点时用去 NaOH 溶液 22.50mL，求 NaOH 溶液的浓度。

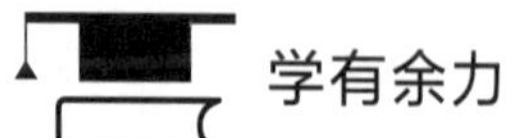

学有余力

多元酸碱的滴定

多元酸碱的滴定情况较为复杂。多元酸碱在水溶液中是分步解离的，因此，也分步被滴定。主要解决的问题是能否准确分步滴定、滴定曲线有几个突跃。

以二元酸为例判断能否形成突跃及突跃数原则总结如下：

(1) 若 $cK_{a1} \geqslant 10^{-8}$，$cK_{a2} \geqslant 10^{-8}$ 且 $K_{a1}/K_{a2} \geqslant 10^4$，可以分步滴定，产生两个滴定突跃，得到两个滴定终点；

(2) 若 $cK_{a1} \geqslant 10^{-8}$，$cK_{a2} < 10^{-8}$ 且 $K_{a1}/K_{a2} \geqslant 10^4$，则只有第一步解离的 H^+ 被滴定而形成一个突跃，得到一个滴定终点；

(3) 若 $cK_{a1} \geqslant 10^{-8}$，$cK_{a2} \geqslant 10^{-8}$ 且 $K_{a1}/K_{a2} < 10^4$，第一、第二个 H^+ 同时被滴定，只有一个突跃，得到一个滴定终点。

如用 NaOH 滴定草酸（$0.1mol \cdot L^{-1}$），查附表计算则 $cK_{a1} \geqslant 10^{-8}$，$cK_{a2} \geqslant 10^{-8}$，且 $K_{a1}/K_{a2} < 10^{-4}$，则说明不能分步滴定，但能被 NaOH 一步滴定到 $C_2O_4^{2-}$，形成一个滴定突跃，得到一个滴定终点。多元碱的滴定与此类似，不再作介绍。

三、常用酸碱滴定液的配制和标定

HCl、H_2SO_4、HNO_3 均属强酸，由于 HNO_3 常含有杂质，能干扰指示剂变色，且稳定性较差，所以常用 HCl、H_2SO_4 配制酸标准溶液，其中又以 HCl 应用最广。碱标准溶液用得最多的是 NaOH 标准溶液。

(1) 酸标准溶液　由于盐酸易挥发，故标准溶液一般用浓盐酸通过间接法配制。先配制成大致浓度后用基准物质标定，常用的基准物质为无水碳酸钠或硼砂。无水碳酸钠易制得纯品，价廉，是实验室常用来标定盐酸溶液的基准物质。缺点是摩尔质量小，易吸湿。通常是临用前在 270～300℃ 干燥至恒重，置干燥器中冷却至室温后保存备用。

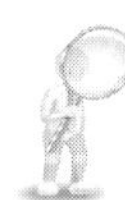

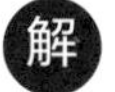

例 8-1

市售浓盐酸的密度是 $1.19g \cdot cm^{-3}$，质量分数为 0.37，如何利用此浓盐酸配制 $0.1mol \cdot L^{-1}$ 的盐酸滴定液 1000mL？

解　利用此浓盐酸配制 $0.1mol \cdot L^{-1}$ 的盐酸滴定液大致分两步：

第一步：配制

该市售浓盐酸的物质的量浓度为：$c=\dfrac{\dfrac{m}{M}}{V}=\dfrac{\dfrac{1000\times1.19\times0.37}{36.5}}{1}\approx12\ (mol \cdot L^{-1})$

设配制 $0.1mol \cdot L^{-1}$ 盐酸滴定液 1000mL 应取该浓盐酸的体积为 V

则：$12\times V=0.1\times1000$

$V=8.3\ (mL)$（盐酸易挥发，配制时应比计算量多取些，取 9mL）

第二步：标定

常用来标定盐酸溶液的基准物质是无水碳酸钠，标定反应如下：

$$NaCO_3+2HCl \rightleftharpoons NaCl+CO_2\uparrow+H_2O$$

配制和标定的具体步骤本书略。

(2) 碱标准溶液　碱标准溶液一般用 NaOH 配制。NaOH 不宜得到纯品，且易吸水和吸附 CO_2，故应用间接配制法。即先配制 NaOH 的饱和溶液，然后取饱和 NaOH 的中层清液，用新煮沸并冷却的蒸馏水稀释至所需浓度，再用基准物质标定。标定 NaOH 常用的基准物质是邻苯二甲酸氢钾，它易得到纯品，不吸湿，摩尔质量大。

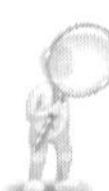

例 8-2

实验室配制的饱和 NaOH 溶液其密度是$1.56g \cdot cm^{-3}$，质量分数为 0.52，现需要配制 $0.1mol \cdot L^{-1}$ 1000mL 需要取该饱和 NaOH 溶液的体积为多少？

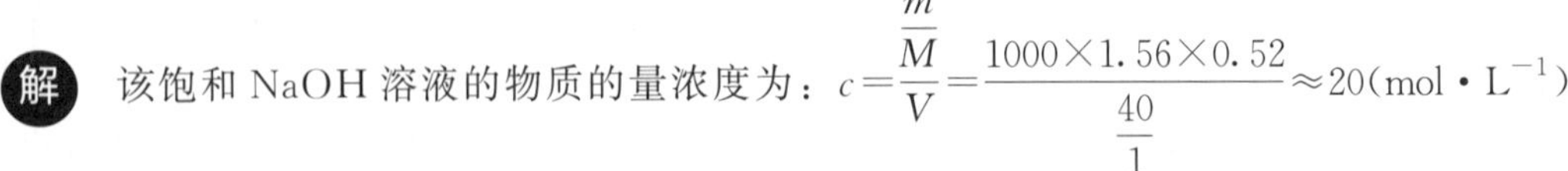

解 该饱和 NaOH 溶液的物质的量浓度为：$c=\frac{\frac{m}{M}}{V}=\frac{1000\times1.56\times0.52}{\frac{40}{1}}\approx20(mol \cdot L^{-1})$

设配制 $0.1mol \cdot L^{-1}$ 1000mL 需要取该饱和 NaOH 溶液的体积为 V

则：$20\times V=0.1\times1000$

$V=5$（mL）

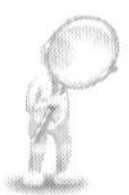

例 8-3

将4g NaOH 配制成 500mL 溶液，求该 NaOH 溶液的物质的量浓度。

解 $c(NaOH)=\frac{n(NaOH)}{V}=\frac{m(NaOH)}{M(NaOH)V}=\frac{4}{40\times0.5}=0.2(mol \cdot L^{-1})$

四、酸碱滴定实例

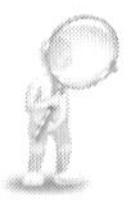

例 8-4

将0.2500g Na_2CO_3 基准物溶于适量水中后，用 0.2mol · L 的 HCl 滴定至终点，问大约消耗此 HCl 溶液多少毫升？

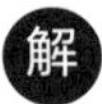

解 因为 $n(HCl)/n(Na_2CO_3)=2$

$$C(HCl)V(HCl)=2n(Na_2CO_3)=\frac{2m(Na_2CO_3)\times1000}{M(Na_2CO_3)}$$

所以 $V_{HCl}=\frac{2\times0.2500\times1000}{0.2\times106.0}\approx24(mL)$

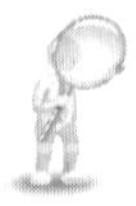

例 8-5

测定药用 Na_2CO_3 的含量，称取试样 0.2460g，溶解后用浓度为 $0.1006mol \cdot L^{-1}$ 的 HCl标准溶液滴定，终点时消耗该 HCl 标液 23.50mL，求试样中 Na_2CO_3 的百分含量。

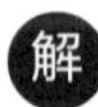

解 因为 $n(Na_2CO_3)/n(HCl)=1/2$

所以 $w(Na_2CO_3)=\frac{1}{2}\times\frac{0.1006\times23.50\times106.0}{0.246\times1000}\times100\%$

$=50.93\%$

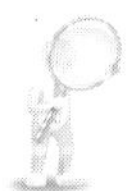

例 8-6

精密称取 CaO 试样0.06000g，以 HCl 标准溶液滴定之，已知 $T_{HCl/CaO}=0.005600g\cdot mL^{-1}$，消耗 HCl 10mL，求 CaO 的百分含量。

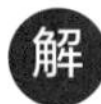

解

$$w(CaO)=\frac{0.0056\times 10}{0.06000}\times 100\%=93.33\%$$

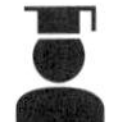

学有所成

1. 精密称取基准物质邻苯二甲酸氢钾 0.2250g，标定 NaOH 溶液，终点时用去 NaOH 溶液 22.50mL，求 NaOH 溶液的浓度。

2. 用 $AgNO_3$（$0.1020mol\cdot L^{-1}$）滴定液滴定 0.1521g 含 NaCl 的试样，终点时消耗溶液 15.21mL，计算试样中 NaCl 的百分含量。

第二节　氧化还原滴定法

学习情境

2020 年的新冠病毒感染引起的肺炎，产生了大量的医疗废物，医疗废水的处理就成了很多人关心的问题，废水中的化学耗氧量是衡量水污染程度的一项重要指标，反映出水中还原性物质的含量，怎样测定里面含还原性物质的含量？怎样除去里面的还原性物质？

请同学们带着这些问题走进这堂课，希望通过本节的学习你能回答这些问题。

一、氧化还原滴定法概述

1. 氧化还原滴定法的特点

氧化还原滴定法是基于溶液中氧化剂与还原剂之间电子的转移而进行反应的一种分析方法。

氧化还原滴定法较其他滴定分析的方法有如下不同的特点：

（1）氧化还原反应的机理较复杂，副反应多，因此与化学计量有关的问题更复杂。

（2）氧化还原反应比其他所有类型的反应速率都慢。

（3）氧化还原滴定可以用氧化剂作滴定剂，也可用还原剂作滴定剂。因此有多种方法。

（4）氧化还原滴定法主要用来测定氧化剂或还原剂，也可以用来测定不具有氧化性或还原性的金属离子或阴离子，所以应用范围较广。

2. 氧化还原滴定指示剂

（1）以滴定剂本身颜色指示滴定终点（又称自身指示剂）　有些滴定剂本身有很深的颜色，而滴定产物为无色或颜色很浅，在这种情况下，滴定时可不必另加指示剂，例如 $KMnO_4$ 本身显紫红色，用它来滴定 Fe^{2+}、$C_2O_4^{2-}$ 溶液时，反应产物 Mn^{2+}、Fe^{3+} 等颜色很浅或是无色，滴定到化学计量点后，只要 $KMnO_4$ 稍微过量半滴就能使溶液呈现淡红色，指示滴定终点的到达。

（2）显色指示剂　这种指示剂本身并不具有氧化还原性，但能与滴定剂或被测定物质发生显色反应，而且显色反应是可逆的，因而可以指示滴定终点。

（3）氧化还原指示剂　这类指示剂本身是氧化剂或还原剂，它的氧化态和还原态具有不同的颜色。

3. 常见的氧化还原滴定法

氧化还原滴定法是应用范围很广的一种滴定分析方法。氧化还原滴定法可以根据待测物的性质来选择合适的滴定剂，并常根据所用滴定剂的名称来命名，如常用的有碘量法、亚硝酸钠法、高锰酸钾法、重铬酸钾法、铈量法、溴酸钾法等。本书着重介绍碘量法、亚硝酸钠法。

二、碘量法

1. 方法概述

碘量法是利用 I_2 的氧化性和 I^- 的还原性来进行滴定的方法，其基本反应是：

$$I_2 + 2e = 2I^-$$

固体 I_2 在水中溶解度很小（298K 时为 $1.18 \times 10^{-3} mol \cdot L^{-1}$）且易于挥发，通常将 I_2 溶解于 KI 溶液中，此时它以 I_3^- 配离子形式存在，其半反应为：

$$I_3^- + 2e = 3I^- \qquad \varphi^{\ominus}_{I_3^-/I^-} = 0.545V$$

从 $\varphi^{\ominus}$ 值可以看出，I_2 是较弱的氧化剂，能与较强的还原剂作用；I^- 是中等强度的还原剂，能与许多氧化剂作用，因此碘量法可以用直接或间接两种方式进行。

碘量法既可测定氧化剂，又可测定还原剂。I_3^-/I^- 电对反应的可逆性好，副反应少，又有很灵敏的淀粉指示剂指示终点，因此碘量法的应用范围很广。

（1）直接碘量法　用 I_2 配成的标准滴定溶液可以直接测定电位值比 $\varphi^{\ominus}_{I_3/I^-}$ 小的还原性物质，如 S^{2-}、SO_3^{2-}、Sn^{2+}、$S_2O_3^{2-}$、As（Ⅲ）、维生素 C 等，这种碘量法称为直接碘量法，又叫碘滴定法。直接碘量法不能在碱性溶液中进行滴定，因为碘与碱发生歧化反应。

$$I_2 + 2OH^- = IO^- + I^- + H_2O$$

$$3IO^- = IO_3^- + 2I^-$$

（2）间接碘量法　电位值比 $\varphi^{\ominus}_{I_3/I^-}$ 高的氧化性物质，可在一定的条件下，用 I^- 还原，然后用 $Na_2S_2O_3$ 标准溶液滴定释放出的 I_2，这种方法称为间接碘量法，又称滴定碘法。间接碘量法的基本反应为：

$$2I^- - 2e^- = I_2$$

$$I_2 + 2S_2O_3^{2-} = S_4O_6^{2-} + 2I^-$$

利用这一方法可以测定很多氧化性物质，如 Cu^{2+}、$Cr_2O_7^{2-}$、IO_3^-、BrO_3^-、AsO_4^{3-}、ClO^-、NO_2^-、H_2O_2、MnO_4^- 和 Fe^{3+} 等。

间接碘量法多在中性或弱酸性溶液中进行，因为在碱性溶液中 I_2 与 $S_2O_3^{2-}$ 将发生如下反应：

$$S_2O_3^{2-} + 4I_2 + 10OH^- = 2SO_4^{2-} + 8I^- + 5H_2O$$

同时，I_2 在碱性溶液中还会发生歧化反应：

$$3I_2 + 6OH^- = IO_3^- + 5I^- + 3H_2O$$

在强酸性溶液中，$Na_2S_2O_3$ 溶液会发生分解反应：

$$S_2O_3^{2-} + 2H^+ = SO_2 + S\downarrow + H_2O$$

同时，I^- 在酸性溶液中易被空气中的 O_2 氧化。

$$4I^- + 4H^+ + O_2 = 2I_2 + 2H_2O$$

（3）碘量法的终点指示——淀粉指示剂法　I_2 遇淀粉呈现蓝色，其显色灵敏度除与 I_2 的浓度有关以外，还与淀粉的性质、加入的时间、温度及反应介质等条件有关。因此在使用淀粉指示液指示终点时要注意以下几点；

① 所用的淀粉必须是可溶性淀粉。

② I_3^- 与淀粉的蓝色在热溶液中会消失，因此，不能在热溶液中进行滴定。

③ 要注意反应介质的条件，淀粉在弱酸性溶液中灵敏度很高，显蓝色；当 pH＜2 时，淀粉会水解成糊精，与 I_2 作用显红色；若 pH＞9 时，I_2 转变为 IO^- 遇淀粉不显色。

④ 直接碘量法用淀粉指示液指示终点时，应在滴定开始时加入。终点时，溶液由无色突变为蓝色。间接碘量法用淀粉指示液指示终点时，应等滴至 I_2 的黄色很浅时再加入淀粉指示液（若过早加入淀粉，它与 I_2 形成的蓝色配合物会吸留部分 I_2，往往易使终点提前且不明显）。终点时，溶液由蓝色转无色。

⑤ 淀粉指示液的用量一般为 2～5mL（$5g \cdot L^{-1}$ 淀粉指示液）。

（4）碘量法的误差来源和防止措施　碘量法的误差来源于两个方面：一是 I_2 易挥发；二是在酸性溶液中 I^- 易被空气中的 O_2 氧化。为了防止 I_2 挥发和空气中氧气氧化 I^-，测定时要加入过量的 KI，使 I_2 生成 I_3^-，并使用碘瓶，滴定时不要剧烈摇动，以减少 I_2 的挥发。由于 I^- 被空气氧化的反应随光照及酸度增高而加快，因此在反应时，应将碘瓶置于暗处；滴定前调节好酸度，析出 I_2 后立即进行滴定。此外，Cu^{2+}、NO_2^- 等离子催化空气对 I^- 的氧化，应设法消除干扰。

2. 碘量法标准滴定溶液的制备

碘量法中需要配制和标定 I_2 和 $Na_2S_2O_3$ 两种标准滴定溶液。

（1）$Na_2S_2O_3$ 标准滴定溶液的制备　市售硫代硫酸钠（$Na_2S_2O_3 \cdot 5H_2O$）一般都含有少量杂质，因此配制 $Na_2S_2O_3$ 标准滴定溶液不能用直接法，只能用间接法。

配制好的 $Na_2S_2O_3$ 溶液在空气中不稳定，容易分解，这是由于在水中的微生物、CO_2、空气中 O_2 作用下，发生下列反应：

$$Na_2S_2O_3 \xlongequal{\text{微生物}} Na_2SO_3 + S\downarrow$$

$$Na_2S_2O_3 + CO_2 + H_2O \xlongequal{} NaHSO_3 + NaHCO_3 + S\downarrow$$

$$2Na_2S_2O_3 + O_2 \xlongequal{} 2Na_2SO_4 + 2S\downarrow$$

此外，水中微量的 Cu^{2+} 或 Fe^{3+} 等也能促进 $Na_2S_2O_3$ 溶液分解，因此配制 $Na_2S_2O_3$ 溶液时，应当用新煮沸并冷却的蒸馏水，并加入少量 Na_2CO_3，使溶液呈弱碱性，以抑制细菌生长。配制好的 $Na_2S_2O_3$ 溶液应贮于棕色瓶中，于暗处放置 2 周后，过滤去沉淀，然后再标定；标定后的 $Na_2S_2O_3$ 溶液在贮存过程中如发现溶液变浑浊，应重新标定或弃去重配。

标定 $Na_2S_2O_3$ 溶液的基准物质有 $K_2Cr_2O_7$、KIO_3、$KBrO_3$ 及升华 I_2 等。除 I_2 外，其他物质都需在酸性溶液中与 KI 作用析出 I_2 后，再用配制的 $Na_2S_2O_3$ 溶液滴定。若以 $K_2Cr_2O_7$ 作基准物为例，则 $K_2Cr_2O_7$ 在酸性溶液中与 I^- 发生如下反应：

$$Cr_2O_7^{2-} + 6I^- + 14H^+ \xlongequal{} 2Cr^{3+} + 3I_2 + 7H_2O$$

反应析出的 I_2 以淀粉为指示剂用待标定的 $Na_2S_2O_3$ 溶液滴定。

$$I_2 + 2S_2O_3^{2-} \xlongequal{} 2I^- + S_4O_6^{2-}$$

用 $K_2Cr_2O_7$ 标定 $Na_2S_2O_3$ 溶液时应注意：$Cr_2O_7^{2-}$ 与 I^- 反应较慢，为加速反应，须加入过量的 KI 并提高酸度，不过酸度过高会加速空气氧化 I^-。因此，一般应控制酸度为 0.2～$0.4mol \cdot L^{-1}$ 左右。并在暗处放置 10min，以保证反应顺利完成。

根据称取 $K_2Cr_2O_7$ 的质量和滴定时消耗 $Na_2S_2O_3$ 标准溶液的体积，可计算出 $Na_2S_2O_3$ 标准溶液的浓度。计算公式如下：

$$c(Na_2S_2O_3)=\frac{m(K_2Cr_2O_7)\times 1000}{(V-V_0)M(1/6K_2Cr_2O_7)}$$

式中 $m(K_2Cr_2O_7)$——$K_2Cr_2O_7$ 的质量，g；

V——滴定时消耗 $Na_2S_2O_3$ 标准溶液的体积，mL；

V_0——空白试验消耗 $Na_2S_2O_3$ 标准溶液的体积，mL；

$M(1/6K_2Cr_2O_7)$——以（$1/6K_2Cr_2O_7$）为基本单元的$K_2Cr_2O_7$ 的摩尔质量，49.03g·mol^{-1}。

（2）I_2 标准滴定溶液的制备

① I_2 标准滴定溶液的配制　用升华法制得的纯碘可直接配制成标准溶液。但通常是用市售的碘先配成近似浓度的碘溶液，然后用基准试剂或已知准确浓度的 $Na_2S_2O_3$ 标准溶液来标定碘溶液的准确浓度。由于 I_2 难溶于水，易溶于 KI 溶液，故配制时应将 I_2、KI 与少量水一起研磨后再用水稀释，并保存在棕色试剂瓶中待标定。

② I_2 标准滴定溶液的标定　I_2 溶液可用 As_2O_3 基准物标定。As_2O_3 难溶于水，多用 NaOH 溶解，使之生成亚砷酸钠，再用 I_2 溶液滴定 AsO_3^{3-}。

$$As_2O_3+6NaOH=\!=\!=2Na_3AsO_3+3H_2O$$

$$AsO_3^{3-}+I_2+H_2O=\!=\!=AsO_4^{3-}+2I^-+2H^+$$

此反应为可逆反应，为使反应快速定量地向右进行，可加 $NaHCO_3$，以保持溶液 pH≈8 。

根据称取的 As_2O_3 的质量和滴定时消耗 I_2 溶液的体积，可计算出 I_2 标准溶液的浓度。计算公式如下：

$$c(1/2I_2)=\frac{m(As_2O_3)\times 1000}{(V-V_0)\times M(1/4As_2O_3)}$$

式中 $m(As_2O_3)$——称取 As_2O_3 的质量，g；

V——滴定时消耗 I_2 溶液的体积，mL；

V_0——空白试验消耗 I_2 溶液的体积，mL；

M（$1/4As_2O_3$）——以（$1/4As_2O_3$）为基本单元的 As_2O_3 的摩尔质量，g·mol^{-1}。

由于 As_2O_3 为剧毒物，一般常用已知浓度的 $Na_2S_2O_3$ 标准滴定溶液标定 I_2 溶液。

学有所成

1. 准确称取 0.1517g $K_2Cr_2O_7$ 基准物质，溶于水后酸化，再加入过量的 KI，用 $Na_2S_2O_3$ 标准溶液滴定至终点，共用去 30.02mL $Na_2S_2O_3$。计算 $Na_2S_2O_3$ 标准溶液的物质的量浓度。已知：M（$K_2Cr_2O_7$）=294.2g·mol^{-1}。

2. 准确称取 0.2015g $K_2Cr_2O_7$ 基准物质，溶于水后酸化，再加入过量的 KI，用 $Na_2S_2O_3$ 标准溶液滴定至终点，共用去 35.02mL $Na_2S_2O_3$。计算 $Na_2S_2O_3$ 标准溶液的物质的量浓度。已知：$M(K_2Cr_2O_7)$=294.2g·mol^{-1}。

三、亚硝酸钠法

亚硝酸钠法是利用亚硝酸钠滴定液在盐酸溶液中与芳伯氨基化合物发生重氮化反应，定量生成重氮盐，来测定药物含量的方法。

芳香伯胺类药物在盐酸存在下可以定量地与亚硝酸钠发生重氮化反应。用已知浓度的亚硝酸钠滴定液滴定（用永停法指示终点），根据消耗的亚硝酸钠滴定液的浓度和体积，可计算出芳伯胺类药物的含量。其反应是：

$$ArNH_2+NaNO_2+2HCl=\!=\!=[Ar-N^+\equiv N]Cl^-+NaCl+2H_2O$$

滴定要求：

1. 酸的种类及浓度

(1) 重氮化反应的速率与酸的种类有关，在 HBr 中比在 HCl 中快，在 HNO_3 或 H_2SO_4 中则较慢，但因 HBr 的价格昂贵，故仍以 HCl 最为常用。此外，芳香伯胺类盐酸盐的溶解度也较大。

(2) 重氮化反应的速率与酸的浓度有关，一般常在 $1\sim2mol \cdot L^{-1}$ 酸度下滴定，这是因为酸度高时反应速率快，容易进行完全，且可增加重氮盐的稳定性。如果酸度不足，则已生成的重氮盐能与尚未反应的芳伯胺偶合，生成重氮氨基化合物，使测定结果偏低。

$$[Ar—N^{+}\equiv N]Cl^{-} + ArNH_2 = Ar—N=N—NH—Ar + HCl$$

当然，酸的浓度也不可过高，否则将阻碍芳伯胺的游离，反而影响重氮化反应的速率。

2. 反应温度

重氮化反应的速率随温度的升高而加快，但生成的重氮盐也能随温度的升高而加速分解。

$$[Ar—N^{+}\equiv N]Cl^{-} + H_2O = Ar—OH + N_2\uparrow + HCl$$

另外，温度高时 HNO_2 易分解逸失，导致测定结果偏高。实践证明，温度在 15℃以下，虽然反应速率稍慢，但测定结果却较准确。如果采用快速滴定法，则在 30℃以下均能得到满意结果。

3. 滴定速度

快速滴定法：将滴定管的尖端插入液面下约 2/3 处，用亚硝酸钠滴定液迅速滴定，随滴随搅拌，至近终点时，将滴定管的尖端提出液面，用少量水淋洗尖端，洗液并入溶液中，继续缓缓滴定，至永停仪的电流计指针突然偏转，并持续 1min 不再回复，即为滴定终点。

除了芳香伯胺类化合物，芳仲胺类化合物也可用 $NaNO_2$ 滴定液滴定，但所起反应并不是重氮化，而是亚硝基化。

$$(Ar)(R)NH + NaNO_2 + HCl = (Ar)(R)N—NO + H_2O + NaCl$$

反应系数比仍然是 1∶1。习惯上把这种测定方法叫作亚硝基化滴定，以别于重氮化滴定。两种方法统名为亚硝酸钠法。

四、几种抗贫血药的氧化还原滴定

1. 维生素 C

维生素 C 的主要生理功能：①增强肌体对外界环境的抗应激能力和免疫力。②改善钙和叶酸的利用，促进亚铁的吸收，帮助治疗缺铁性贫血。③促进氨基酸中酪氨酸和色氨酸的代谢，延长肌体寿命。④改善脂肪和类脂特别是胆固醇的代谢，预防心血管病。⑤促进牙齿和骨骼的生长，防止牙床出血。⑥促进骨胶原的生物合成，利于组织创伤口的更快愈合。假的维生素 C 药片，主要缺陷是里面的维生素 C 含量太低，国家药典规定：本品含维生素 C（$C_6H_8O_6$）应为标示量的 93.0%～107.0%。

【含量测定】取本品约 0.2g，精密称定，加新沸过的冷水 100mL 与稀醋酸 10mL 使溶解，加淀粉指示液 1mL，立即用碘滴定液（$0.05mol \cdot L^{-1}$）滴定，至溶液显蓝色并在 30s 内不褪色。每 1mL 碘滴定液（$0.05mol \cdot L^{-1}$）相当于 8.806mg 的 $C_6H_8O_6$。

2. 硫酸亚铁

硫酸亚铁的主要生理功能：适应证为用于各种原因（如慢性失血、营养不良、妊娠、儿童发育期等）引起的缺铁性贫血。

【含量测定】取本品 10 片，置 200mL 量瓶中，加稀硫酸 60mL 与新沸过的冷水适量，振摇使硫酸亚铁溶解，用新沸过的冷水稀释至刻度，摇匀，用干燥滤纸迅速滤过，精密量取续滤液 30mL，加邻二氮菲指示液数滴，立即用硫酸铈滴定液（$0.1mol \cdot L^{-1}$）滴定。1mL 硫酸铈滴定液（$0.1mol \cdot L^{-1}$）相当于 27.80mg 的 $FeSO_4 \cdot 7H_2O$。

第二节　沉淀滴定法

学习情境

近年来复混肥已普遍使用，但我国目前生产的复合氮肥主要是用多种粉状物进行机械混合，造粒而成的团队型混合肥，其基础肥料中含有氯离子。氯离子对农作物的影响表现在两个方面，一是适量的氯作为营养元素对生长发育有良好的影响，二是高量氯对作物有毒害，而且毒害对作物产量的影响往往更为突出。因此，氯的含量非常重要，那怎样能够测量氯离子的含量呢?

请同学们带着这个问题走进这堂课，希望通过本节的学习你能回答这些问题。

一、沉淀滴定法概述

沉淀滴定法是以沉淀反应为基础的一种滴定分析方法。虽然沉淀反应很多，但是能用于滴定分析的沉淀反应必须符合下列几个条件：

① 沉淀反应必须迅速，并按一定的化学计量关系进行。

② 生成的沉淀应具有恒定的组成，而且溶解度必须很小。

③ 有确定化学计量点的简单方法。

④ 沉淀的吸附现象不影响滴定终点的确定。

由于上述条件的限制，能用于沉淀滴定法的反应并不多，目前有实用价值的主要是形成难溶性银盐的反应，例如：

$$Ag^{+} + Cl^{-} = AgCl \downarrow（白色）$$

$$Ag^{+} + SCN^{-} = AgSCN \downarrow（白色）$$

这种利用生成难溶银盐反应进行沉淀滴定的方法称为银量法。用银量法主要用于测定 Cl^-、Br^-、I^-、Ag^+、CN^-、SCN^- 等离子及含卤素的有机化合物。

本书主要讨论银量法。根据滴定方式的不同，银量法可分为直接法和间接法。直接法是用 $AgNO_3$ 标准溶液直接滴定待测组分的方法。间接法是先于待测试液中加入一定量的 $AgNO_3$ 标准溶液，再用 NH_4SCN 标准溶液来滴定剩余的 $AgNO_3$ 溶液的方法。

学有余力

除银量法外，沉淀滴定法中还有利用其他沉淀反应的方法，例如：$K_4[Fe(CN)_6]$ 与 Zn^{2+}、四苯硼酸钠与 K^+ 形成沉淀的反应，都可用于沉淀滴定法。

$$2K_4[Fe(CN)_6] + 3Zn^{2+} = K_2Zn_3[Fe(CN)_6]_2 \downarrow + 6K^+$$

$$NaB(C_6H_5)_4 + K^+ = KB(C_6H_5)_4 \downarrow + Na^+$$

二、银量法

银量法根据确定滴定终点所采用的指示剂不同，分为莫尔法、佛尔哈德法和法扬司法。

1. 莫尔法——铬酸钾作指示剂法

莫尔法是以 K_2CrO_4 为指示剂，在中性或弱碱性介质中用 $AgNO_3$ 标准溶液测定卤素混合物含量的方法。

（1）指示剂的作用原理　以测定 Cl^- 为例，K_2CrO_4 作指示剂，用 $AgNO_3$ 标准溶液滴定，其反应为：

$$Ag^+ + Cl^- = AgCl\downarrow \quad 白色$$
$$2Ag^+ + CrO_4^{2-} = Ag_2CrO_4\downarrow \quad 砖红色$$

这个方法的依据是多级沉淀原理，由于 AgCl 的溶解度比 Ag_2CrO_4 的溶解度小，因此在用 $AgNO_3$ 标准溶液滴定时，AgCl 先析出沉淀，当滴定剂 Ag^+ 与 Cl^- 达到化学计量点时，微过量的 Ag^+ 与 CrO_4^{2-} 反应析出砖红色的 Ag_2CrO_4 沉淀，指示滴定终点的到达。

（2）滴定条件

① 指示剂作用量　用 $AgNO_3$ 标准溶液滴定 Cl^-，指示剂 K_2CrO_4 的用量对于终点指示有较大的影响。CrO_4^{2-} 浓度过高或过低，Ag_2CrO_4 沉淀的析出就会过早或过迟，就会产生一定的终点误差。因此要求 Ag_2CrO_4 沉淀应该恰好在滴定反应的化学计量点时出现。化学计量点时 $[Ag^+]$ 为：

$$[Ag^+]=[Cl^-]=\sqrt{K_{sp}(AgCl)}=\sqrt{1.77\times10^{-10}}=1.3\times10^{-5}(mol\cdot L^{-1})$$

若此时恰有 Ag_2CrO_4 沉淀，则

$$[CrO_4^{2-}]=\frac{K_{sp}(Ag_2CrO_4)}{[Ag^+]^2}=1.12\times10^{-12}/(1.3\times10^{-5})^2=6.6\times10^3(mol\cdot L^{-1})$$

在滴定时，由于 K_2CrO_4 显黄色，当其浓度较高时颜色较深，不易判断砖红色的出现。为了能观察到明显的终点，指示剂的浓度以略低一些为好。实验证明，滴定溶液中 $c(K_2CrO_4)$ 为 $5\times10^{-3}mol\cdot L^{-1}$ 是确定滴定终点的适宜浓度。

显然，K_2CrO_4 浓度降低后，要使 Ag_2CrO_4 析出沉淀，必须多加些 $AgNO_3$ 标准溶液，这时滴定剂就过量了，终点将在化学计量点后出现，但由于产生的终点误差一般都小于 0.1%，不会影响分析结果的准确度。但是如果溶液较稀，如用 $0.01000mol\cdot L^{-1}$ $AgNO_3$ 标准溶液滴定 $0.01000mol\cdot L^{-1}$ Cl^- 溶液，滴定误差可达 0.6%，影响分析结果的准确度，应做指示剂空白试验进行校正。

② 滴定时的酸度　在酸性溶液中，CrO_4^{2-} 有如下反应：

$$2CrO_4^{2-}+2H^+ \rightleftharpoons 2HCrO_4^- \rightleftharpoons Cr_2O_7^{2-}+H_2O$$

因而降低了 CrO_4^{2-} 的浓度，使 Ag_2CrO_4 沉淀出现过迟，甚至不会沉淀。

在强碱性溶液中，会有棕黑色 $Ag_2O\downarrow$ 沉淀析出：

$$2Ag^+ + 2OH^- \rightleftharpoons Ag_2O\downarrow + H_2O$$

因此，莫尔法只能在中性或弱碱性（pH=6.5～10.5）溶液中进行。若溶液酸性太强，可用 $Na_2B_4O_7\cdot10H_2O$ 或 $NaHCO_3$ 中和；若溶液碱性太强，可用稀 HNO_3 溶液中和；而在有 NH_4^+ 存在时，滴定的 pH 范围应控制在 6.5～7.2 之间。

（3）应用范围　莫尔法主要用于测定 Cl^-、Br^- 和 Ag^+，如氯化物、溴化物纯度测定以及天然水中氯含量的测定。当试样中 Cl^- 和 Br^- 共存时，测得的结果是它们的总量。若测定 Ag^+，应采用返滴定法，即向 Ag^+ 的试液中加入过量的 NaCl 标准溶液，然后再用 $AgNO_3$ 标准溶液滴定剩余的 Cl^-（若直接滴定，先生成的 Ag_2CrO_4 转化为 AgCl 的速率缓慢，滴定终点难以确定）。莫尔法不宜测定 I^- 和 SCN^-，因为滴定生成的 AgI 和 AgSCN 沉淀表面会强烈吸附 I^- 和 SCN^-，使滴定终点过早出现，造成较大的滴定误差。

莫尔法的选择性较差，凡能与 CrO_4^{2-} 或 Ag^+ 生成沉淀的阳、阴离子均干扰滴定。前者如 Ba^{2+}、Pb^{2+}、Hg^{2+} 等；后者如 SO_3^{2-}、PO_3^{3-}、AsO_4^{3-}、S^{2-}、$C_2O_4^{2-}$ 等。

2. 佛尔哈德法——铁铵矾作指示剂

佛尔哈德法是在酸性介质中，以铁铵矾 $[NH_4Fe(SO_4)_2\cdot12H_2O]$ 作指示剂来确定滴定

终点的一种银量法。根据滴定方式的不同，佛尔哈德法分为直接滴定法和返滴定法两种。

（1）直接滴定法测定 Ag^+　在含有 Ag^+ 的 HNO_3 介质中，以铁铵矾作指示剂，用 NH_4SCN 标准溶液直接滴定，当滴定到化学计量点时，微过量的 SCN^- 与 Fe^{3+} 结合生成红色的 $[FeSCN]^{2+}$ 即为滴定终点。其反应是

$$Ag^+ + SCN^- \longrightarrow AgSCN\downarrow（白色）\qquad K_{sp}(AgS(N)) = 2.0\times10^{-12}$$

$$Fe^{3+} + SCN \longrightarrow [FeSCN]^{2+}（红色）\qquad K = 200$$

由于指示剂中的 Fe^{3+} 在中性或碱性溶液中将形成 $Fe(OH)^{2+}$、$Fe(OH)_2^+$ 等深色配合物，碱度再大，还会产生 $Fe(OH)_3$ 沉淀，因此滴定应在酸性（$0.3\sim1mol\cdot L^{-1}$）溶液中进行。

用 NH_4SCN 溶液滴定 Ag^+ 溶液时，生成的 AgSCN 沉淀能吸附溶液中的 Ag^+，使 Ag^+ 浓度降低，以致红色的出现略早于化学计量点。因此在滴定过程中需剧烈摇动，使被吸附的 Ag^+ 释放出来。

此法的优点在于可用来直接测定 Ag^+，并可在酸性溶液中进行滴定。

（2）返滴定法测定卤素离子　佛尔哈德法测定卤素离子（如 Cl^-、Br^-、I^- 和 SCN^-）时应采用返滴定法。即在酸性（HNO_3 介质）待测溶液中，先加入已知过量的 $AgNO_3$ 标准溶液，再用铁铵矾作指示剂，用 NH_4SCN 标准溶液回滴剩余的 Ag^+（HNO_3 介质）。反应如下：

$$\underset{（过量）}{Ag^+} + Cl^- \longrightarrow AgCl\downarrow（白色）$$

$$\underset{（剩余量）}{Ag^+} + SCN^- \longrightarrow AgSCN\downarrow（白色）$$

终点指示反应：　　$Fe^{3+} + SCN^- \longrightarrow [FeSCN]^{2+}$（红色）

用佛尔哈德法测定 Cl^-，滴定到临近终点时，经摇动后形成的红色会褪去，这是因为 AgSCN 的溶解度小于 AgCl 的溶解度，加入的 NH_4SCN 将与 AgCl 发生沉淀转化反应：

$$AgCl + SCN^- \longrightarrow AgSCN\downarrow + Cl^-$$

沉淀的转化速率较慢，滴加 NH_4SCN 形成的红色随着溶液的摇动而消失。这种转化作用将继续进行到 Cl^- 与 SCN^- 浓度之间建立一定的平衡关系，才会出现持久的红色，无疑滴定已多消耗了 NH_4SCN 标准滴定溶液。为了避免上述现象的发生，通常采用以下措施：

① 试液中加入一定过量的 $AgNO_3$ 标准溶液之后，将溶液煮沸，使 AgCl 沉淀凝聚，以减少 AgCl 沉定对 Ag^+ 的吸附。滤去沉淀，并用稀 HNO_3 充分洗涤沉淀，然后用 NH_4SCN 标准滴定溶液回滴滤液中的过量 Ag^+。

② 在滴入 NH_4SCN 标准溶液之前，加入有机溶剂硝基苯或邻苯二甲酸二丁酯或 1,2-二氯乙烷。用力摇动后，有机溶剂将 AgCl 沉淀包住，使 AgCl 沉淀与外部溶液隔离，阻止 AgCl 沉淀与 NH_4SCN 发生转化反应。此法方便，但硝基苯有毒。

③ 提高 Fe^{3+} 的浓度以减小终点时 SCN^- 的浓度，从而减小上述误差[实验证明，一般溶液中 $c(Fe^{3+}) = 0.2mol\cdot L^{-1}$]时，终点误差将小于 0.1%]。

佛尔哈德法在测定 Br^-、I^- 和 SCN^- 时，滴定终点十分明显，不会发生沉淀转化，因此不必采取上述措施。但是在测定碘化物时，必须加入过量 $AgNO_3$ 溶液之后再加入铁铵矾指示剂，以免 I^- 对 Fe^{3+} 的还原作用而造成误差。强氧化剂和氮的氧化物以及铜盐、汞盐都与 SCN^- 作用，因而干扰测定，必须预先除去。

学有所成

以铁铵钒为指示剂，用 NH_4SCN 标准溶液滴定 Ag^+ 时，应在哪种条件下进行?

A. 酸性　　B. 弱酸性　　C. 中性　　D. 碱性

3. 法扬司法——吸附指示剂法

法扬司法是以吸附指示剂确定滴定终点的一种银量法。

（1）吸附指示剂的作用原理　吸附指示剂是一类有机染料，它的阴离子在溶液中易被带正电荷的胶状沉淀吸附，吸附后结构改变，从而引起颜色的变化，指示滴定终点的到达。

现以 $AgNO_3$ 标准溶液滴定 Cl^- 为例，说明指示剂荧光黄的作用原理。

荧光黄是一种有机弱酸，用 HFI 表示，在水溶液中可解离为荧光黄阴离子 FI^-，呈黄绿色：

$$HFI \rightleftharpoons FI^- + H^+$$

在化学计量点前，生成的 AgCl 沉淀在过量的 Cl^- 溶液中，AgCl 沉淀吸附 Cl^- 而带负电荷，形成的（AgCl）·Cl^- 不吸附指示剂阴离子 FI^-，溶液呈黄绿色。达化学计量点时，微过量的 $AgNO_3$ 可使 AgCl 沉淀吸附 Ag^+ 形成（AgCl）·Ag^+ 而带正电荷，此带正电荷的（AgCl）·Ag^+ 吸附荧光黄阴离子 FI^-，结构发生变化呈现粉红色，使整个溶液由黄绿色变成粉红色，指示终点的到达。

$$\underset{\text{(黄绿色)}}{(AgCl)\cdot Ag^+} + FI^- \xrightarrow{\text{吸附}} \underset{\text{(粉红色)}}{(AgCl)\cdot Ag\cdot FI}$$

（2）使用吸附指示剂的注意事项　为了使终点变色敏锐，应用吸附指示剂时需要注意以下几点。

① 保持沉淀呈胶体状态　由于吸附指示剂的颜色变化发生在沉淀微粒表面上，因此，应尽可能使卤化银沉淀呈胶体状态，具有较大的表面积。为此，在滴定前应将溶液稀释，并加糊精或淀粉等高分子化合物作为保护剂，以防止卤化银沉淀凝聚。

② 控制溶液酸度　常用的吸附指示剂大多是有机弱酸，而起指示剂作用的是它们的阴离子。酸度大时，H^+ 与指示剂阴离子结合成不被吸附的指示剂分子，无法指示终点。酸度的大小与指示剂的解离常数有关，解离常数大，酸度可以大些。例如荧光黄其 $pK_a \approx 7$，适用于 pH＝7～10 的条件下进行滴定，若 pH＜7 荧光黄主要以 HFI 形式存在，不被吸附。

③ 避免强光照射　卤化银沉淀对光敏感，易分解析出银使沉淀变为灰黑色，影响滴定终点的观察，因此在滴定过程中应避免强光照射。

④ 吸附指示剂的选择　沉淀胶体微粒对指示剂离子的吸附能力，应略小于对待测离子的吸附能力，否则指示剂将在化学计量点前变色。但不能太小，否则终点出现过迟。卤化银对卤化物和几种吸附指示剂的吸附能力的次序如下：

$$I^- > SCN^- > Br^- > \text{曙红} > Cl^- > \text{荧光黄}$$

因此，滴定 Cl^- 不能选曙红，而应选荧光黄。表 8-4 中列出了几种常用的吸附指示剂及其应用。

表 8-4　常用吸附指示剂

指示剂	被测离子	滴定剂	滴定条件	终点颜色变化
荧光黄	Cl^-、Br^-、I^-	$AgNO_3$	pH 7～10	黄绿色→粉红色
二氯荧光黄	Cl^-、Br^-、I^-	$AgNO_3$	pH 4～10	黄绿色→红色
曙红	Br^-、SCN^-、I^-	$AgNO_3$	pH 2～10	橙黄色→红紫色
溴酚蓝	生物碱盐类	$AgNO_3$	弱酸性	黄绿色→灰紫色
甲基紫	Ag^+	NaCl	酸性溶液	黄红色→红紫色

（3）应用范围　法扬司法可用于测定 Cl^-、Br^-、I^- 和 SCN^- 及生物碱盐类（如盐酸麻黄碱）等。测定 Cl^- 常用荧光黄或二氯荧光黄作指示剂，而测定 Br^-、I^- 和 SCN^- 常用曙红作指示剂。此法终点明显，方法简便，但反应条件要求较严，应注意溶液的酸度、浓度及胶体的保护等。

第四节　配位滴定法

学习情境

同学们都听过“水土不服”，为什么会“水土不服”呢？ 所谓的“水土不服”，其实就是：没有经常饮硬水的人偶尔饮硬水，会造成肠胃功能紊乱的一种表现。 水的硬度是水质监测中的一项重要指标，它主要由溶于水中的多种离子所构成，其中最主要的物质是钙和镁，所以有时候也把它称为钙镁硬度。 水的硬度和人类一些疾病有密切关系，怎样测水的硬度？ 什么是软水？ 什么是硬水？

请同学们带着这些问题走进这堂课，希望通过本节的学习你能回答这些问题。

一、 EDTA 的性质及其配位反应

EDTA 是乙二胺四乙酸的简称，一般表示为 H_2Y。它是白色、无臭、无味、无色结晶性粉末，在 240℃分解。不溶于冷水，微溶于热水、醇及一般有机溶剂，溶于氢氧化钠、碳酸钠及氨的溶液中，其碱金属盐能溶于水。乙二胺四乙酸的结构如下：

EDTA 与金属离子形成的配合物具有如下一些特点：

1. 几乎与所有的金属离子配合

EDTA 具有广泛的配位性能，几乎能与所有的金属离子形成螯合物。这主要是因为 EDTA 分子中含有配位能力很强的氨氮和羧氧。

2. 配合比一般为 1∶1

EDTA 与金属离子形成的配合物的配位比简单，一般情况下多为 1∶1。其反应为：

$$M+Y = MY$$

EDTA 分子中含有两个氨基和四个羧基，也就是说它具有六个配位原子，大多数金属离子的配位数不超过 6，因此，无论金属离子的价数是多少，一般情况下均按 1∶1 配位；只有少数变价金属离子与 EDTA 配位时不是形成 1∶1 配合物。如 Mo^{V} 与 EDTA 形成 2∶1 配合物，在中性或碱性溶液中 Zr^{IV} 与 EDTA 亦形成 2∶1 配合物。

3. EDTA 配合物稳定性高

EDTA 能与金属离子形成具有多个五元环结构的螯合物，见图 8-5。

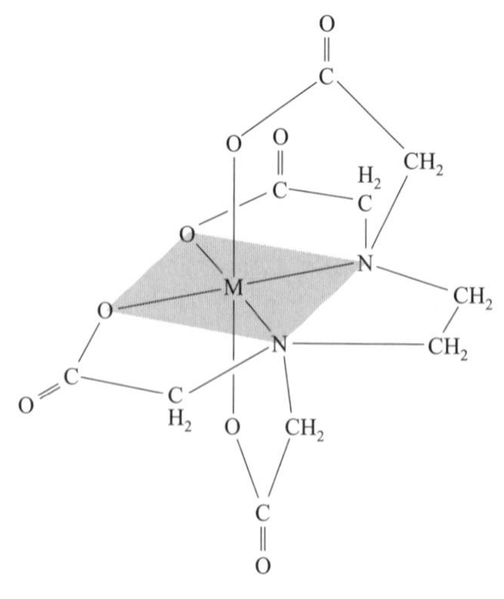

图 8-5　EDTA 与金属离子形成的螯合物

溶液的酸度或碱度高时，一些金属离子和 EDTA 还可形成酸式配合物 MHY 或碱式配合物 MOHY。但酸式或碱式配合物大多数不稳定，不影响金属离子与 EDTA 之间 1∶1 的计量关系，故一般可忽略不计。

4. 配合物易溶于水

EDTA 与金属离子形成的配合物大多带电荷，因此能够溶于水中，一般配位反应迅速，使滴定能在水溶液中进行。

5. 形成颜色加深的配合物

EDTA 与无色金属离子配位时，则形成无色的螯合物，与有色金属离子配位时，一般则形成颜色更深的螯合物，如：

NiY^{2-}	CuY^{2-}	CoY^{2-}	MnY^{2-}	CrY^{-}	FeY^{-}
蓝色	深蓝色	紫红色	紫红色	深紫色	黄色

在滴定这些金属离子时，若其浓度过大，则螯合物的颜色很深，这对使用指示剂确定终点将带来一定的困难。

二、金属离子指示剂

金属离子指示剂以符号 In 表示。其本身具有颜色，当与 M 形成 MIn 配合物时，形成另一种颜色。其变化过程是：

滴定前加入指示剂：M＋In ══ MIn（A 色）。

滴定时 M＋Y ══ MY，终点时 MIn＋Y ══ MY＋In（B 色）。

指示剂必须具备两个条件：即 MIn 与 In 的颜色应有明显的区别；MIn 的稳定性要符合 $K'_{MIn} \geqslant 10^4$，$K'_{MY}/K'_{MIn} \geqslant 10^2$，若 $K'_{MIn} < 10^4$，终点易提前。常用的指示剂为铬黑 T 等。K'_{MY} 与 K'_{MIn} 均受溶液的酸度影响，选择和控制滴定时的 pH 是 EDTA 滴定法中的关键问题。指示剂具备的条件：

（1）在滴定的 pH 范围内，游离指示剂本身的颜色与其金属离子配合物的颜色应有显著区别。这样，终点时的颜色变化才明显。

（2）指示剂与金属离子的显色反应必须灵敏、迅速，且有良好的可逆性。

（3）"MIn" 配合物的稳定性要适当。即 MIn 既要有足够的稳定性，又要比 MY 稳定性小。如果稳定性太低，就会使终点提前，而且颜色变化不敏锐；如果稳定性太高，就会使终点拖后，甚至使 EDTA 不能夺取 MIn 中的 M，到达计量点时也不改变颜色，看不到滴定终点。通常要求两者的稳定常数之比大于 100 倍，即：$K'_{MY}/K'_{MIn} \geqslant 10^2$。

（4）指示剂应比较稳定，便于贮藏和使用。

此外，生成的 MIn 应易溶于水，如果生成胶体溶液或沉淀，则会使变色不明显。

学有所成

配位滴定中，作为金属离子指示剂应满足（　　）条件。

A. 不被被测金属离子封闭　　B. 指示剂本身应比较稳定　　C. 是无机物

D. 是弱酸　　E. 是金属化合物

某些指示剂可以与金属离子生成很稳定的配合物，而配合物比 MY 更稳定，以至到达计量点时滴入过量 EDTA 也不能夺取指示剂配合物（MIn）中的金属离子，指示剂不能释放出来，看不到颜色的变化，这种现象叫指示剂的封闭现象。

如以铬黑 T 作指示剂，pH＝10.0 时，EDTA 滴定 Ca^{2+}、Mg^{2+} 时，Al^{3+}、Fe^{3+}、Ni^{2+} 和 Co^{2+} 对铬黑 T 有封闭作用，这时可加入少量三乙酸（掩蔽 Al^{3+} 和 Fe^{3+}）和 KCN

（掩蔽 Co^{2+} 和 Ni^{2+}）以消除干扰。

由于有色配合物的颜色变化为不可逆反应，也会引起封闭现象。这时 MIn 有色配合物的稳定性虽然没有 MY 的稳定性高，但由于其颜色变化为不可逆，有色配合物并不是很快地被 EDTA 破坏，因而对指示剂也产生了封闭。如果封闭现象是被滴定离子本身所引起的，一般可用返滴定法予以消除。如 Al^{3+} 对二甲酚橙有封闭作用，测定 Al^{3+} 时可先加入过量的 EDTA 标准溶液，于 pH=3.5 时煮沸，使 Al^{3+} 与 EDTA 完全配位后，再调整溶液 pH 为 5.0～6.0，加入二甲酚橙，用 Zn^{2+} 或 Pb^{2+} 标准溶液返滴定，即可克服 Al^{3+} 对二甲酚橙的封闭现象。

三、 EDTA 滴定方式与实例

1. 直接滴定法

方法：这是配位滴定中最基本的方法。这种方法是将被测物质处理成溶液后，调节酸度，加入指示剂（有时还需要加入适当的辅助配位剂及掩蔽剂），直接用 EDTA 标准溶液进行滴定，然后根据消耗的 EDTA 标准溶液的体积，计算试样中欲测组分的百分含量。

要求：

采用直接滴定法，必须符合以下几个条件：

（1）被测离子的浓度 c_M 及 K'_{MY} 应满足 $\lg(c_M K'_{MY}) \geqslant 6$ 的要求；

（2）配位反应速率应很快；

（3）应有变色敏锐的指示剂，且没有封闭现象；

（4）在选用的滴定条件下，被测离子不发生水解和沉淀反应。

实例：

可以直接滴定的金属离子如下：

pH=1.0 时，Zr^{4+}；

pH=2.0～3.0 时，Fe^{3+}、Bi^{3+}、Th^{4+}、Ti^{4+}、Hg^{2+}；

pH=5.0～6.0 时，Zn^{2+}、Pb^{2+}、Cd^{2+}、Cu^{2+} 及稀土元素；

pH=10.0 时，Mg^{2+}、Co^{2+}、Ni^{2+}、Zn^{2+}、Cd^{2+}、Pb^{2+}；

pH=12.0 时，Ca^{2+} 等。

2. 返滴定法

方法：在被测定的溶液中先加入一定过量的 EDTA 标准溶液，待被测的离子完全反应后，再用另外一种金属离子的标准溶液滴定剩余的 EDTA，根据两种标准溶液的浓度和用量，即可求得被测物质的含量。

要求：返滴定剂所生成的配合物应有足够的稳定性，但不宜超过被测离子配合物的稳定性太多，否则在滴定过程中返滴剂会置换出被测离子，引起误差而且终点不敏锐。

适用范围：

（1）采用直接滴定法时，缺乏符合要求的指示剂，或者被测离子对指示剂有封闭作用；

（2）被测离子与 EDTA 的配位反应速率很慢；

（3）被测离子发生水解等副反应，影响测定。

实例：Al^{3+} 的测定，由于以下原因不能采用直接滴定法：

（1）Al^{3+} 与 EDTA 配位反应速率缓慢，需在过量的 EDTA 存在下，煮沸才能使配位反应完全。

(2) Al^{3+} 易水解，在最高酸度（pH＝4.1）时，水解反应相当明显，并可能形成多核羟基配合物，如$[Al_2(H_2O)_6(OH)_3]^{3+}$、$[Al_3(H_2O)_6(OH)_6]^{3+}$等。这些多核配合物不仅与 EDTA 配位反应缓慢，并可能影响 Al 与 EDTA 的配合比，对滴定十分不利。

(3) 在酸性介质中，Al^{3+} 对常用的指示剂二甲酚橙有封闭作用。

由于上述原因，Al^{3+} 一般采用返滴定法进行测定：试液中先加入一定量过量的 EDTA 标准溶液，在 pH≈3.5 时煮沸 2～3min，使配位反应完全。冷至室温，在 pH＝5～6 的 HAc-NaAc 缓冲溶液中，以二甲酚橙作指示剂，用 Zn^{2+} 标准溶液返滴定。

用返滴定法测定的常见离子还有 Ti^{4+}、Sn^{4+}（易水解且无适宜指示剂）和 Cr^{3+}、Co^{2+}、Ni^{2+}（与 EDTA 配位反应速率慢）。

3. 置换滴定法

方法：利用置换反应，置换出等物质的量的另一种金属离子（或 EDTA），然后滴定，这就是置换滴定法。置换滴定法灵活多样，不仅能扩大配位滴定的应用范围，同时还可以提高配位滴定的选择性。

方式：

(1) 置换出金属离子　如被测定离子 M 与 EDTA 反应不完全或所形成的配合物不稳定，这时可让 M 置换出另一种配合物 NL 中等物质的量的 N，用 EDTA 溶液滴定 N，从而可求得 M 的含量。

$$M + NL \longrightarrow ML + N$$
$$N + Y \longrightarrow NY$$

(2) 置换出 EDTA　将被测定的金属离子 M 与干扰离子全部用 EDTA 配位，加入选择性高的配位剂 L 以夺取 M，并释放出 EDTA：$MY + L \longrightarrow ML + Y$。反应完全后，释放出与 M 等物质的量的 EDTA，然后再用金属盐类标准溶液滴定释放出来的 EDTA，即可求得 M 的含量。

另外，利用置换滴定法的原理，还可以改善指示剂指示滴定终点的敏锐性。例：钙镁特（CMG）与 Mg^{2+} 显色很灵敏，但与 Ca^{2+} 显色的灵敏性较差，为此，在 pH＝10.0 的溶液中用 EDTA 滴定 Ca^{2+} 时，常于溶液中先加入少量 MgY，此时发生下列置换反应：

$$MgY + Ca^{2+} \longrightarrow CaY + Mg^{2+}$$

置换出来的 Mg^{2+} 与钙镁特显很深的红色。滴定时，EDTA 先与 Ca^{2+} 配位，当达到滴定终点时，EDTA 夺取 Mg-CMG 中的 Mg^{2+}，形成 MgY，游离出指示剂，显蓝色，颜色变化很明显。加入的 MgY 和最后生成的 MgY 的量是相等的，故加入的 MgY 不影响滴定结果。

4. 间接滴定法

适用范围：有些金属离子（如 Li^+、Na^+、K^+、W^{5+} 等）和一些非金属离子（如 SO_4^{2-}、PO_4^{3-} 等），由于不能和 EDTA 配位，或与 EDTA 生成的配位物不稳定，不便于配位滴定，这时可采用间接滴定法进行测定。

实例：PO_4^{3-} 的测定。在一定条件下，可将 PO_4^{3-} 沉淀为 $MgNH_4PO_4$，然后过滤，洗净并将它溶解，调节溶液的 pH＝10.0，用铬黑 T 作指示剂，以 EDTA 标准溶液滴定 Mg^{2+}，从而求得试样中磷的含量。

学有所成

如用 EDTA 测定试剂 $MnSO_4$ 的纯度，准确称量样品 0.2012g，溶于水中，在 pH＝9 的情况下，用铬黑 T 作指示剂，用去 $0.1024mol \cdot L^{-1}$ EDTA 13.00mL，求 $MnSO_4$ 的纯度。

课题小结

1. 酸碱滴定法的概述：酸碱指示剂（变色原理、变色范围、混合指示剂）。

2. 酸碱滴定曲线及指示剂的选择（强碱滴定强酸、强碱滴定弱酸、强酸滴定弱碱）。

3. 常见酸碱溶液的配制和标定；酸碱滴定计算。

4. 氧化还原滴定法概述，氧化还原滴定法：碘量法、亚硝酸钠法。抗贫血药的氧化还原滴定。

5. 沉淀滴定法概述，几种沉淀滴定法：莫尔法、佛尔哈德法、法扬司法。

6. 配位滴定法，EDTA 的性质及其配位反应，金属离子指示剂，EDTA 滴定方式与实例。

知 识 训 练

一、选择题

1. 下列说法正确的是（　　）。

A. 待测液和标准溶液刚好反应完全的点称为滴定终点

B. 待测液和标准溶液刚好反应完全的点称为化学计量点

C. 滴定速度越快越好

D. 滴定速度越慢越好

2. 强碱滴定弱酸常用的指示剂为（　　）。

A. 酚酞　　B. 石蕊　　C. 甲基橙　　D. 结晶紫

3. 间接碘量法对植物油中碘价进行测定时，指示剂淀粉溶液应（　　）。

A. 滴定开始前加入　　B. 滴定一半时加入

C. 滴定近终点时加入　　D. 滴定终点加入

4. $Na_2S_2O_3$ 与 I_2 的反应，应在下列哪一种溶液中进行（　　）？

A. 强酸性　　B. 强碱性　　C. 中性或弱酸性　　D. $12mol \cdot L^{-1}$ HCl 中

5. 为标定 $Na_2S_2O_3$ 溶液的浓度宜选择的基准物是（　　）？

A. 分析纯的 H_2O_2　　B. 分析纯的 $KMnO_4$

C. 化学纯的 $K_2Cr_2O_7$　　D. 分析纯的 $K_2Cr_2O_7$

6. 在佛尔哈德法中，指示剂能够指示终点是因为（　　）？

A. 生成 Ag_2CrO_4 沉淀　　B. 指示剂吸附在沉淀上

C. Fe^{3+} 被还原　　D. 生成有色配合物

7. EDTA 与金属离子形成配合物的螯合比为（　　）。

A. 1∶1　　B. 1∶2　　C. 1∶3　　D. 1∶4

8. 铝盐药物的测定常用配位滴定法。加入过量 EDTA，加热煮沸片刻后，再用标准锌溶液滴定。该滴定方式是（　　）？

A. 直接滴定法　　B. 置换滴定法

C. 返滴定法　　D. 间接滴定法

二、多选题

1. 下列操作正确的是（　　）。

A. 配制 NaOH 标准溶液用量筒取水

B. 使用移液管之前，可将其烘干直接移取

C. 标定 HCl 时，用酸式滴定管

D. 配制 NaOH 标准溶液时，准确称取后用蒸馏水溶解再定量转移至容量瓶中保存

E. 标定 HCl 时，用 NaOH 固体

2. 关于滴定突跃范围，下列说法正确的是（　　）。

A. c 不变，K_a 越大，范围越宽

B. c 不变，K_a 越小，范围越窄

C. K_a 不变，c 越大，范围越宽

D. K_a 不变，c 越大，范围越窄

E. K_a 越大，c 越大，范围越窄

3. 用于氧化还原滴定的指示剂有（　　）。

A. $KMnO_4$　　B. 淀粉　　C. 酚酞

D. 铬酸钾　　E. 重铬酸钾

4. 关于碘量法，下列说法中正确的是（　　）。

A. 碘量法分为直接碘量法和间接碘量法

B. 碘量法用淀粉作指示剂

C. 碘易挥发，所以反应不能加热

D. 碘量法适用于酸性溶液

E. 碘量法常用的标准液有 I_2 和 $Na_2S_2O_3$

5. 铁铵钒指示剂法可测定哪些离子（　　）。

A. F^-　　B. Cl^-　　C. Br^-

D. I^-　　E. Ag^+

6. 莫尔法可测定哪些离子（　　）。

A. F^-　　B. Cl^-　　C. Br^-

D. I^-　　E. Ag^+

7. 下列说法中，正确的是（　　）。

A. 氧化剂本身被还原，发生还原反应

B. 氧化剂是在反应中得到电子（或电子对偏向）的物质

C. 还原剂在反应时所含元素的化合价升高

D. 在一个反应中，氧化剂和还原剂可能是同一物质

E. 氧化还原反应一定有单质生成

三、判断题

1. 滴定反应过程需要借助指示剂颜色的改变来指示滴定终点，因此指示剂的用量越多越好。

2. 一元强碱滴定一元弱酸时，当强碱的浓度相同时突跃范围的大小与弱酸的强度有关。酸愈强则滴定突跃范围也愈大。

3. 在碱滴定酸时常用酚酞作为指示剂，酸滴定碱时常用甲基橙作为指示剂。

4. 碘量法要求在碱性溶液中进行。

5. 在配制 I_2 标准溶液时，将 I_2 加入浓 KI 溶液后，必须搅拌至 I_2 完全溶解后，才能加水稀释。若稀释过早，碘极难完全溶解。

6. 强酸滴定强碱的滴定曲线是以 NaOH 的加入量为横坐标，以 pH 为纵坐标绘制的曲线。

课题九 非水溶液滴定法

学习目标

1. 掌握非水溶剂的性质以及非水溶剂的分类与选择。
2. 学会非水酸碱滴定法，滴定液与指示终点的方法。
3. 熟悉卡尔·费休（Karl Fischer）法的滴定原理。

在非水溶剂中进行滴定的方法称为非水滴定法。使用非水滴定法有时不仅能增强样品的溶解性，而且还能增大弱酸弱碱的解离常数，从而增大滴定突越范围，以便选择合适的指示剂来指示滴定终点。

非水滴定法包括非水酸碱滴定法、非水氧化还原滴定法、非水沉淀滴定法、非水配位滴定法，在药物分析中以非水酸碱滴定法应用最广。

第一节 非水溶剂

学习情境

水作为溶剂有很多优点，比如对样品的溶解能力强、无毒性、价廉、安全等，所以水是滴定分析中的首选溶剂。但有的情况下，水作为溶剂达不到滴定要求。如有些样品特别是有机物样品在水中的溶解度太小；某些酸、碱或盐的酸碱性太弱，使得滴定时滴定突越范围太小而无法选择到合适的指示剂等，这样就要选择水以外的溶剂了。我们把水以外的溶剂（比如有机溶剂和不含水的溶剂）就叫作非水溶剂。为什么非水溶剂可以解决这个问题呢？非水溶剂有什么特点呢？

请同学们带着这些问题走进这堂课，希望通过本节的学习你能回答这些问题。

一、非水溶剂的性质

1. 溶剂的解离性

质子溶剂均有不同程度的解离，存在下列平衡：

$$SH \rightleftharpoons H^+ + S^-$$

$$SH + H^+ \rightleftharpoons SH_2^+$$

上述反应可以看成是溶剂自身的质子转移反应，又称为质子自递反应。即：

$$2SH \rightleftharpoons SH_2^+ + S^-$$

不同溶剂其质子自递的程度不同，常用自身解离常数 K_S 表示。

例如水的质子自递平衡常数 K_S 即是水的离子积 $K_W=[H^+][OH^-]=1\times10^{-14}$

乙醇的质子自递平衡常数 $K_S=[C_2H_5OH_2^+][C_2H_5O^-]=7.9\times10^{-29}$

溶剂的自身解离常数 K_S 值的大小对滴定突越的范围具有一定影响。通过实验发现，溶剂的自身解离常数越小，滴定突越范围越大。因此，原来在水溶液中不能滴定的酸碱，在乙醇中就有可能被滴定。

2. 溶剂的酸碱性

溶剂的酸碱性对溶质的酸碱度有很大的影响。酸碱的强度不仅与酸自身给出质子和碱自身接受质子的能力有关，而且还与溶剂接受、给出质子的能力有关。弱酸溶于碱性溶剂，可使弱酸的强度增大；弱碱溶于酸性溶剂，可使弱碱的强度增大。因此，选择合适的溶剂，可以使在水溶液中不能滴定的弱酸、弱碱依旧可以采用滴定法进行定量分析。

3. 溶剂的极性

溶剂的极性越强，越有利于溶质的解离；溶剂的极性越弱，越难使溶质发生解离。因此，同一溶质，在其他性质相同而极性不同的溶剂中，由于解离的难易程度不同而表现出不同的酸（碱）度。例如，醋酸在水中的酸度比在乙醇中大，因为水的极性比乙醇的大。因此，在酸碱滴定中可以通过改变溶剂的极性来改变酸碱的强度。

二、非水溶剂的分类与选择

1. 质子溶剂

质子溶剂是能给出质子或接受质子的溶剂。其特点是在溶剂分子间可以发生质子的转移。根据其给出质子和接受质子的能力大小，可分为三类：

（1）酸性溶剂　酸性溶剂是给出质子能力较强的溶剂，如冰醋酸、丙酸等。该类溶剂适于作为滴定弱碱性物质的介质。

（2）碱性溶剂　碱性溶剂是接受质子较强的溶剂，如乙二胺、液氨、乙醇胺等。

（3）两性溶剂　既能接受质子又能给出质子的溶剂是两性溶剂，又称为中性溶剂，其酸碱性与水相似。醇类一般属于两性溶剂。

2. 无质子溶剂

无质子溶剂是指分子中无质子转移的溶剂。

3. 溶剂的选择

利用非水溶剂提高弱酸、弱碱的强度是本方法的最基本原理，因此，在选择溶剂时应遵循下列原则：

（1）溶剂能完全溶解样品及滴定产物。根据相似相溶原则，极性物质易溶于质子性溶剂，非极性物质易溶于惰性溶剂，必要时也可选用混合溶剂。

（2）溶剂能增强样品的酸碱性。弱碱性样品应选择酸性溶剂，弱酸性样品应选择碱性溶剂。

（3）溶剂不能引起副反应。

（4）溶剂的纯度要高。存在于非水溶剂中的水分，既是酸性杂质又是碱性杂质，应将其除去。

（5）溶剂的黏度、挥发性和毒性都应很小，并易于回收和精制。

在有机实验及药物分析实验中经常会用到乙醇、甲醇等有机溶剂。

第二节　非水酸碱滴定法

学习情境

我们知道药典中有1/3以上的药物都是用非水酸碱滴定法滴定的，比如颅痛定、复方甲噁唑等。为什么这些药物不能用水作为溶剂来滴定呢？ 非水酸碱滴定法有哪些优点呢？

请同学们带着这些问题走进这堂课，希望通过本节的学习你能回答这些问题。

一、非水酸碱滴定法概述

1. 定义

非水溶液滴定法即在非水溶剂中进行的滴定分析方法。

一些很弱的酸或碱以及某些盐类，在水溶液中进行滴定时，没有明显的滴定突跃，难于掌握滴定终点；另外还有一些有机化合物，在水中溶解度很小。因此，以水作溶剂的滴定分析受到一定的限制。

所以，滴定分析法逐渐采用了各种非水溶剂（包括有机溶剂与不含水的无机溶剂）作为滴定分析的介质，不仅能增大有机化合物的溶解度，而且能改变物质的化学性质（例如酸碱性及其强度），使在水中不能进行完全的滴定反应能够顺利进行。

2. 分类

非水溶液滴定法除有酸碱滴定外，尚有氧化还原滴定、配位滴定及沉淀滴定等。

3. 非水溶液酸碱滴定法

是利用非水溶剂的特点来改变物质的酸碱相对强度，即在水溶液中呈弱酸性或弱碱性的化合物，由于酸碱度太弱，不可能得到滴定的终点，如果选择某些适当的非水溶剂为溶剂使化合物增加相对的酸度成为强酸，或者增加相对的碱度成为强碱，就可以顺利地进行滴定的分析方法。

任何一种溶质溶于给定的溶剂中，其酸碱性都将受到溶剂的解离程度、溶剂的酸碱性及溶剂的极性等因素的影响。所以，酸碱强弱不仅决定于物质本身的酸碱性，也决定于溶剂的性质。不同的酸溶解在相同的溶剂中，供给质子能力愈大的，显的酸性愈强；一种酸在不同的溶剂中，溶剂接受质子能力愈强的，显的酸性愈强。因此，某些物质在水溶液中，其酸性或碱性很弱，不能进行滴定，便选择适当的碱性（或酸性）溶剂以增强其酸性（或碱性）来进行滴定。

例如：可以把在水溶液中显弱碱性的胺类溶于冰醋酸中，以增强其相对碱性，然后可用高氯酸滴定液滴定。

同样在水中呈弱酸性的物质，可以选择适当的碱性溶剂。如乙二胺或甲醇使其酸性增强后，用标准碱溶液甲醇钠滴定。

总之，酸碱的强弱不能脱离溶剂而言。溶剂对酸碱的强弱影响很大，一个弱酸溶解在碱性溶液中，可以增强其酸性，一个弱碱溶解在酸性溶剂中，可以增强其碱性。非水溶液中的酸碱滴定即是利用这一事实，使原来在水溶液中不能滴定的弱酸弱碱，在选择适当的溶剂增强其酸碱性后，就可以滴定了。

（1）酸性滴定剂　滴定弱碱应选用酸性溶剂。

常用的溶剂：冰醋酸。

常用的是高氯酸的冰醋酸溶液。

高氯酸酸性强，大多数有机物的高氯酸盐易溶于有机溶剂。

由于冰醋酸在低于16℃会结冰，对不易乙酰化的样品采用醋酸∶醋酐（9∶1）作为溶剂。

标定：常用邻苯二甲酸氢钾为基准物，结晶紫为指示剂。

$$C_6H_4(COOK)(COOH) + HClO_4 = C_6H_4(COOH)_2 + KClO_4$$

（2）碱性滴定剂　最常用的为醇钠和醇钾，如甲醇钠。它是由金属钠和甲醇反应制得的。碱金属氢氧化物和季铵碱也可用作滴定剂。

（3）滴定终点的确定　以冰醋酸作溶剂，用酸滴定液滴定碱时，最常用的指示剂为结晶紫指示液（0.5%冰醋酸溶液）：其碱式色为紫色，酸式色为黄色。在不同的酸度下变色较为复杂，由碱区到酸区的颜色变化有：

紫色→蓝色→蓝绿色→绿色→黄绿色→黄色

在滴定不同的碱时，终点颜色变化不同：

① 滴定较强的碱时，应以蓝色或蓝绿色为终点；

② 滴定较弱的碱时，应以蓝绿色或绿色为终点。

非水溶液滴定法主要用来测定有机碱及其氢卤酸盐、磷酸盐、硫酸盐或有机酸盐，以及有机酸碱金属盐类药物的含量。也用于测定某些有机弱酸的含量。

第一法：除另有规定外，精密称取供试品适量［约消耗高氯酸滴定液（0.1mol·L^{-1}）8mL］，加冰醋酸10～30mL使溶解，加各品种项下规定的指示液1～2滴，用高氯酸滴定液（0.1mol·L^{-1}）滴定。终点颜色应以电位滴定时的突跃点为准，并将滴定的结果用空白实验校正。若滴定供试品与标定高氯酸滴定液时的温度差别超过10℃，则应重新标定；若未超过10℃，则可根据下式将高氯酸滴定液的浓度加以校正：

$$N_1=\frac{N_0}{1+0.0011(t_1-t_0)}$$

式中　0.0011——冰醋酸的膨胀系数；

t_0——标定高氯酸滴定液时的温度；

t_1——滴定供试品时的温度；

N_0——t_0时高氯酸滴定液的浓度；

N_1——t_1时高氯酸滴定液的浓度。

供试品如为氢卤酸盐，除另有规定外，可在加入醋酸汞试液3～5mL后，再进行滴定（因醋酸汞试液具有一定毒性，故在方法建立时，应尽量减少使用）；供试品如为磷酸盐，可以直接滴定；硫酸盐也可直接滴定，但滴定至其成硫酸氢盐为止；供试品如为硝酸盐，因硝酸可使指示剂褪色，终点极难观察，遇此情况应以电位滴定法指示终点为宜。

电位滴定时用玻璃电极为指示电极，饱和甘汞电极（玻璃套管内装氯化钾的饱和无水甲醇溶液）或银-氯化银电极为参比电极或复合电极。

第二法：除另有规定外，精密称取供试品适量［约消耗碱滴定液（0.1mol·L^{-1}）8mL］，加各品种项下规定的溶剂使溶解，再加规定的指示液1～2滴，用规定的碱滴定液（0.1mol·L^{-1}）滴定。终点颜色应以电位滴定时的突跃点为准，并将滴定的结果用空白试验校正。

在滴定过程中，应注意防止溶剂和碱滴定液吸收大气中的二氧化碳和水蒸气，以及滴定液中溶剂的挥发。

二、非水酸碱滴定应用实例

1. α-氨基酸含量的测定

α-氨基酸为两性物质，在水中的解离很弱，无法用酸或碱准确滴定。若将试样溶于冰醋酸中，其碱性解离显著增强，可用溶于冰醋酸的高氯酸准确滴定。滴定时以结晶紫为指示剂，滴定至由紫变为蓝绿色为终点。氨基酸也可在二甲基甲酰胺等碱性溶剂中用甲醇钾或季铵碱标准溶液滴定。

2. 磺胺药的滴定

磺胺药的磺胺氨基的酸性很弱，在水溶液中难以滴定。在丁胺溶液中它们的酸性变强，可以用偶氮紫作指示剂，用季铵碱进行滴定。

第三节 非水氧化还原滴定法——卡尔·费休（Karl Fischer）法

学习情境

一般情况下，产品中水分的含量异常会严重地影响产品的质量和使用效果。例如：药品、日用品、食品中所含水分过高会影响其稳定性、理化性状及使用效果和保质期，化学试剂中所含水分过多会影响其化学特性等。因此，对产品中的水分进行检查并控制其限度非常重要，怎样才能准确地测量药品中的含水量呢？请同学们带着这些问题走进这堂课，希望通过本节的学习你能回答这些问题。

卡尔·费休水分测定法是以甲醇为介质、以卡氏液为滴定液进行样品水分测量的一种方法。此方法操作简单、准确度高，广泛应用于医药、石油、化工、农药、染料、粮食等领域。尤其适用于遇热易被破坏的样品。

一、滴定原理

卡尔·费休水分测定法是一种非水溶液中的氧化还原滴定法，其滴定的基本原理是碘氧化二氧化硫时需要一定量的水参与反应，化学反应方程式如下：

$$I_2+SO_2+2H_2O \longrightarrow 2HI+H_2SO_4$$

$$I_2+SO_2+H_2O+3RN+R^1OH \longrightarrow 2RNHI+RNSO_4R^1$$

卡氏试剂中含有分子碘而呈深褐色，当含有水的试剂或样品加入后，由于化学反应，生成甲基硫酸化合物（$RNSO_4R^1$）而使溶液变成黄色，由此可用目测法判断终点，即由浅黄色变成橙色。但是目测法误差较大而且在测定有颜色的物质时会遇到麻烦。国家标准大都规定用“永停法”来判定卡氏反应的终点。其原理为：在反应溶液中插入双铂电极，在两电极之间加上一固定的电压，若溶剂中有水存在，则溶液中不会有电对存在，溶液不导电。当反应到达终点时，溶液中存在 I_2 和 I^- 电对，即：

$$2I^- \longrightarrow I_2+2e$$

因此，溶液的导电性会突然增大，在设有外加电压的双铂电极之间的电流值突然增大，并且稳定在我们事先设定的一个阈值上面，即可判断到了滴定终点，机器便会自动停止滴定，从而通过消耗 K-F 试剂的体积计算出样品的含水量。

由于此法是测量样品中水分含量，因此需要使用一种非水物质作为溶剂，使样品溶解。通常情况下，甲醇是比较理想的溶剂。此反应是可逆反应，为了使反应向右进行，反应系统中加入了过量的 SO_2，无水甲醇可以溶解大量 SO_2，因此无水甲醇便成了首选的溶剂。

另外，甲醇作溶剂还有防止副反应发生的作用。Karl Fischer 用吡啶来吸收反应生成的 HI 和 H_2SO_4 以确保反应的顺利进行。后来 Smith Bryanz 和 Mitchell 将这个反应描述成两步：

$$I_2+SO_2+H_2O+3C_5H_5N \longrightarrow 2(C_5H_5N^+H)I^-+C_5H_5N\cdot SO_3$$

$$C_5H_5N\cdot SO_3+CH_3OH \longrightarrow (C_5H_5N^+H)O^-SO_2\cdot OCH_3$$

在第一步反应中，K-F 试剂和水反应生成不稳定的硫酸酐吡啶（$C_5H_5N\cdot SO_3$），此产物容易分解成吡啶和二氧化硫。第二步，作为溶剂的无水甲醇可与其反应生成稳定的甲基硫酸氢吡啶（$C_5H_5N^+HCH_3SO_4^-$）。因此，甲醇不仅作为溶剂，还参与了反应。

这样滴定的总反应式可以写作：

$$I_2+SO_2+3C_5H_5N+CH_3OH+H_2O \longrightarrow 2(C_5H_5N^+H)I^-+(C_5H_5N^+H)O^-SO_2\cdot OCH_3$$

由此可见，甲醇作溶剂不仅有溶解大量 SO_2 的作用，还有防止副反应发生的作用。

但甲醇在此并不是必需的，在无醇的溶剂中，碘和水反应的方程式如下：

$$I_2+SO_2+H_2O+3C_5H_5N = 2C_5H_5N^+HI^-+C_5H_5N\cdot SO_3\text{(不稳定)}$$

$$B_5C_5N\cdot SO_3+H_2O = B_5C_5N^+HHSO_4^-\text{(稳定)}$$

可以看出，此时水与碘的化学计量数之比为 2∶1，而有醇存在时水与碘的化学计量数之比为 1∶1。

二、应用实例

卡尔·费休水分测定法适用于多种有机物和无机物中的水分测定，由于各种化合物性质的差异，可分为直接容量滴定法和间接容量滴定法（回滴定法）两类。但在药品检验中经常使用直接容量滴定法对水分含量进行测定，比较典型的药品有以下几类：

（1）胶囊制剂 阿奇霉素胶囊、头孢拉丁胶囊、头孢氨苄胶囊、头孢羟氨苄胶囊、阿莫西林胶囊等。

（2）注射用粉针剂 注射用头孢噻肟钠、注射用头孢唑林钠、注射用头孢哌酮钠、舒巴坦钠、注射用头孢拉丁等。

（3）片剂阿莫西林分散片等。

（4）原料药。

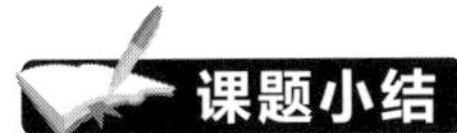

1. 非水溶剂的分类：（1）酸性溶剂；（2）碱性溶剂；（3）两性溶剂。

2. 非水溶剂的选择原则：（1）溶剂能完全溶解样品及滴定产物；（2）溶剂能增强样品的酸碱性；（3）溶剂不能引起副反应；（4）溶剂的纯度要高；（5）溶剂的黏度、挥发性和毒性都应很小。

3. 非水酸碱滴定法的定义，非水酸碱滴定法的特点。

4. 非水氧化还原滴定法——卡尔·费休（Karl Fischer）法的滴定原理以及应用实例。

知识训练

一、选择题

1. 非水酸碱滴定中，下列物质宜选用酸性溶剂的是（　　）。

A. NaAc　B. 水杨酸　C. 苯酚　D. 苯甲酸

2. 非水酸碱滴定法测定下列物质，宜选用碱性溶剂的是（　　）。

A. NaAc　B. 苯酚　C. 吡啶　D. 乳酸钠

3. 在非水酸碱滴定中，标定 $HClO_4$ 所用的基准物质是（　　）。

A. 无水 Na_2CO_3　B. 硼砂　C. 苯甲酸　D. 邻苯二甲氢钾

4. 在非水酸碱滴定中，常使用高氯酸的冰醋酸溶液。为了除去水分，需加入适量的（　　）。

A. 醋酐　B. 无水 $CaCl_2$　C. 醋酸汞　D. 乙醚

5. 下列溶剂属于非解离性溶剂的是（　　）。

A. 甲醇　B. 醋酸　C. 乙腈　D. 氯仿

6. 以冰醋酸为溶剂，用高氯酸标准溶液滴定碱时，最常用的指示剂为（　　）。

A. 酚酞　B. 甲基红　C. 结晶紫　D. 偶氮紫

7. 非水滴定测定苯酚时，应选择的溶剂是（　　）。

A. 乙二胺　B. 吡啶　C. 两者均可　D. 两者均不可

8. 下列溶剂不能作为酸性溶剂的是（　　）。

A. 草酸　　B. 冰醋酸　　C. 水　　D. 苯酚

二、填空题

1. 非水滴定法包括__________，__________，__________，__________。

2. 非水溶剂的分类有__________，__________，__________。

课题十 重量分析法

学习目标

1. 掌握重量分析法及其分类。
2. 学会沉淀重量法，了解其特点。理解沉淀重量法对沉淀和称量形式的要求。
3. 熟悉挥发法。

重量分析法是经典的定量分析方法之一。它是用适当的方法将待测组分与其他组分分离，然后用称量的方法测定该组分含量的一种分析方法。

重量分析法是根据称得的重量来计算试样中待测组分含量的一种分析方法。重量分析中的全部数据都是由分析天平称量得来的，且不需要基准物。因此，测定准确度高，相对误差一般不超过0.1%。目前重量分析法主要用于含量不太低的硅、磷、硫和第六周期部分过渡元素的精确分析。另外在科学研究及基准物的分析中，也常以重量分析为标准。但重量分析操作较繁，费时较多，不适于生产中的控制分析，对低含量组分的测定误差较大。

根据分离方法的不同，通常应用的重量分析法有沉淀法、气化法和萃取法。本书主要讨论沉淀法和挥发法。

第一节 沉淀重量法

学习情境

药典中有很多药物是采取沉淀重量法来测定含量的，比如磷酸哌嗪片、地奥心血康胶囊和复方氯化钠注射液等。为什么沉淀重量法可以测这些药物含量呢？沉淀重量法又有哪些特点呢？

请同学们带着这些问题走进这堂课，希望通过本节的学习你能回答这些问题。

一、沉淀重量法对沉淀和称量形式的要求

1. 沉淀形式和称量形式

在重量分析中，向试液中加入沉淀剂，使被测组分沉淀下来，所得的沉淀就是沉淀形式；对沉淀形式经过滤、洗涤、烘干或灼烧后所得的用于称量的物质，称为称量形式。

由于物质在烘干或灼烧过程中可能发生化学变化，因此在重量分析中沉淀形式和称量形式有可能不相同。如在Mg^{2+}的测定中，沉淀形式是$MgNH_4PO_4 \cdot 6H_2O$，称量形式是$Mg_2P_2O_7$。而在有些情况下沉淀形式和称量形式是同一种化合物，如测定试液中SO_4^{2-}的含量时，其沉淀形式和称量形式都是$BaSO_4$。

2. 重量分析对沉淀形式的要求

重量分析对沉淀形式有如下的要求：

（1）沉淀要完全，沉淀的溶解度要小。即沉淀的溶解损失不超过分析天平的称量误差，亦即沉淀的溶解损失≤0.0002g。

（2）沉淀要纯净。即确保分析结果具有较高的准确度。

（3）沉淀要易于洗涤和过滤，即确保沉淀纯度高且便于操作。这就要求尽可能得到粗大的晶形沉淀。粗大的晶形沉淀在过滤时不易塞住滤纸的小孔，过滤容易，沉淀的总表面积小，吸附的杂质少，沉淀较纯净。非晶形沉淀体积庞大疏松，表面积很大，吸附杂质的机会较多；洗涤较困难，过滤也费时。因此，当不得不采用非晶形沉淀形式时，必须选择适当的沉淀条件，以便得到易于洗涤和过滤的沉淀形式。

（4）沉淀形式易转化为称量形式。

3. 重量分析对称量形式的要求

重量分析对称量形式的要求：

（1）组成必须与化学式完全符合，否则无法计算分析结果。

（2）称量形式要稳定，不易吸收空气中的水分和二氧化碳，干燥、灼烧时不易分解等。

（3）称量形式的摩尔质量要尽量大，以少量的待测组分得到较大量的称量物质，可以提高分析灵敏度，减小称量误差和损失误差，提高分析的准确度。

二、沉淀溶解度及影响因素

利用沉淀反应进行重量分析时，要求沉淀反应定量地完全进行，重量分析的准确度才能高。沉淀反应是否完全，可以根据沉淀反应到达平衡后沉淀中未被沉淀的待测组分来衡量。也就是说，可以根据沉淀溶解度的大小来衡量，溶解度小，沉淀完全；溶解度大，沉淀不完全。那么，哪些因素能影响沉淀的溶解度呢？下面分别讨论。

1. 溶度积

严格来说，在水中绝对不溶的物质是不存在的。物质在水中溶解性的大小常以溶解度来衡量。通常大致可以把溶解度小于 0.01g/100gH_2O 的物质称为难溶物质；溶解度在（0.01～0.1g）/100gH_2O 的物质称为微溶物质；其余的则称为易溶物质。当然，这种分类也不是绝对的。对于难溶物质来说，它们在水中溶解度的大小首先是由其自身的本性所决定的；其次，温度的高低、是否有难溶物质构成组分以外的其他可溶性盐类存在等外界因素也会影响它们的溶解度。

AgCl 是难溶的强电解质。将它的晶体放入水中后，在水分子的吸引和碰撞下，Ag^+ 和 Cl^- 离开晶体表面，成为自由移动离子的过程叫作溶解。与此同时，已经溶解的 Ag^+ 和 Cl^- 在溶液中不断运动，当碰到未溶解的 AgCl 晶体时，又能被吸引到晶体表面而重新析出，这个过程叫作沉淀（或结晶）。在一定温度下，当溶解速率与沉淀速率相等时，未溶解的晶体和溶液中的离子之间便达到了动态平衡，称为沉淀-溶解平衡，简称溶解平衡。此时溶液中的 Ag^+ 和 Cl^- 已饱和，溶液浓度不再改变。

$$AgCl(s) \underset{\text{沉淀}}{\overset{\text{溶解}}{\rightleftharpoons}} Ag^+(aq) + Cl^-(aq)$$

与其他化学平衡一样，固体物质的浓度不列入平衡常数表达式中，则：

$$K_{sp} = [Ag^+][Cl^-]$$

式中，$[Ag^+]$、$[Cl^-]$ 分别表示饱和溶液中离子的浓度，$mol \cdot L^{-1}$；K_{sp} 称为难溶电

解质的溶度积常数，简称溶度积。

一般难溶电解质的溶解平衡式为：

$$A_mB_n(s) \rightleftharpoons mA^{n+}(aq) + nB^{m-}(aq)$$

则

$$K_{sp} = [A^{n+}]^m[B^{m-}]^n$$

即一定温度下，在难溶电解质的饱和溶液中，相应离子浓度幂的乘积是一个常数，叫溶度积常数。

溶度积只与温度有关，但是影响不大。常温下，难溶电解质的溶度积常数见书后附录。溶度积是难溶电解质的特征常数，可以用 K_{sp} 来比较相同类型的难溶电解质溶解能力的相对强弱。即 K_{sp} 越小，难溶电解质越难溶，溶解度也越小。

2. 同离子效应

在难溶电解质饱和溶液中加入与其含有相同离子的易溶强电解质，使难溶电解质的溶解度降低的作用，称为同离子效应。如果在 $BaSO_4$ 的沉淀溶解平衡系统中加入 $BaCl_2$（或 Na_2SO_4）就会破坏平衡，结果生成更多的 $BaSO_4$ 沉淀。当新的平衡建立时，$BaSO_4$ 的溶解度减小。在难溶电解质的饱和溶液中，这种因加入含有相同离子的强电解质，使难溶电解质溶解度降低的效应，称为同离子效应。

不同的应用领域对溶解损失的要求是不同的。分析化学中的重量分析一般要求溶解损失不得超过分析天平的称量误差（0.2mg）。即使工业生产中也要尽量减少沉淀的溶解损失，避免浪费和污染环境，降低生产成本。因此，在进行沉淀时，可以加入适当过量的沉淀剂，以减少沉淀的溶解损失。对一般的沉淀分离或制备，沉淀剂一般过量 20%～50%即可；而重量分析中，对不易挥发的沉淀剂，一般过量 20%～30%，易挥发的沉淀剂，一般过量 50%～100%。另外，洗涤沉淀时，也可以根据情况及要求选择合适的洗涤剂以减少洗涤过程的溶解损失。

3. 盐效应

沉淀剂加得过多，特别是有其他强电解质的存在，使沉淀溶解度增大的现象，称为沉淀反应的盐效应。

盐效应主要是由于活度系数的改变而引起的。例如 AgCl 和 $BaSO_4$ 在不同浓度的 KNO_3 溶液中的溶解度变化。很明显，随着 KNO_3 浓度的不断增大，AgCl 和 $BaSO_4$ 的溶解度均随之增大；另外还可以看出，在相同的 KNO_3 浓度条件下，盐效应对 $BaSO_4$ 溶解度的影响要大于对 AgCl 的影响，这就是高价离子的活度系数受离子强度的影响大的结果。

盐效应与同离子效应对沉淀溶解度的影响恰恰相反，所以进行沉淀时应避免加入过多的沉淀剂；如沉淀的溶解度本身很小，一般来说，可以不考虑盐效应。

4. 酸效应

这里的酸效应主要指沉淀反应中，除强酸所形成的沉淀外，由弱酸或多元酸所构成的沉淀以及氢氧化物沉淀的溶解度随溶液的 pH 减小而增大的现象。对弱酸或多元酸所构成的沉淀以及氢氧化物沉淀等，可以通过控制酸度达到沉淀完全或溶解沉淀的目的。

5. 配位效应

若沉淀剂本身具有一定的配位能力，或有其他配位剂存在，能与被沉淀的金属离子形成配离子（例如 Cu^{2+} 与 NH_3 能形成铜氨配离子 $[Cu(NH_3)_4]^{2+}$），就会使沉淀的溶解度增大，甚至不产生沉淀，这种现象就称为沉淀反应的配位效应。例如，用 NaCl 溶液沉淀 Ag^+，当溶液中 Cl^- 浓度过高时就会发生这种现象。

三、沉淀的形成

1. 沉淀的类型

沉淀按其物理性质不同，可粗略地分为两类：一类是晶形沉淀，沉淀的颗粒较大（如 $BaSO_4$）；另一类是无定形沉淀，又称为非晶形沉淀或胶状沉淀。无定形沉淀的颗粒较小（如 $Fe_2O_3 \cdot nH_2O$）。

晶形沉淀颗粒较大、内部排列较规则、结构紧密，极易沉降于容器的底部。与晶形沉淀相比，无定形沉淀颗粒较小、内部排列杂乱无章、集聚疏松，又包含数目不定的水分子。故无定形沉淀体积庞大，不能很好地沉降于容器的底部。

2. 沉淀的形成

沉淀的形成是个复杂的过程。有关这方面的理论目前仅是定性解释或经验描述。一般认为沉淀的形成要经过晶核的形成和晶核的长大两个过程。如下所示：

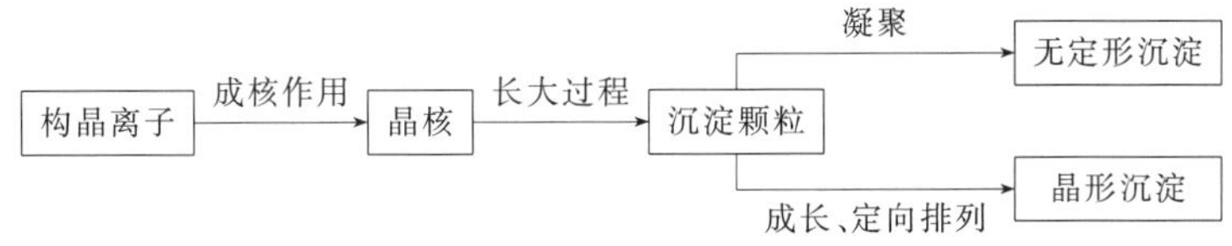

（1）晶核的形成　晶核的形成包含两种情况：一种是均相成核作用；另一种是异相成核作用。

将沉淀剂加入试液中，当溶液成过饱和状态时，构晶离子由于静电作用而缔合起来自发地形成晶核，这种过程称为均相成核过程。一般认为晶核含有 4～8 个构晶离子或 2～4 个离子对。例如 $BaSO_4$ 的晶核由 8 个构晶离子（即 4 个离子对）组成，CaF_2 的晶核由 9 个构晶离子组成，Ag_2CrO_4 和 AgCl 的晶核由 6 个构晶离子组成。与此同时，在进行沉淀的介质和容器中存在着大量肉眼看不见的固体微粒，每克化学试剂至少含有 10^{10} 个不溶微粒，烧杯壁上也附有许多 5～10nm 长的“玻璃核”，以上外来的杂质可以起到晶核的作用。这个过程称为异相成核作用。

（2）晶核的成长　溶液中形成晶核以后，溶液中的构晶离子向晶核表面扩散并沉积在晶核上，晶核就逐渐长大成沉淀微粒。这种由离子形成晶核，再进一步聚集成沉淀微粒的速率称为聚集速率。在聚集的同时，构晶离子在一定晶格中定向排列的速率称为定向速率。

聚集速率（或称为形成沉淀的“初始速率”）可用 Von Weimarn（冯・韦曼）的经验公式表示

$$u_{聚集}=k\times\frac{Q-s}{s}$$

式中　$u_{聚集}$——聚集速率；

Q——加入沉淀剂瞬间生成沉淀物质的浓度；

s——沉淀的溶解度；

$Q-s$——沉淀物质的过饱和度；

$(Q-s)/s$——相对过饱和度；

k——比例常数，它与沉淀的性质、温度、溶液中存在的其他物质等因素有关。

由上式可以看出，聚集速率的大小由相对过饱和度决定，而相对过饱和度可通过控制沉淀条件来实现。即聚集速率由沉淀条件决定。

3. 沉淀的条件

为使沉淀完全并得到纯净的沉淀，对不同类型的沉淀，必须选择不同的沉淀条件。

（1）晶形沉淀的沉淀条件　在生成晶形沉淀时，为了得到便于过滤、洗涤和颗粒较大的晶形沉淀，必须减小聚集速率、增大定向速率。减少晶核的形成有助于晶体的长大。一般应控制以下条件：

① 稀　沉淀反应须在适当稀的溶液中进行。这样可以降低相对过饱和度，并且在较稀的溶液中杂质的浓度较小，共沉淀现象也相应较小，有利于得到纯净的沉淀。

② 热　沉淀反应需在热溶液中进行。这样一方面可增大沉淀的溶解度，降低相对过饱和度，另一方面又能减少杂质的吸附量。

③ 慢　加入沉淀剂的速度要慢，防止晶核的快速形成，有利于晶体定向成长。

④ 搅　加入沉淀剂时应不断搅拌，防止局部过饱和度大而形成较多的晶核。

⑤ 陈　“陈”是指“陈化”。即将沉淀和溶液放置一段时间，或加热搅拌一定时间使沉淀中的小晶体溶解，大晶体长大。因为在沉淀过程中，溶液中同时存在颗粒较大的晶体与颗粒较小的晶体。由于小晶体比表面积大，因此溶解倾向比大晶体大，在同一溶液中对大晶体来说为饱和溶液，对小晶体来说为未饱和溶液，于是小晶体就慢慢溶解，使溶液的浓度增加。对大晶体来说成为过饱和溶液，构晶离子就在大晶体上析出，这样促使小晶体不断溶解，大晶体不断长大，使小晶体中共沉淀的杂质溶解而进入溶液，提高了沉淀的纯度，而且得到粗大的晶形沉淀，易于过滤和洗涤。

（2）非晶形沉淀的沉淀条件　无定形沉淀如 $Fe_2O_3 \cdot nH_2O$ 和 $Al_2O_3 \cdot nH_2O$ 等，溶解度一般都很小，很难通过改变沉淀条件来改变沉淀的物理性质，但可以通过控制沉淀条件，设法破坏胶体、防止胶溶、加速沉淀微粒的凝聚，得到便于洗涤过滤又纯净的沉淀。一般应控制以下条件：

① 浓　沉淀反应需在较浓的溶液中进行，加入沉淀剂的速度也可适当快些。这样可以减小离子的水化程度，有利于得到体积较小、结构较紧密、含水量少的沉淀，而且沉淀微粒也易于凝聚。对于因浓度大而增大的吸附杂质，可在沉淀完毕后，立即用热水适当稀释并充分搅拌使其离开沉淀表面而转移到溶液中去。

② 热　沉淀反应在热溶液中进行。这样不仅可以减小离子的水化程度，促进沉淀微粒的凝聚，防止形成胶体，而且还可以减少沉淀表面对杂质的吸附。

③ 凝　沉淀时加入大量电解质或某些能引起沉淀微粒凝聚的胶体。加入电解质促进沉淀微粒凝聚，防止形成胶体；加入某些胶体，可使被测组分沉淀完全。例如，测定 SiO_2 时，通常是在强酸性介质中析出硅胶沉淀，为了防止硅胶形成带负电荷的胶体，应向溶液中加入带正电荷的动物胶，以促进硅胶沉淀完全。

④ 趁　沉淀完毕后，趁热过滤，不陈化。无定形沉淀放置后，将逐渐失去水分而凝聚得更加紧密，使沉淀难以洗涤和过滤。

此外，沉淀时不断搅拌，对无定形沉淀也是有利的。

4. 沉淀剂及其选择

采用沉淀重量法时，首先应考虑选择什么试剂作沉淀剂。作为一种合适的沉淀剂应满足以下要求：

① 形成沉淀的溶解度应尽可能小，以达到沉淀完全的目的。如沉淀 SO_4^{2-} 时，可用多种形式，但 $BaSO_4$ 的溶解度最小，应选 Ba^{2+}。

② 沉淀剂本身溶解度应较大，被沉淀吸附的量较少，且易于洗涤除去。如沉淀 SO_4^{2-} 时，应选用 $BaCl_2$ 而不选用 $Ba(NO_3)_2$，因为 $BaCl_2$ 在水中的溶解度大于 $Ba(NO_3)_2$。

③ 沉淀剂应具有较好的选择性和特效性。当有多种离子同时存在时，沉淀剂应对被测离子有特效。如沉淀镍选用有特效性的有机沉淀剂丁二酮肟而不用 S^{2-}。

④ 形成的沉淀应具有易于分离和洗涤的良好结构，一般晶形沉淀比非晶形沉淀易于分离和洗涤。例如，沉淀 Al^{3+} 时，若用氨水沉淀则形成非晶形沉淀，而用 8-羟基喹啉则形成晶形沉淀，易于过滤和洗涤。

⑤ 所形成的沉淀分子量应较大，这样造成的称量误差较小。一般有机沉淀剂形成沉淀称量形式的物质的分子量都比较大。

作为沉淀剂除了要满足上述条件外，还须在灼烧时易除去，这样使沉淀中带有的残余沉淀剂可经灼烧或烘干除尽。因此，一般铵盐及有机沉淀剂较好。

有机沉淀剂与无机沉淀剂相比具有如下优点：

① 沉淀的选择性好。有机沉淀剂种类多，性质各不相同，可根据不同的分析要求选择不同的沉淀剂，因而可大大提高沉淀的选择性。

② 沉淀的溶解度较小，有利于被测物质沉淀完全。

③ 沉淀对无机杂质吸附能力小，易于获得纯净的沉淀。

④ 有机沉淀物组成恒定，一般只需烘干而无须灼烧即可称重，简化了分析操作。

⑤ 有机沉淀物的称量形式的摩尔质量大，有利于提高分析的准确度。

有机沉淀剂在分析化学中获得了广泛应用。

第二节　挥发重量法

学习情境

药典中有些药物是采取挥发重量法来测定含量的，比如三硅酸镁（二氧化硅）、甲紫溶液等。为什么挥发重量法可以测这些药物含量呢？挥发重量法又有哪些特点呢？

请同学们带着这些问题走进这堂课，希望通过本节的学习你能回答这些问题。

挥发重量法是指根据被测成分具有挥发性或可转化为挥发性物质，利用加热等干燥方法使挥发性成分气化溢出或用适当的吸收剂吸收，称量减失重量来计算待测组分含量的方法。如水分的测定、药物中残渣测定、泡腾片中 CO_2 释放量的测定。

利用挥发法测定药物干燥到恒重后减失的重量。恒重指药物连续两次干燥或灼烧后称得的重量小于±0.3mg。

根据物质的性质不同，采用的干燥方法不同，干燥方法有以下几种：

（1）常压加热干燥　性质稳定，受热不易挥发、氧化分解或变质的样品。如 NaCl 270℃加热，$Na_2C_2O_4$ 110℃加热。

（2）减压加热干燥　在常压下受热易分解、水分较难挥发或熔点低的样品。如布洛芬。

（3）干燥剂干燥　能升华、受热易变质的物质不能加热，可在室温下用干燥剂。常见的干燥剂有浓 H_2SO_4、硅胶、无水氯化钙、P_2O_5 等。

但从使用方便考虑，以硅胶为最佳。市售商品硅胶为蓝色透明的指示硅胶，若蓝色变为红色，即表示该硅胶已失效，应在 105℃ 左右加热干燥到硅胶重显蓝色，冷却后可再重复使用。

挥发重量法又可分为直接法和间接法：

（1）直接法　待测组分与其他组分分离后，如果称量的是待测组分或其衍生物，通常称为直接法。

（2）间接法　待测组分与其他组分分离后，通过称量其他组分，测定样品减失的重量来求得待测组分的含量，则称为间接法。

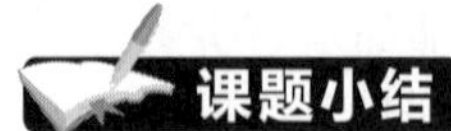

1. 重量分析法概述、分类和特点。
2. 沉淀重量法的特点。
3. 重量分析对沉淀形式的要求：
(1) 沉淀要完全，沉淀的溶解度要小。
(2) 沉淀要纯净，即确保分析结果具有较高的准确度。
(3) 沉淀要易于洗涤和过滤，即确保沉淀纯度高且便于操作。
(4) 沉淀形式易转化为称量形式。
4. 挥发重量法的特点和要求。

知识训练

一、填空题

1. 重量分析法是根据____确定被测组分含量的分析方法。重量分析包括______和______两大步骤。

2. 沉淀形式和称量形式的化学组成可以______，也可以____。在 Ca^{2+} 的沉淀法测定中，用草酸铵为沉淀剂，生成 $CaC_2O_4 \cdot H_2O$，经灼烧后所得的是 CaO，其中______是沉淀形式；____是称量形式。

3. 晶形沉淀的沉淀条件可以概括为“____、____、____、____、____”五个字。

二、选择题

1. 干燥剂干燥适用于下列哪类物质。(　　)

A. 受热易分解　　B. 挥发　　C. 能升华　　D. 三种都有

2. 沉淀法对沉淀形式的要求是沉淀的溶解损失为（　　）。

A. ≤0.2mg　　B. ≤0.2g　　C. ≤0.2%　　D. ≤2%

三、判断题

1. 减压加热干燥一般是指压力应在 2.67kPa 以下干燥。(　　)

2. 无定形沉淀的沉淀条件之一是趁热过滤，不必陈化。(　　)

四、计算题

1. 称取含银的试样 0.2500g，用重量法测定时，得 AgCl 重 0.2991g，问：
(1) 若沉淀为 AgI 可得沉淀多少克?
(2) 试样中银的质量分数是多少?

模块五　有机化学基础

课题十一　认识有机化合物

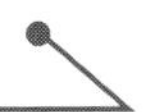

学习目标

日常使用的药物相当一部分是有机物。通过本课题学习，达到以下目的：

1. 了解有机化学和有机物的概念，了解有机物的特性。
2. 掌握有机物的分类，掌握有机物的官能团。
3. 掌握有机物的系统命名方法。

第一节　有机化合物与有机化学

学习情境

药典对“制药用水中总有机碳测定法”的原理描述是：本法用于检查制药用水中有机碳总量，用以间接控制水中的有机物含量。

1. 测制药用水中有机碳总量就能控制水中有机物含量意味着什么？
2. 有机物由哪些元素构成？

一、有机化合物与有机化学的含义

人们对有机化合物和有机化学的认识是逐步深化的。1807 年瑞典化学家伯齐利厄斯首先将淀粉、糖、丝、胶、橡胶等从动物体中得到的物质称为有机物，而将砂、盐、金、银、铜等从矿物中获得的物质称为无机物。因此，有机物被认为是“有生命功能”的物质。1828 年，被称为合成之父的德国 28 岁的化学家维勒在实验室用典型的无机物——氰酸钾与氯化铵合成了有机物尿素。之后科学家用无机物合成了更多的有机物，并对其组成进行测定，发现有机物的主要特征是含有碳元素，其他还有氢、氧、氮、硫、氯等元素。

按照现代的观点认为有机物是碳的化合物，或者是指烃类及其衍生物。当然二氧化碳、碳酸、碳酸（氢）盐、氰化氢等化合物与典型的无机物性质相似，它们不属于有机物；而某些不含氢元素的物质如四氯化碳（CCl_4）、二氯碳烯（$:CCl_2$）应为有机物。

有机化学是研究有机化合物的来源、制备、结构、性能、应用以及有关理论和方法学的科学，是化学学科的一个分支，它的研究对象是有机化合物。结构与性质的关系（构效关系）一直是有机化学探讨的中心问题，相应的药学各专业所研究的药物的性质与结构的关系（药效关系）也是必须掌握的专业基本要求，因此有机化学是药学类专业的主要课程。

二、有机化合物的特性

（1）对热不稳定，易燃烧　除了极少数例外（如可作灭火剂的CCl_4等），有机化合物受热容易分解，也很容易燃烧，且大多数有机化合物燃烧后变成气体，不留残渣。

（2）熔点较低　有机化合物的熔点较低，一般在250℃以下，只有极少数超过300℃。

（3）难溶于水，易溶于有机溶剂　除少数例外，大多数有机化合物难溶或不溶于水，易溶于酒精、乙醚、丙酮、汽油或苯等有机溶剂。

（4）反应速率比较慢　故反应时常采用加热、加催化剂或用光照等手段，以加速反应。

（5）发生副反应　有机反应往往并不是按照某一反应式定量地进行，常伴随有副反应发生。一个有机反应，若能达到60%～70%的理论产量，就算是比较满意的反应了。

（6）同分异构体的存在很普遍　在无机物中，一个组成的化合物通常只有一种结构。而有机物中，一个组成的化合物可能有多种结构，这是有机化合物数量多的一个主要原因。迄今已知的1800余万种化合物中，绝大多数属于有机化合物。例如：分子式同为C_2H_6O的有机化合物就有两个，一个是气体甲醚（$CH_3—O—CH_3$），另一个为液体乙醇（$CH_3CH_2—OH$）。

第二节　有机物的分类

学习情境

请找一找下列物质有何不同，依据是什么？

（1）$CH_3CH_2CH_2OH$　　（2）CH_3CH_2COOH

（3）$CH_3CH_2OCH_2CH_3$　　（4）CH_3CH_2Cl

（5）CH_3CH_2CHO　　（6）$CH_3CH{=}CH_2$

（7）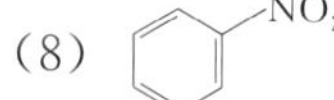　　（8）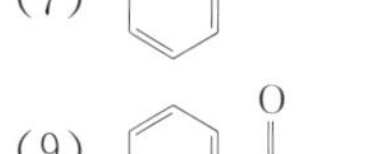

（9）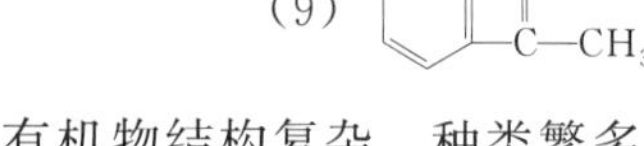

有机物结构复杂、种类繁多，需要有一个完整的分类系统，便于认识它们的结构、性质及其相互联系。有机物一般按碳的骨架和官能团进行分类。

一、按碳的骨架分类

根据碳干的不同把它们分成三类：

1. 开链化合物

分子中碳原子之间相互连接成链状结构的有机物。因油脂中有这种开链结构，故又称脂肪族化合物。开链化合物中，碳原子间全以单键连接的称为烷烃，又称饱和烃；碳原子间有双键的称为烯烃；碳原子间有三键的称为炔烃。烯烃和炔烃属于不饱和烃。

观察CH_4、CH_3CH_3、$CH_3CH_2CH_3$、$CH_3CH_2CH_2CH_3$，它们结构和化学性质相似，组成上相差若干个CH_2，这样的一系列化合物属于同系列，称烷系列或烷烃。同系列的化合物之间互称为同系物，CH_2称为系列差。同系物的组成可用通式表示，如烷烃的通式为C_nH_{2n+2}，只含有一个双键的烯烃的通式为C_nH_{2n}，只含有一个三键的炔烃的通式为C_nH_{2n-2}。

2. 碳环化合物

分子中含有完全由碳原子组成环的有机物。根据环中碳原子的成键方式又分为两类：

（1）脂环族化合物　从结构上可以看作是开链化合物碳链首尾连接，闭合成环，如环烷烃、环烯烃等。它们的性质与相应的脂肪族化合物相似。

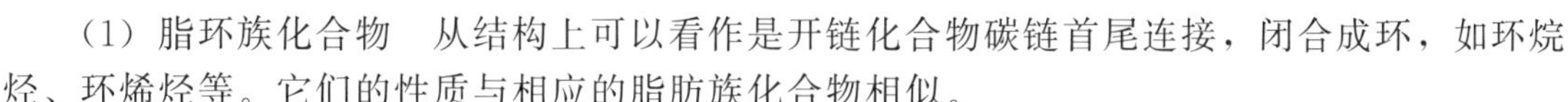

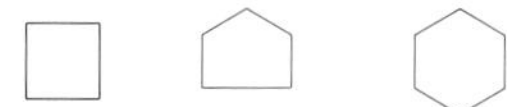

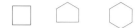

（2）芳香族化合物　大多数含有苯环，是一类具有特殊性质的化合物。因最初从某些带有芳香味的物质获得，所以称芳香族化合物。

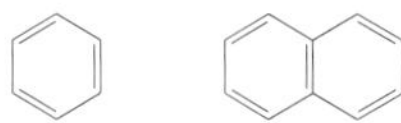

3. 杂环化合物

这类化合物的环是由碳原子和其他元素的原子（称杂原子）如氮、氧、硫等构成的。

二、按照有机物的官能团分类

有机物分子中含有的容易发生某些特征反应的原子、原子团及特殊化学结构称为官能团。根据官能团，有机物分为烯烃、炔烃、卤代烃、醇、酚、醚、醛、酮、羧酸等，如表 11-1 所示。

表 11-1　有机物按官能团分类

官能团	官能团名称	有机物类别	实例
$>C=C<$	碳碳双键	烯	$CH_2=CH_2$
$-C\equiv C-$	碳碳三键	炔	$CH\equiv CH$
$-X$	卤素	卤代烃	CH_3CH_2Br
$-OH$	醇羟基	醇	CH_3CH_2OH
	醇羟基	酚	C_6H_5OH
$R-O-R$	醚键	醚	CH_3-O-CH_3
$-CHO$	醛基	醛	CH_3CHO
$>C=O$	酮基	酮	CH_3COCH_3
$-COOH$	羧基	羧酸	CH_3COOH
$-CONH_2$	酰氨基	酰胺	CH_3CONH_2
$-NH_2$	氨基	胺	$CH_3CH_2NH_2$
$-CN$	氰基	氰	CH_3CN
$-NO_2$	硝基	硝基化合物	$C_6H_5NO_2$
$-SO_3H$	磺酸基	磺酸	$C_6H_5SO_3H$

第三节　有机物的命名

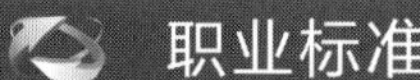

职业标准

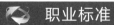

医药商品购销员（初级）

工作内容：介绍药品知识。

技能要求：能读解常用药品的通用名、商品名、缩写英文名。

一、烷烃的命名

为了识别种类繁多，数目庞大，结构复杂的有机化合物，正确地命名是很必要的。烷烃的命名法是有机化合物命名的基础。常用的命名法主要有普通命名法和系统命名法两种。

1. 普通命名法

普通命名法又称为习惯命名法，其基本原则是：

(1) 根据分子中碳原子的总数目称为“某烷”。碳原子数目在十以内的分别用天干甲、乙、丙、丁、……表示；在十以上的则用中文数字十一、十二、十三、……表示。例如，C_8H_{18} 称为辛烷；$C_{12}H_{26}$ 称为十二烷。

(2) 为了区别异构体，直链的烷烃称为“正”某烷，在链端第二个碳原子上连有一个甲基支链的称为“异”某烷，在链端第二个碳原子上连有两个甲基支链的称为“新”某烷。例如：

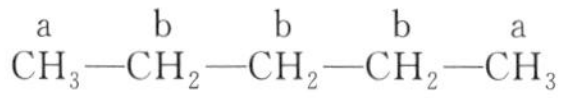

$$\overset{a}{CH_3}—\overset{b}{CH_2}—\overset{b}{CH_2}—\overset{b}{CH_2}—\overset{a}{CH_3}$$

正戊烷

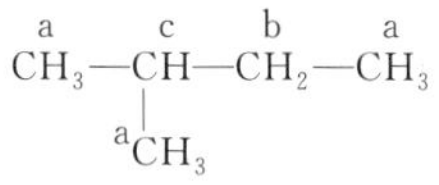

$$\overset{a}{CH_3}—\underset{\underset{{}^{a}CH_3}{|}}{\overset{c}{CH}}—\overset{b}{CH_2}—\overset{a}{CH_3}$$

异戊烷

$$\underset{a}{CH_3}—\underset{\underset{{}^{a}CH_3}{|}}{\overset{\overset{{}^{a}CH_3}{|\,d}}{C}}—\underset{a}{CH_3}$$

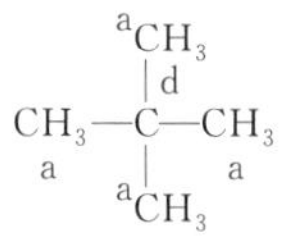

新戊烷

在上面三个结构式中，用 a、b、c、d 标记的碳原子是有区别的。按照它们直接所连的碳原子数目可分为四类：像 a 那样只与一个碳原子相连的碳称为伯碳原子（或一级碳原子）；与两个（b）、三个（c）、四个（d）碳原子相连的碳分别称为仲、叔、季碳原子（或二级、三级、四级碳原子），分别用符号 1°、2°、3°、4°表示。

烷烃分子中的氢原子按照其所连接的碳原子类型分为三类：与伯、仲、叔碳原子相连的氢原子，分别称为伯氢或一级（1°）氢、仲氢或二级（2°）氢、叔氢或三级（3°）氢原子。这些氢原子所处的地位不同，在反应性能上有差异。

普通命名法虽然简单，但只适用于含碳原子较少的烷烃。随着碳原子数目的增加，异构体的数目迅速增多，需要用系统命名法来命名。

2. 系统命名法

系统命名法是以国际纯粹与应用化学联合会（IUPAC）确定的有机化合物的命名法为基础，结合我国的文字特点制定的。

(1) 烷基的命名　烷烃用 RH 表示，烷烃分子中去掉一个氢原子后剩下的原子团称为烷基，其通式为 C_nH_{2n+1}，用 R—表示。烷基的名称由相应的烷烃而来。例如：

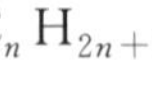

$CH_3—$ 甲基

$CH_3—CH_2—$ 乙基

$CH_3—CH_2CH_2—$ 正丙基

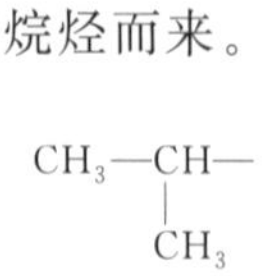

$$CH_3—\underset{\underset{CH_3}{|}}{CH}—$$

异丙基

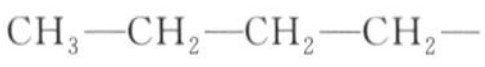

$CH_3—CH_2—CH_2—CH_2—$ 正丁基

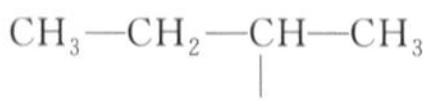

$$CH_3—CH_2—\underset{|}{CH}—CH_3$$

仲丁基

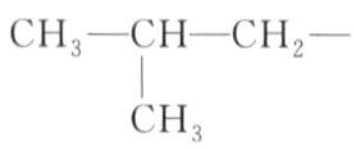

$$CH_3—\underset{\underset{CH_3}{|}}{CH}—CH_2—$$

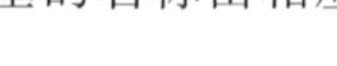

异丁基

$$CH_3—\underset{\underset{CH_3}{|}}{\overset{\overset{CH_3}{|}}{C}}—$$

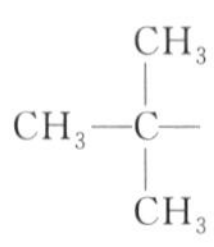

叔丁基

学有所成

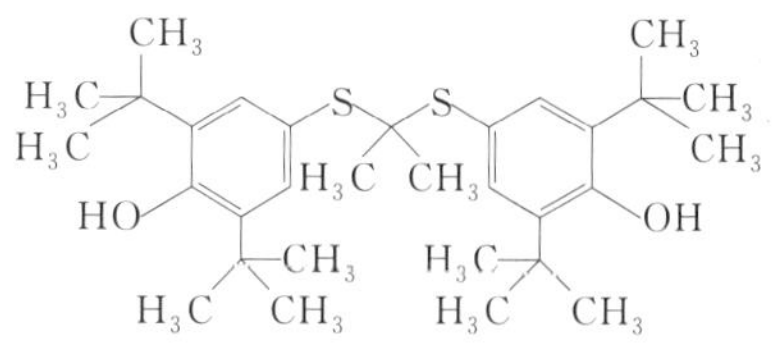

普罗布考是一种用于低密度脂蛋白高的高胆固醇血症药物，结构如右图所示。

请找出结构式中所有的叔丁基。

（2）烷烃的命名规则　直链烷烃的系统命名法与普通命名法相似，只是在名称的前面不加“正”字。带支链的烷烃则要按以下步骤和原则命名：

第一步，选择含碳原子数最多的链作为主链，根据其所含碳原子总数称为“某烷”。以它作为母体，主链以外的支链则作为取代基。分子中若有几条等长碳链，则应选择取代基最多的碳链作为主链。

第二步，从距离取代基最近的一端用阿拉伯数字给主链碳原子编号。当主链以不同方向编号时，应使取代基的编号最小；如果两个不同的取代基的位次相同时，使较小的位次给小基团。基团大小比较可按“次序规则”进行：

① 将各种取代基与主链直接相连的原子按其原子序数大小排列，大者为“较优”基团。若为同位素，则质量高的定为“较优”基团。

$$I>Br>Cl>S>F>O>N>C>D>H>\text{孤电子对}$$

② 若各取代基的第一个原子相同，则比较与它直接相连的其他几个原子的原子序数，先比较最大的，若仍相同，再依次比较居中的、最小的；若仍相同，则沿取代链逐次比较，直到找出较优基团。例如，下列基团排列顺序为：

$$\underset{(C,C,C)}{(CH_3)_3C—}>\underset{(C,C,H)}{(CH_3)_2CH—}>\underset{(C,H,H)}{CH_3CH_2CH_2—}>\underset{(H,H,H)}{CH_3—}$$

$$\underset{(Cl,H,H)}{ClCH_2—}>\underset{(H,H,H)}{CH_3—}$$

③ 含有双键和三键的基团，可以认为连有两个或三个相同的原子。例如：

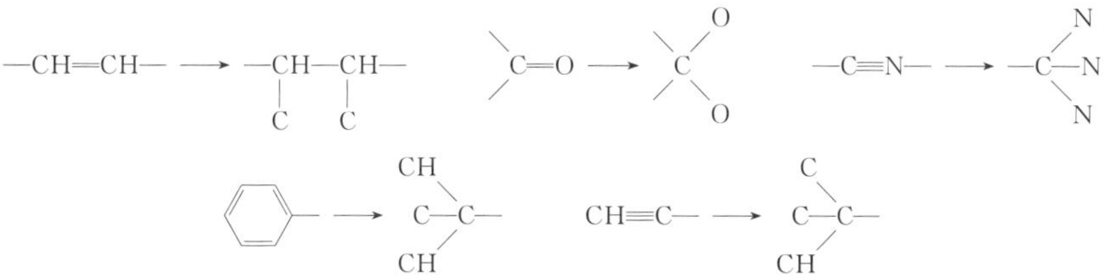

若烷烃结构比较复杂，支链也要编号时，则从与主链相连的碳原子开始给支链编号（用带撇数字标明），把支链上取代基的位置、个数及名称写在支链名称前，放在括号内。例：

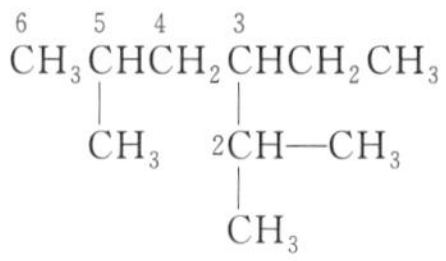

2,5-二甲基-3-乙基己烷

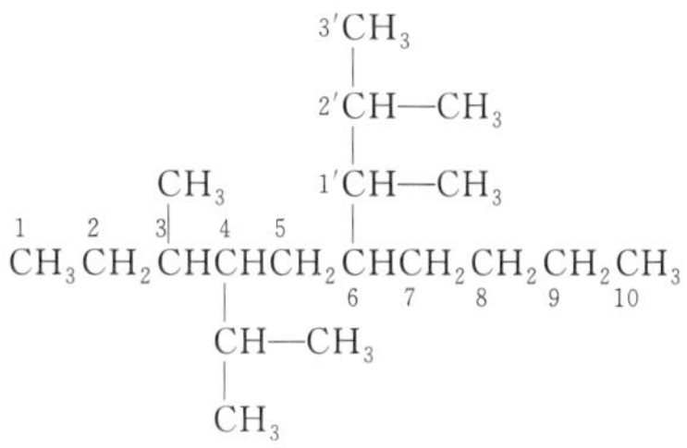

3-甲基-4-异丙基-6-(1′,2′-二甲基丙基)癸烷

第三步，写出名称。取代基的名称写在母体名称的前面，并逐一标明取代基的位次。位次数字之间用逗号隔开，位次数字和取代基名称之间用半字线“-”连接起来。主链上有不同的取代基，把取代基按“次序规则”排列，较优基团后列出；有相同的取代基，在其名称前面用中文数字二、三、四等标明个数。

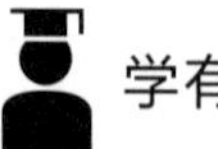

学有所成

判断正误：

碳原子的类型分为伯、仲、叔、季碳，氢原子的类型也分为伯、仲、叔、季氢。（　　）

二、其他有机物的命名

按照烷烃命名的规则可以对大多数含有各种官能团的物质类别进行命名。

1. 单官能团化合物的命名

选择包含官能团的最长碳链为主链，编号时使官能团的位次最小，命名时以官能团所代表的物质类别为母体并指明官能团的位次。

COOH　　$CH_2CH_2CH_2COOH$

环己基甲酸　　4-环己基丁酸

卤代烃命名以相应烃作为母体，卤原子作为取代基。如有碳链取代基，根据顺序规则碳链要写在卤原子的前面；如有多种卤原子，列出次序为氟、氯、溴、碘。醚的命名将小基排前大基排后（芳基在前烃基在后），称为某基某基醚；两基团相同时简称“某醚”；碳链较为复杂时，以较长的一端为母体，另一端和氧原子合起来作为取代基，称烃氧基。例如：

$CH_3—CH_2—CH(CH_3)—CH(Cl)—CH_3$　　$CH_3—O—CH_2CH_3$　　$CH_3—O—C_6H_5$　　$CH_3—O—CH_2CH_2CH(OH)CH_2CH_3$

3-甲基-2-氯戊烷　　甲乙醚　　苯甲醚　　1-甲氧基-3-戊醇

2. 含有多个相同官能团的化合物的命名

与单官能团化合物命名类似，不同的是要用汉字二、三、四等标明官能团的个数，在前面分别用逗号隔开的阿拉伯数字表示官能团的位次。

$CH_2(OH)—CH(OH)—CH_3$　　$CH_3CH═CH—C(CH_3)═CH_2$

1,2-丙二醇　　2-甲基-1,3-戊二烯

3. 含有多个不同官能团的化合物的命名

按照“次序规则”将官能团排列，以次序最高的官能团作为主要官能团，命名时放在最后。其他官能团，命名时顺序越低名称越靠前。以含有主要官能团的最长碳链作为主链，靠近该官能团的一端编号。

$CH_2═CHCH_2CH_2OH$　　—OH　—CH_3

3-丁烯-1-醇　　6-甲基-3-环己烯醇

4. 环状化合物的命名

如果化合物的核心是一个环（系），那么将该环系看作母体；除苯环以外，各个环系按照自己的规则确定1号碳，但同时要保证取代基的位置号最小。

（1）脂环烃的命名　环烷烃的命名与烷烃类似，直接在烷类前面加“环”字即可。环烯烃的命名与烯烃类似，编号由双键先设定为1、2号碳。

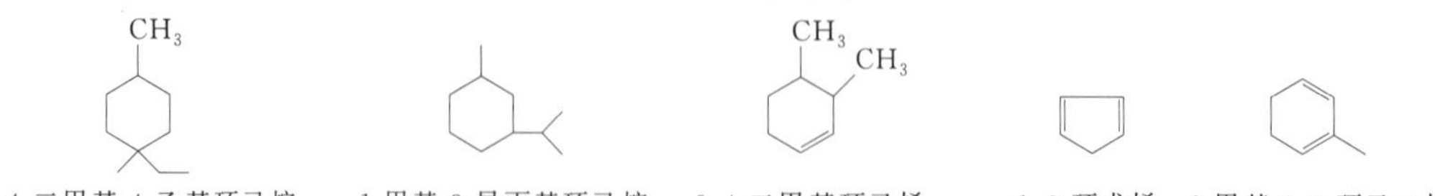

1,4-二甲基-4-乙基环己烷　1-甲基-3-异丙基环己烷　3,4-二甲基环己烯　1,3-环戊烯　2-甲基-1,3-环己二烯

(2) 芳香烃的命名　当苯环上连的是烷基（R—）、$—NO_2$、—X 等基团时，则以苯环为母体，叫作某基苯。例如：

异丙基苯　　叔丁基苯　　硝基苯　　氯苯

当苯环上连有—COOH、$—SO_3H$、$—NH_2$、—OH、—CHO、$—CH=CH_2$ 或 R 较复杂时，则把苯环作为取代基。例如：

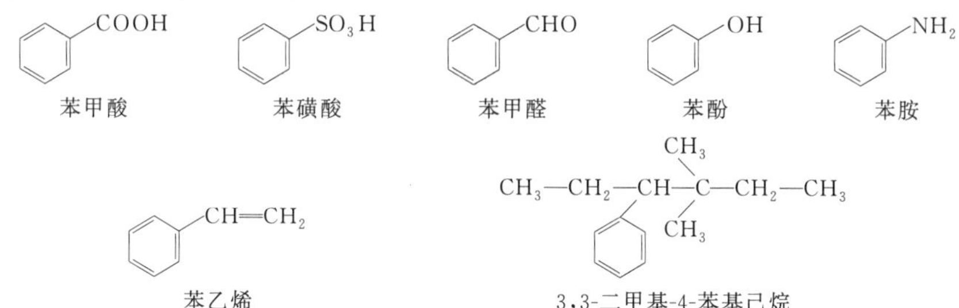

苯甲酸　　苯磺酸　　苯甲醛　　苯酚　　苯胺

苯乙烯　　3,3-二甲基-4-苯基己烷

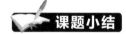

课题小结

1. 有机物是指烃类及其衍生物；有机化学是研究有机化合物的来源、制备、结构、性能、应用以及有关理论和方法学的科学。

2. 有机物具有不同于无机物的易燃烧、易挥发、反应复杂、同分异构体多的特性。

3. 根据组成，有机物可以分成烃和烃的衍生物。也可以按碳的骨架和官能团分类。

4. 有机物的命名按系统命名法一般分三步，第一步选择包含官能团的最长碳链为主链；第二步从距离母体官能团最近的一端编号，最后写出名称。

知识训练

一、选择题

1. 通常有机物发生反应的部位是（　　）

A. 键　　B. 官能团　　C. 所有碳原子　　D. 氢键

2. 醇、酚、醚都是烃的（　　）

A. 同分异构体　　B. 同素异形体　　C. 同系物　　D. 含氧衍生物

二、写出下列各化合物的结构式，假如某个名称违反系统命名原则，予以更正

1. 3,3-二甲基丁烷　　2. 2,4-二甲基-5-异丙基壬烷
3. 2,2,3-三甲基戊烷　　4. 2,4,5,5-四甲基-4-乙基庚烷
5. 3,4-二甲基-5-乙基癸烷　　6. 2,3-二甲基-2-乙基丁烷
7. 2-异丙基-4-甲基己烷　　8. 4-乙基-5,5-二甲基辛烷
9. 2-氯-1,4-戊二烯

三、命名下列化合物

1. （苯环邻位连有 COOH 和 NO_2）

2. （两个苯环连于 CH 上，CH 连 CH_3）

3. $CH_3CHCH_2CCH_2CHBr$（第2位碳连 CH_3，第4位碳连两个 CH_3，第6位碳连 CH_3）

4. CH_3CHCH_2COH（第2位碳连 CH_3，第4位碳连两个 CH_3）

5. （苯环邻位连有 OH 和 Cl）

6. $CH_3OCH_2CH=CH_2$

7. $\text{C}_6\text{H}_{11}\text{—CH}_2\text{COCH}_3$（环己基）　8. $CH_3\underset{\overset{|}{C_2H_5}}{CH}CH_2\underset{\overset{|}{CH_3}}{CH}CHO$　9. $CH_2{=}\underset{\overset{|}{CH_3}}{C}CH_2COOH$

10. $CH_3OCH_2CH_2\underset{\overset{|}{Cl}}{CH}COOH$

四、标出下列烷烃分子中的伯、仲、叔、季碳原子

1. $CH_3CH_2\underset{\overset{|}{CH(CH_3)_2}}{\overset{CH(CH_3)_2}{\overset{|}{CH}}}CHCH_2CH_3$　2. $CH_3\underset{\overset{|}{C_2H_5}}{CH}CH_2\underset{\overset{|}{CH_3}}{CH}CH_3$

五、写出符合下列条件的 C_5H_{12} 的烷烃构造式

1. 分子中只有伯氢原子　2. 分子中有一个叔氢原子

3. 分子中有伯氢和仲氢原子，而无叔氢原子

六、指出下列各化合物所含官能团的名称

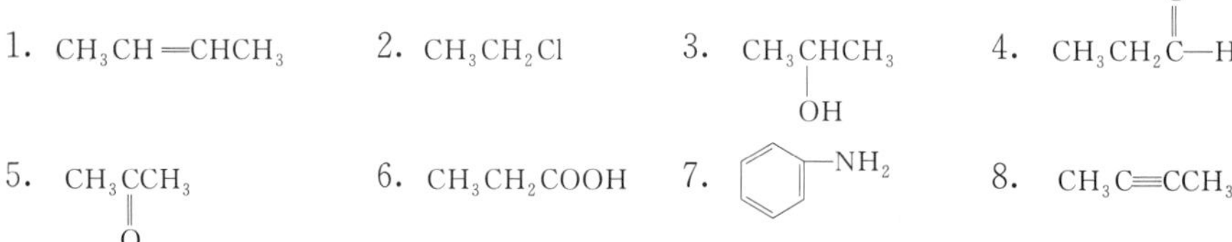

七、根据碳是四价，氢是一价，氧是二价，把下列分子式写成任何一种可能的构造式

1. C_3H_8　2. C_3H_8O　3. C_4H_{10}

课题十二　认识有机化合物的结构

学习目标

1. 熟悉同分异构体的概念与类型。掌握甲烷、乙烯、乙炔、共轭二烯、苯、环烷烃的结构特点。掌握电子效应与空间效应的概念，了解它们对有机物性质的影响。掌握有机物化学键的断键方式。

2. 会用结构简式、键线式表示有机物的构造，会表示有机物的构象。会书写同分异构体。

第一节　有机化合物结构理论简介

学习情境

甲烷、乙烯、乙炔是三种常见的有机物，乙炔与前两者相比有明显的酸性，为什么？

一、经典理论

1858 年凯库勒和古柏尔分别独立地提出在有机化合物中碳是四价的和碳原子能相互结合组成碳链和碳环。并指出原子之间的结合可以是单价的，也可以是多价的，分别用短线“—”“═”“≡”来表示。至今仍在使用它们表示结构的键线式结构式。1874 年荷兰的化学家范特霍夫和法国的化学家勒贝尔分别提出碳原子的四面体学说，从而建立了立体化学理论。

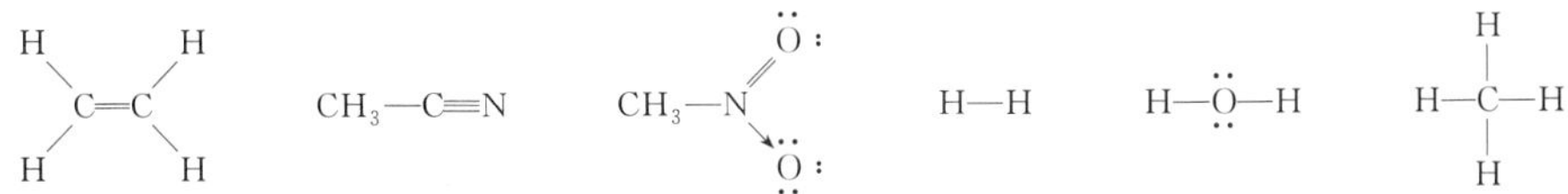

二、杂化轨道理论

（1）碳原子的杂化类型　见课题三第二节。

（2）甲烷、乙烯、乙炔的构型与 π 键　CH_4 是正四面体构型，碳原子位于四面体的中心，四个原子在四面体的顶点上。乙烯分子中两个碳原子的三个 sp^2 轨道重叠形成一个 C—C σ 键，四个 C—H σ 键在同一平面上；每个碳原子剩下的一个 p 轨道侧面重叠成 π 键。乙炔分子中两个碳原子以共直线的 sp 轨道互相重叠形成一个 C—C σ 键、C—H σ 键；此外，每个碳原子还有两个互相垂直的未杂化的 p 轨道（p_x，p_y），它们与另一碳的两个 p 轨道两两相互侧面重叠形成两个互相垂直的 π 键。如图 12-1 所示。

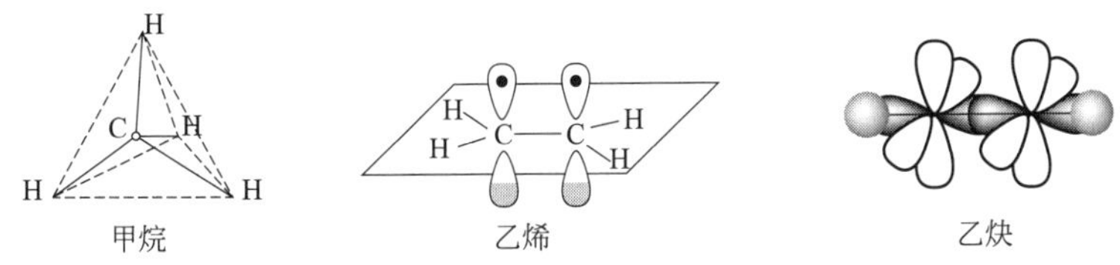

图 12-1　甲烷、乙烯、乙炔的构型与 π 键

σ 键与 π 键的特点见表 12-1。

表 12-1　σ 键与 π 键的特点

项目	σ 键	π 键
形成	成键轨道沿键轴方向重叠	成键轨道平行重叠
轨道重叠程度	较大	较小
存在	可以单独存在	只能与 σ 键共存，不能单独存在
对称性	轴对称，可以沿键轴旋转	面对称，不能沿键轴旋转
稳定	较稳定	不稳定
键的极化	较小	较大

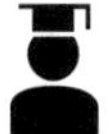

学有所成

将乙烷和乙烯分别通入酸性高锰酸钾溶液中，你知道哪种溶液褪色吗？为什么？

第二节　同分异构现象

所谓同分异构现象是指分子式相同而结构不同的现象，并把具有同分异构现象的化合物互称为同分异构体。这里结构既是指原子的连接顺序或成键方式（即构造），又是指分子中原子或原子团的空间相对位置。

一、构造异构

根据产生同分异构现象的原因，把由于分子内原子互相连接的方式和次序不同所产生的异构现象称为构造异构。它包括碳架异构、位置异构、官能团异构和互变异构。如图 12-2 所示。

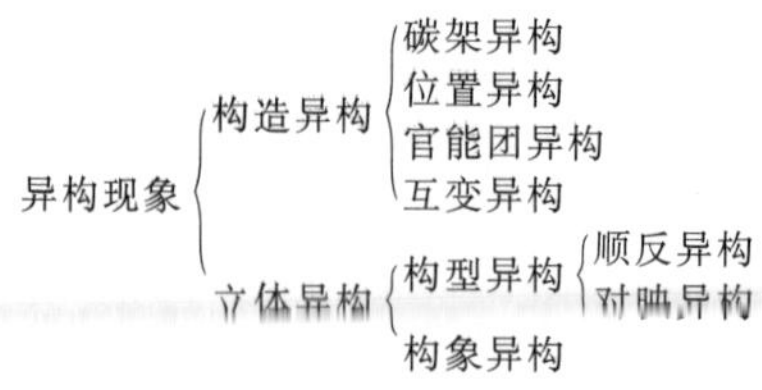

图 12-2 同分异构体的分类

1. 碳链异构

碳链异构指分子式相同而碳骨架不同的异构现象。如分子式为 C_4H_{10} 的异构体：

$CH_3—CH_2—CH_2—CH_3$ 正丁烷

$CH_3—CH(CH_3)—CH_3$ 异丁烷

2. 位置异构

位置异构指分子式相同而分子中官能团或取代基在碳骨架上的位置不同的异构现象。位置异构又可分为官能团位置异构和取代基位置异构，如表 12-2 所示。

表 12-2 位置异构体的比较

类别	原因	举例	
官能团位置异构	是因官能团取代不同类型的氢而引起的	$CH_3CH_2CH_2—OH$ 正丙醇	$CH_3CH(OH)CH_3$ 异丙醇
取代基位置异构	是取代基取代不对称环上不同类型的氢而引起的	1-甲萘	2-甲萘

3. 官能团异构

官能团异构是指分子式相同而分子中的官能团不同的异构现象。例如：乙醇 $CH_3CH_2—OH$ 和甲醚 $CH_3—O—CH_3$ 的分子式都是 C_2H_6O，但乙醇的官能团是—OH，甲醚的官能团是—O—。

二、顺反异构

由于分子中存在限制性旋转因素（碳碳双键或碳环）而导致的分子中原子或基团在空间的排列形式不同而引起的异构现象，称为顺反异构。烯烃产生顺反异构体的通式可以表示为：

(a)(b)C=C(a)(b) Ⅰ 顺式　　(a)(b)C=C(d)(a) Ⅱ 反式

当双键碳中有一个碳原子上连有相同的原子或原子团时，则无顺反异构。结构Ⅱ也可以用 Z、E 进行标记，方法是按照次序规则分别确定双键两端碳原子上所连接的原子或基团的次序大小。如果双键的两个碳原子连接的次序大的原子或基团在双键的同一侧，则为 Z 式构型；如果双键的两个碳原子上连接的次序大的原子或原子团在双键的异侧，则为 E 构型。

走进药典

己烯雌酚

HO—C₆H₄—C(C₂H₅)=C(C₂H₅)—C₆H₄—OH

己烯雌酚是人工合成的非甾体雌激素物质，化学名称为 (E)-4,4′-(1,2-二乙基-1,2-亚乙烯基)双苯酚。试根据结构式判断顺反异构类型，并在其化学名称中找到标志画出来。

环烷烃也会产生顺反异构。比如 1,2-二甲基环丙烷的顺反异构体表示为：

顺式　　反式

三、互变异构

炔烃与水的加成反应所生成的烯醇不稳定，很快转变为稳定的羰基化合物（酮式结构）。这种异构现象称为酮醇互变异构。

烯醇式(不稳定)　⇌　酮式(稳定)

四、对映异构

1. 偏振光和物质的旋光性

（1）旋光现象和旋光度　光波在垂直于传播方向的一切方向上振动的光称为自然光，或称非偏振光；而只在一个方向上有振动的光称为平面偏振光。当一束平面偏振光通过某些物质时，其振动方向发生一定角度旋转的现象称为物质的旋光现象，这种性质称为旋光性，具有旋光性的物质称为旋光物质。旋光物质使偏振光振动面旋转的角度称为旋光度，用 α 表示。如果从面对光线入射方向观察，使偏振光的振动方向顺时针旋转的物质称右旋体，用“+”表示，而使偏振光的振动方向逆时针旋转的物质，称左旋体，用“−”表示。

（2）旋光仪和比旋光度　旋光性物质的旋光度和旋光方向可用旋光仪来测定。旋光仪的构造如下图所示：

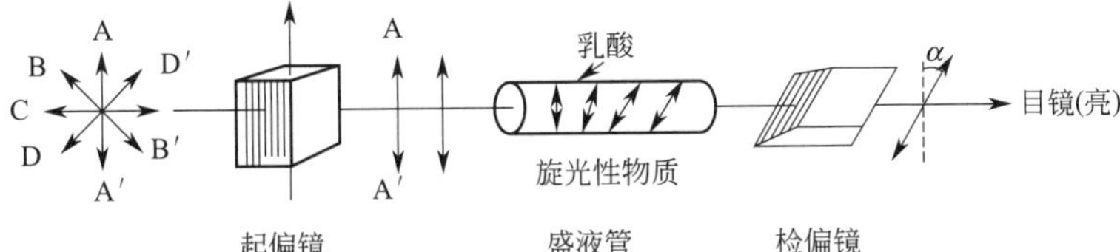

旋光度的大小和方向与旋光物质的结构、性质、浓度（或纯液体的密度）、盛液管的长度、溶剂的性质、温度和光波的波长等有关。这种关系用比旋光度——$[\alpha]_{\lambda}^{T}$ 表示，公式为：

$$[\alpha]_{\lambda}^{T}=\frac{\alpha}{cl}$$

式中，c 为旋光性物质溶液的浓度，$g \cdot mL^{-1}$；l 为盛液管的长度，dm；λ 为光源波长，一般用钠光（589nm）；T 为测定时的温度，℃。在一定的条件下，旋光性物质的比旋光度是一个物理常数。

2. 分子的手性与旋光性

实验证实乳酸有旋光性而丙酸没有旋光性，比较这两个物质的结构，二者的差别是前者分子中至少含有 1 个与 4 个不同原子或原子团相连的碳原子。人们把连有四个各不相同基团的碳原子称为手性碳原子（或手性中心）用 C^* 表示。

COOH | H—C*—OH | CH₃   COOH | H—C—H | CH₃

乳酸分子中的 1 个手性碳原子所连接的 4 个不相同的原子或原子团，在空间排列方式有两种，不能完全重合（如下图所示），它们互为实物与镜像，具有对映关系。

像人的左手和右手，互为实物和镜像、不能完全重合的性质称为手性。具有手性的分子称为手性分子。彼此成镜像关系、不能重合的一对异构体，称为对映异构体，简称对映体。对映体都具有旋光性，分别是右旋体、左旋体。故对映异构体又称为旋光异构体、光学异构体。如乳酸的两个对映体右旋乳酸和左旋乳酸，可以分别用（+）-乳酸和（−）-乳酸表示。

在实验室合成乳酸时，得到的是等量的左旋体和右旋体混合物。这种由等量的对映体所组成的混合物称为外消旋体。因这两种组分比旋光度相同，旋光方向相反，所以旋光性正好互相抵消。外消旋体不显旋光性，一般用（±）表示。

化合物分子的手性是产生旋光性的充分和必要的条件。即化合物分子如果是手性分子，则该化合物一定有旋光性；如果是非手性分子，则没有旋光性。

拓展阅读 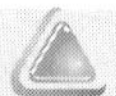

一对对映异构体药理活性和强度比较

(1)活性和强度相同	如Ⅰ类抗心律失常药(多数)：普罗帕酮、氟卡尼
(2)活性相同，强弱不同	①氯苯那敏(右旋＞左旋) ②萘普生：*S*-对映体＞*R*-对映体，且 *R*-对映体可转化为 *S*-对映体
(3)一个有活性，一个没有活性	①L-甲基多巴 ②*S*-氨己烯酸
(4) 活性相反	①哌西那朵：(+)/阿片受体激动，镇痛～(−)/阿片受体拮抗作用 ②异丙肾上腺素：(*R*)/β受体激动～(*S*)/β受体拮抗 ③依托唑啉：(−)/利尿～(+)/抗利尿 ④扎考必利：(*R*)/5-H3 受体拮抗药，抗精神病～(*S*)/5-HT3 受体激动药
(5)活性类型不同	①丙氧芬：右(镇痛)～左(镇咳)；②奎宁(抗疟) ～奎尼丁(抗心律失常)
(6)一种有活性，另一种有毒性	如：氯胺酮、青霉胺、米安色林、四咪唑、乙胺丁醇、左旋多巴

3. 含两个相同手性碳原子的化合物

相同手性碳原子是指两个手性碳原子所连接基团完全相同，如 2,3-二羟基丁二酸（酒石酸）。酒石酸只有三种构型。

```
   COOH              COOH              COOH
    |                 |                 |
HO—C—H             H—C—OH            H—C—OH
    |                 |                 |
 H—C—OH           HO—C—H             H—C—OH
    |                 |                 |
   COOH              COOH              COOH
```

(−)-酒石酸　(+)-酒石酸　*meso*-酒石酸

meso-酒石酸虽有手性碳原子，但因分子有对称因素而使旋光性在内部抵消，成为不旋光的物质，称为内消旋体，通常以 *meso* 表示。内消旋体和对映体的纯左旋体或右旋体互为非对映体，所以内消旋体和左旋体或右旋体，除旋光性不同外，其他物理性质和化学性质也不相同。内消旋体和外消旋体都无旋光性，但前者是纯净物，后者是等量对映体的混合物。

五、构象异构

构象是指具有一定构型的分子由于单键的旋转或扭曲使分子内原子或原子团在空间产生不同的排列形象。

1. 乙烷的构象

理论上讲，乙烷分之中碳碳单键的自由旋转可以产生无数种构象，但极限构象只有交叉式和重叠式两种。通常用透视式或纽曼（Newman）投影式表示构象。如图 12-3 所示。

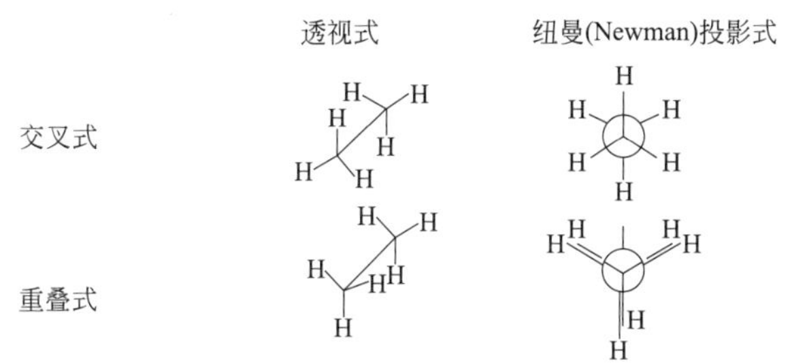

图 12-3　透视式与纽曼投影式

由于交叉式构象原子间的斥力小，能量最低，因而是乙烷的优势构象。单键旋转的能量一般为 12～42kJ・mol^{-1}，在室温时不能分离出乙烷的某一构象。

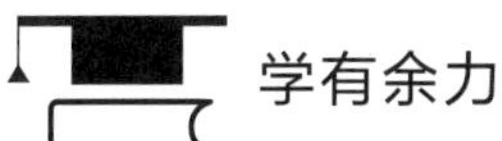
学有余力

正丁烷的构象——以 C-2—C-3 键的旋转为例

对位交叉式　部分重叠式　邻位交叉式　全重叠式

稳定性次序为：对位交叉式＞邻位交叉式＞部分重叠式＞全重叠式。

2. 环己烷的构象

在环己烷的构象中，最稳定的构象是椅式构象，在椅式构象中，所有键角都接近正四面体键角，所有相邻两个碳原子上所连接的氢原子都处于交叉式构象。

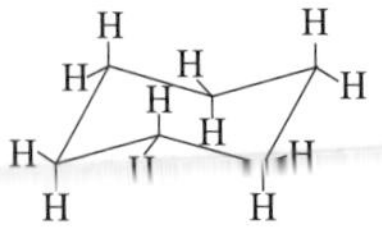

在环己烷的椅式构象中，有 6 个碳氢键与环己烷分子的对称轴平行，称为直键（*a* 键）；另有 6 个碳氢键与对称轴成 109°的夹角，称为平键（*e* 键）。并且 6 个 *a* 键中，3 个向上 3 个向下交替排列；6 个 *e* 键中，3 个向上斜伸 3 个向下斜伸交替排列

在环己烷分子中，每个碳原子上都有一个 *a* 键和一个 *e* 键。两个环己烷椅式构象相互转变时，*a* 键和 *e* 键也同时转变，即 *a* 键变为 *e* 键，*e* 键变为 *a* 键。

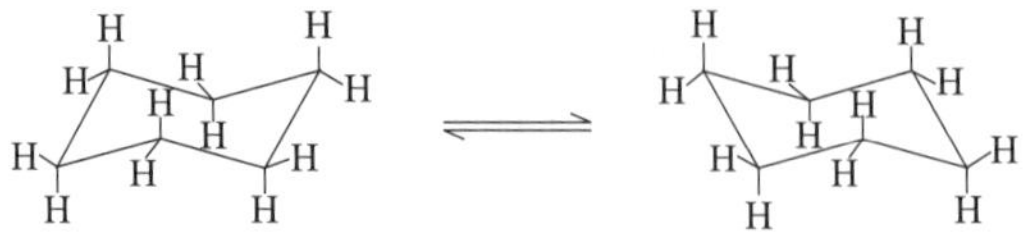

六、有机化合物结构的表示方法

由于同分异构体的存在，必须使用既可以表示分子组成又能表示分子结构的结构式、结构简式、键线式来表示有机化合物。结构式是将原子之间用“—”相连代表化学键，一个短线代表一个共价键，用“=”“≡”代表双键和三键。结构简式是在结构式中不再写出表示化学键的短线，并将多个氢原子合并。键线式是只写出碳碳键和除与碳原子相连的氢原子以外的其他原子（如 N、O、S 等），这种表示最为简单。事实上，以上只是表示了分子的构造，也称构造式。如果要表示分子中原子或基团在空间排列方式，则要用构型式或者构象式来表示。

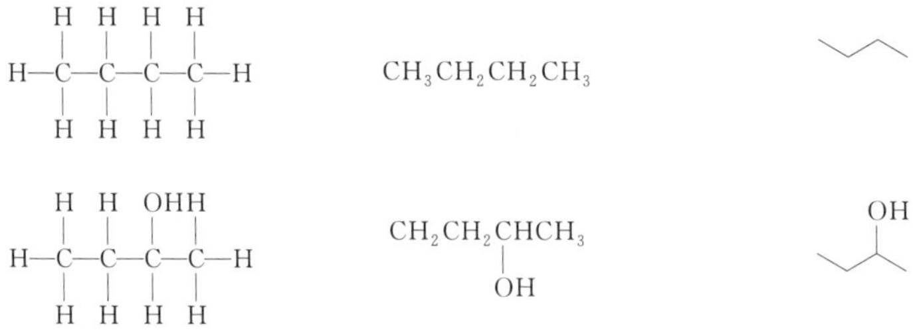

$CH_3CH_2CH_2CH_3$

$CH_3CH_2CHCH_3$（—OH）

结构式　　结构简式　　键线式

学有余力

取代环己烷的构象

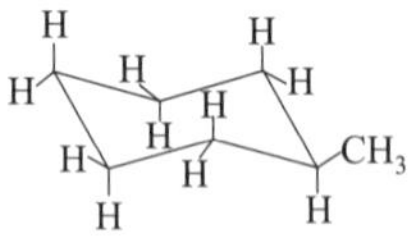

环己烷的一元取代物有两种可能构象，取代 *a* 键或是取代 *e* 键，但是取代 *e* 键比较稳定。如甲基环己烷的优势构象如右图所示：

当环上有不同取代基时，基团最大的取代基连在 *e* 键上的构象属于优势构象。对多取代基的环己烷，*e* 键上连的取代基越多的构象是优势构象。

第三节　有机化合物的电子效应和空间效应

一、诱导效应

在分子中引进一个原子或原子团后，使分子中电子云的密度分布发生变化，这种变化不但发生在直接相连部分也可以影响不直接相连的部分。这种因某一原子或原子团的极性而引起电子沿着原子链向某一方向移动的效应称为诱导效应。它与键的极性有关，为静态诱导效应。如1-氯丙烷的诱导效应，氯原子取代碳上的氢后，因氯原子的电负性较强，C—Cl键的电子分布向氯原子偏移，而带正电的碳又吸引邻近碳上的电荷，因此使氯原子邻近的C—C键电子也产生偏移。只不过这种影响随着距离的增大而迅速下降乃至消失，经过三个原子以后的影响就极弱了，超过五个原子便没有了。

$$\overset{\delta\delta\delta^+}{CH_3}—\overset{\delta\delta^+}{CH_2}—\overset{\delta^+}{CH_2}—\overset{\delta^-}{Cl}$$

通常以 I 表示诱导效应，以饱和C—H键作为比较标准，规定其 I 为零。当一个原子或原子团与碳原子成键后电子云偏离碳原子时，表示为 $-I$；反之是 $+I$。诱导效应的相对强度一般以电负性的大小作比较。如表12-3所示。

表12-3 诱导效应的类型与强度

类型	强度举例
$-I$ 效应的原子或原子团	—F>—Cl>—Br>—I —F>—OR>—NR_2 —C≡CR >—CR=CR_2 >—CR_2—CR_3
$+I$ 效应的原子团	$(CH_3)_3$—>$(CH_3)_2CH$—>CH_3CH_2—>CH_3—

有机反应中键的电子云受到外界电场的影响而发生暂时的变化，产生诱导效应，属于动态诱导效应，它与外界电场强度及键的极化能力有关。

二、共轭效应

$H_2C=CH_2$ 分子中π键的两个π电子，其运动范围局限在两个碳原子之间，叫作定域运动。而 $CH_2=CH—CH=CH_2$ 中，两个双键的π电子运动范围不再局限在各自的两个碳原子之间，而是扩充到四个碳原子之间，形成大π键。含有大π键的体系叫共轭体系，这种分子叫共轭分子。这种电子通过共轭体系传递的方式，叫作共轭效应，其特点是沿共轭体系传递不受距离的限制，并使键长趋于平均化，分子的内能降低、分子更稳定。其类型如表12-4所示。

表12-4 共轭类型

共轭类型	举例
p-π共轭	$CH_2=CH—Cl$　$CH_2=CH—\overset{+}{C}H_2$
π-π共轭	$CH_2=CH—CH=CH_2$　$CH_2=CH—CH=CH—CH=CH_2$　（环戊二烯结构）（苯环结构）

应当指出，共轭效应常与诱导效应同时存在，同时影响着分子的电子云分布和化学性质。

拓展阅读 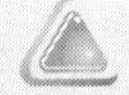

电子效应与局部麻醉药

苯甲酸酯类局部麻醉药的结构中，苯环上取代基可通过共轭诱导对酯羰基上电子云的密度分布产生影响，从而影响麻醉效果。当苯甲酸乙酯中苯环的对位引入供电子基团氨基时，如苯佐卡因，该对位氨基上的电子云通过共轭诱导效应，增加了酯羰基的极性，使药物与受体结合更牢，作用时间延长。若是在苯甲酸酯的苯环对位引入吸电子基团硝基时，如对硝基苯甲酸乙酯，由于硝基的吸电子效应，导致羰基的电子云流向苯环，使极性降低，故对硝基苯甲酸酯与受体的结合能力比母体化合物弱，麻醉作用降低。

苯甲酸乙酯　　苯佐卡因　　硝基苯甲酸乙酯

三、空间效应

分子中原子之间的相互影响除电子效应外，还与原子（或基）的大小和形状有关，这种通过空间因素所体现的原子之间的相互影响通常称为空间效应（立体效应）。例如下列两个化合物的酸性数据。甲基的电子效应是减弱酚羟基的酸性的，因此Ⅰ的酸性应比Ⅱ的酸性弱。但实际却正相反。原因是硝基的体积较大，当硝基的邻位有两个甲基时，由于空间拥挤而减弱了硝基、苯环与羟基的共轭离域，致使酸性相应降低，这是甲基空间效应作用的结果。而在（Ⅰ）中两个甲基离硝基较远，没有明显影响。

Ⅰ　$pK_a=7.16$　　Ⅱ　$pK_a=8.24$

第四节　有机化合物结构与性质的关系

一、有机化合物的结构与物理性质

1. 分子间的作用力及其对熔点、沸点、溶解度的影响

（1）对沸点的影响　一般地对于结构相似的物质，分子极性愈大，沸点愈高；如果分子极性相同，沸点随分子量升高而升高；如果分子极性相同，分子量也相同，则分子间接触面积大的物质沸点高；分子量接近，分子内 OH 键愈多，形成氢键愈多，沸点愈高。一些化合物的沸点如表 12-5 所示。

表 12-5　一些化合物的沸点

举例	沸点/℃	举例	沸点/℃	举例	沸点/℃
CH_3Cl	−24	$CH_3(CH_2)_3CH_3$	36	$CH_3CH_2CH_2OH$	97
CH_3CH_2Cl	12.5	$(CH_3)_4C$	9	$HO—CH_2—CH_2—OH$	197

（2）对熔点的影响　除与分子间作用力有关外，还与分子在晶格中排列的情况有关。分子对称性强，排列比较整齐，熔点较高。如：正戊烷熔点为−17℃，新戊烷熔点为−160℃。

（3）对溶解度的影响　规律是“相似相溶”：极性大的分子与极性大的分子相溶，极性弱的分子与极性弱的分子相溶。如甲烷和水，它们本身分子间均有作用力，甲烷分子间有弱的范德华力，水分子间有较强的氢键，而甲烷与水之间有很弱的吸引力，因此不易互溶。

2. 空间结构对物理性质也有影响

比如 2-丁烯的顺反异构体的物理性质有如下的规律性：顺式异构体有较大的密度、溶

解度、偶极矩、有较高的沸点；反式异构体有较高的熔点。

拓展阅读 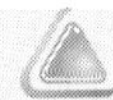

药物空间结构——构象异构体对药效的影响

当药物分子与受体相互作用时，药物与受体互补并结合时的构象，称为药效构象。药效构象并不一定是药物的优势构象，不同构象异构体的生物活性也有差异。如抗震颤药多巴胺，只有反式构象才有药效。

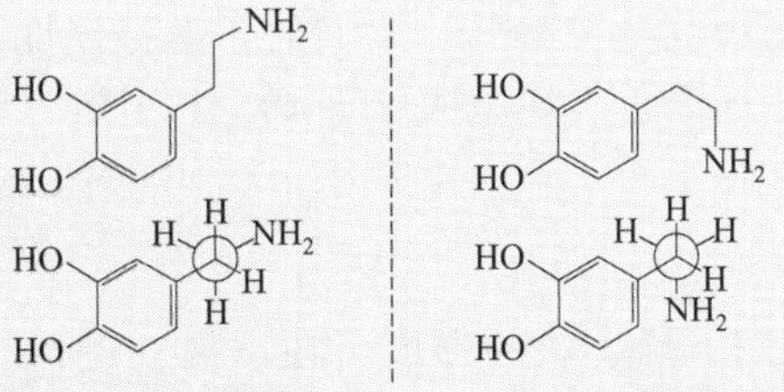

交叉式(反式)　　重叠式(顺式)

二、有机化合物的结构与化学性质

1. 共价键的断裂

有机化合物发生化学反应时，总是伴随着某些化学键的断裂和新的共价键的形成，共价键的断裂有两种方式。

（1）均裂　成键的一对电子平均分给两个原子或原子团，生成两个自由基。按均裂进行的反应叫作自由基反应，一般在光和热的作用下进行。如甲烷与氯气的取代反应。

$$A:B \longrightarrow A\cdot + B\cdot$$

（2）异裂　成键的一对电子在断裂时分给某一原子和原子团，生成正负离子。按异裂进行的反应叫作离子型反应，一般在酸、碱或极性物质催化下进行。试剂进攻碳正离子的反应称亲核反应，该试剂为亲核试剂；试剂进攻碳负离子的反应称亲电反应，该试剂为亲电试剂。共价键的异裂如图 12-4 所示。

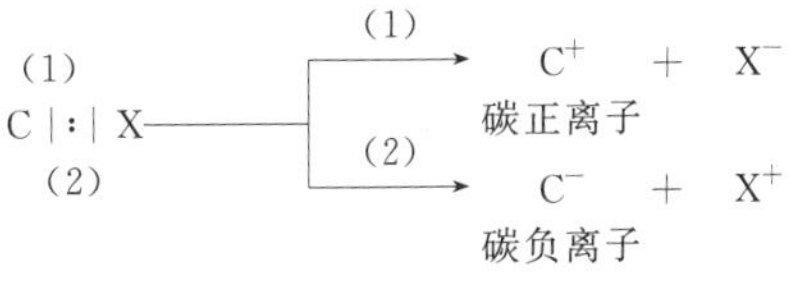

$$C|:|X \xrightarrow{(1)} C^+ + X^- \text{（碳正离子）}$$
$$C|:|X \xrightarrow{(2)} C^- + X^+ \text{（碳负离子）}$$

图 12-4　共价键的异裂

2. 电子效应和空间效应对有机物的酸碱性的影响

所谓有机物的酸是指能够接受外来电子对的物质；碱是指能够给出电子对的物质。这种酸碱理论称为酸碱电子理论（也称路易斯酸碱理论）。酸碱强度与接受或给出电子对的能力有关，因而电子效应和空间效应对有机物的酸碱性会产生影响。

一般来说，吸电子的取代基可提高有机物的酸性，而给电子的取代基会降低其酸性。

酸性：$FCH_2COOH>ClCH_2COOH>BrCH_2COOH>ICH_2COOH>CH_3COOH$

$CH_3COOH>CH_3CH_2COOH>(CH_3)_3CCOOH$

共轭效应也会影响酸碱性。如酸性 $CH_3COOH>PhCOOH$，就是因为后者分子中苯环与羧基有共轭效应。空间效应对酸碱性的影响请参看“共轭效应”的举例。

3. 电子效应和空间效应对有机物反应活性的影响

与双键碳原子直接相连的碳原子上的氢，因受双键的影响，可以发生取代反应。

$$CH_3CH{=}CH_2 + Cl_2 \xrightarrow{500℃} CH_2ClCH{=}CH_2$$

苯酚和苯比较，由于羟基的电子效应，使苯酚比苯更易发生亲电取代反应。对比下面两个反应：

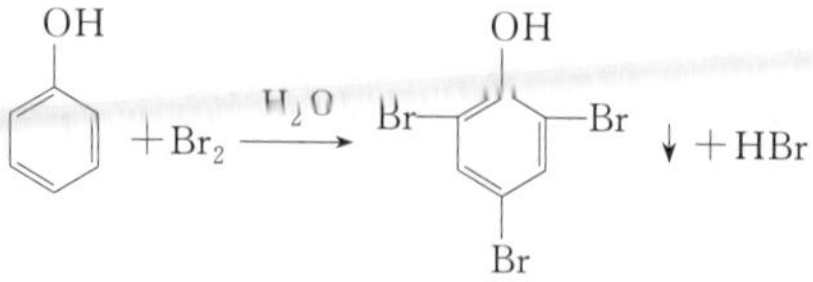

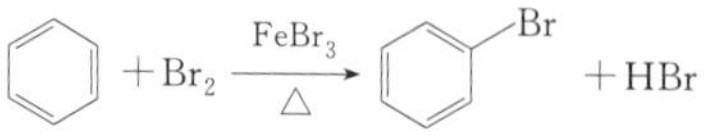

$$C_6H_5OH + Br_2 \xrightarrow{H_2O} 2,4,6\text{-}Br_3C_6H_2OH \downarrow + HBr$$

$$C_6H_6 + Br_2 \xrightarrow[\triangle]{FeBr_3} C_6H_5Br + HBr$$

再如，C_4H_8 的烯烃有三种同分异构体，它们的化学稳定性不同，顺序为：

反-2-丁烯＞顺-2-丁烯＞1-丁烯

课题小结

1. 从杂化轨道理论理解烷、烯、炔的形成，在掌握 σ 键与 π 键的区别的基础上理解结构对性质的影响。

2. 重点掌握有机物的同分异构类型，理解空间结构对有机物性质的影响。

3. 有机物的结构可以用结构简式和键线式表示。

4. 深刻理解有机物性质与分子中的诱导效应、共轭效应和空间效应的关系，是掌握有机物性质的根本手段。

知 识 训 练

一、选择题

1. 下列化合物中，同时存在 sp^2 和 sp^3 杂化的是（　　）。

A. 乙烷　　B. 丙烯　　C. 苯　　D. 丙炔

2. 溴乙烯中存在（　　）。

A. sp 杂化　　B. π-π 共轭　　C. sp^3 杂化　　D. p-π 共轭

3. 在自由基反应中，化学键发生（　　）。

A. 异裂　　B. 均裂　　C. 不断裂　　D. 既不是异裂也不是均裂

4. 在乙烷和正丁烷的所有构象中，最稳定的是（　　）。

A. 交叉式和对位交叉式　　B. 重叠式和全重叠式

C. 交叉式和邻位交叉式　　D. 重叠式和部分重叠式

5. 下列化合物中既属于顺式又是 *E* 构型的是（　　）。

A. 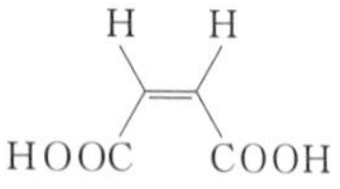 (H)(HOOC)C=C(H)(COOH)，两个 H 在同侧　　B. 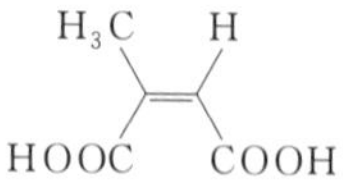 (H_3C)(HOOC)C=C(H)(COOH)，H_3C 与 H 在同侧

C. 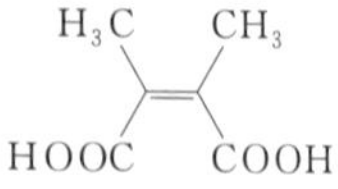 (H_3C)(HOOC)C=C(CH_3)(COOH)，H_3C 与 CH_3 在同侧　　D. 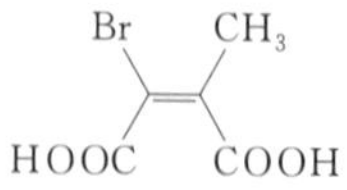 (Br)(HOOC)C=C(CH_3)(COOH)，Br 与 CH_3 在同侧

6. 下列化合物中，不存在手性碳原子的是（　　）。

A. $CH_3CHDC_2H_5$　　B. $BrCH_2CHDCH_2Br$

C. $CH_3CHClCHClCHClCH_3$　　D. $CH_3CH(CH_2CH_3)CH_2CH_2CH_3$

二、排序题

1. 将下列化合物的沸点由高到低排列：正庚烷、正己烷、2-甲基戊烷、2,2-二甲基丁烷、正癸烷。

2. 下列化合物中，酸性排序：对氨基苯酚、对硝基苯酚、对氯苯酚、对甲基苯酚。

3. 环丙烷、环丁烷、环己烷和环戊烷，稳定性次序。

4. 下列酸性排序：邻氯苯甲酸、邻氟苯甲酸、邻碘苯甲酸、邻甲氧基苯甲酸。

三、根据系列名称写出相应的构造式，并指出哪些物质是同系物，哪些互为同分异构体

1. 异丁烯　　2. 异戊二烯　　3. 3-甲基环丁烯　　4. 2-甲基-4-异丙基-2-庚烯

5. 烯丙基乙炔　　6. 叔丁基乙炔　　7. 1-戊炔　　8. 环戊二烯

四、按要求作答

1. 写出分子式为 C_5H_9Br 的所有构造异构体，并标明属于哪类卤代烃。

2. 写出 $C_5H_{10}O$ 的醛酮的所有异构体，并命名。

课题十三 认识重要有机反应

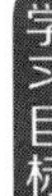
学习目标

药物在制备、贮存、养护，以及在人体内代谢都涉及一些化学变化，通过本课题学习，达到以下目的：

1. 掌握自由基取代反应、亲电取代反应、亲核取代反应，掌握亲电加成反应、亲核加反应和环加成反应，掌握消除反应、氧化反应、还原反应等有机物的典型性质；

2. 了解典型反应的反应机理；

3. 能通过分析有机物官能团初步推断有机物的性质。

第一节 取 代 反 应

有机化合物分子中某一原子或基团被其他原子或原子团所代替的反应称取代反应。按机理取代反应可分为亲核取代、亲电取代和自由基取代三类。

一、自由基取代反应

学习情境

氯丙嗪是抗精神病药物，部分患者用药后，在强光照射下，皮肤出现红疹，称为光毒化过敏反应。原因是药物在光作用下分解产生自由基，自由基与体内一些蛋白质作用。因而使用氯丙嗪后应该减少户外活动、避免强光照射。学习本小节后，试试写出氯丙嗪产生自由基的反应。

自由基取代反应为自由基对反应物分子中某原子的进攻，生成产物和一个新自由基的反应。通常是链式反应，一旦有自由基生成反应就能连续地进行下去。一般经过链引发、链传递、链终止三个阶段来完成。如甲烷与氯气混合时，在漫射光或适当加热的条件下，甲烷分子中的氢原子能逐个被氯原子取代，得到多种氯代甲烷和氯化氢的混合物。

$$CH_4+Cl_2 \xrightarrow{h\nu} CH_3Cl+HCl$$

$$CH_3Cl+Cl_2 \xrightarrow{h\nu} CH_2Cl_2+HCl$$

$$CH_2Cl_2+Cl_2 \xrightarrow{h\nu} CHCl_3+HCl$$

$$CHCl_3+Cl_2 \xrightarrow{h\nu} CCl_4+HCl$$

不同卤素的活性次序为：$F_2>Cl_2>Br_2>I_2$。其他烷烃因不同级别的氢原子被取代的难易程度不同，得到一氯代或多氯代产物。其中叔氢原子最容易被取代，伯氢原子最难被取代。

二、亲电取代反应

苯及其同系物的取代反应大都是亲电取代历程。反应首先由正电基团或缺电子试剂进攻富电子苯环引起，这些试剂称为亲电试剂。亲电取代历程可用通式表示如下：

$$C_6H_6+E^+ \longrightarrow [C_6H_6 \cdot E^+] \longrightarrow [C_6H_6E]^+ \xrightarrow{-H^+} C_6H_5\text{—}E$$

π 配合物　σ 配合物

比如苯的硝化反应，常用浓硫酸和浓硝酸（称为混酸）为硝化试剂，在一定温度下反应生成硝基苯。它是浅黄色液体，毒性很大，能与血液中的血红素作用。

$$C_6H_6+HNO_3(\text{浓}) \xrightarrow[55\sim60^\circ C]{\text{浓 }H_2SO_4} C_6H_5NO_2+H_2O$$

苯还能在路易斯酸（无水 $AlCl_3$，此外还有 $FeCl_3$、BF_3、无水 HF、$SnCl_4$、$ZnCl_2$、H_3PO_4、H_2SO_4 等）催化下发生傅-克反应。它有两种类型，一种是傅-克烷基化反应，即苯与卤代烃反应在环上引入一烷基；另一种苯可以与酰卤或酸酐反应，在苯环上引入一个酰基而生成酮。

$$C_6H_6+RX \xrightarrow{AlCl_3} C_6H_5\text{—}R$$

$$C_6H_6+RCOCl \xrightarrow{AlCl_3} C_6H_5\text{—}COR$$

三、亲核取代反应

通常发生在带有正电或部分正电荷的碳上，通式为：

$$R\text{—}L+:Nu \longrightarrow R\text{—}Nu+L^-$$

$$RCH_2X+{}^-OH \longrightarrow RCH_2\text{—}OH+X^-$$

反应物（底物）　亲核试剂进攻基团　产物　离去基团

1. 卤代烷的亲核取代

卤代烷能分别与氢氧化钠、醇钠或酚钠、羧酸盐和氨或胺等发生亲核取代反应，生成醇、醚、羧酸酯和胺等。与醇钠反应时 R—X 一般为 1°卤代烃。

$$RCH_2\text{—}X+NaOH \xrightarrow{\text{水}} RCH_2OH+NaX$$

$$R\text{—}X+R'ONa \longrightarrow R\text{—}OR'+NaX$$

醚

2. 醇的亲核取代反应

醇与氢卤酸、卤化磷或氯化亚砜生成卤代烃。

$$R\text{—}OH+HX \longrightarrow R\text{—}X+H_2O$$

该反应速率与氢卤酸的活性和醇的结构有关。HX 的反应活性为 HI>HBr>HCl；醇的活性次序为烯丙式醇>叔醇>仲醇>伯醇>CH_3OH。如醇与卢卡斯（Lucas）试剂（浓盐酸和无水氯化锌）的反应，可用于区别 3～6 个碳原子的伯、仲、叔醇。

$$(CH_3)_3C\text{—}OH \xrightarrow[\text{室温}]{(\text{浓 }HCl+\text{无水 }ZnCl_2)} (CH_3)_3C\text{—}Cl+H_2O$$

1min 内浑浊，放置分层

$$CH_3CH_2CH(OH)CH_3 \xrightarrow[\text{室温}]{\text{卢卡斯试剂}} CH_3CH_2CHClCH_3 + H_2O$$

10min 内浑浊，放置分层

$$CH_3CH_2CH_2CH_2OH \xrightarrow[\text{室温}]{\text{卢卡斯试剂}} CH_3CH_2CH_2CH_2Cl + H_2O$$

放置 1h 也不反应（浑浊）
加热才起反应（先浑浊，后分层）

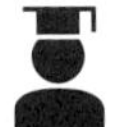

学有所成

1. 乙苯与单质溴在光照和三溴化铁作用下的产物有何不同？
2. 区别正丁醇、仲丁醇和叔丁醇。

3. 羧酸及其衍生物的亲核取代反应

羧酸及其衍生物的亲核取代反应分两步进行，首先是亲核试剂在羰基碳上发生亲核加成，形成四面体中间物，然后再消除一个负离子，总的结果是取代。

（1）羧酸羧基上的—OH 原子团可被一系列原子或原子团取代生成羧酸的衍生物。

R—C(=O)—OR′　酯　　R—C(=O)—NH_2　酰胺　　R—C(=O)—X　酰卤　　R—C(=O)—O—C(=O)—R′　酸酐

如羧酸与醇的酯化反应：

$$RCOOH + R'OH \overset{H^+}{\rightleftharpoons} RCOOR' + H_2O$$

酯化反应的活性是不同的，当酸相同时不同的醇的活性大小为：

$$CH_3OH > RCH_2OH > R_2CHOH > R_3COH$$

当醇相同时不同酸的活性大小为：

$$HCOOH > CH_3COOH > RCH_2COOH > R_2CHCOOH > R_3CCOOH$$

拓展阅读 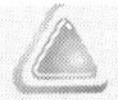

找　不　同

酮洛芬（左）与舒洛芬（右）是两种解热镇痛、非甾体抗炎药，请找一找二者结构上的不同。

酮洛芬　　舒洛芬

事实上各类药物中环的取代十分常见，并且取代后药效也发生显著的改变。如舒洛芬镇痛效果比酮洛芬强。

（2）羧酸衍生物在碱、酸催化下进行亲核取代的通式分别为：

$$R—C(=O)—Y + :B \longrightarrow R—C(O^-)(Y)—B \longrightarrow R—C(=O)—B + :Y$$

$$R—C(=O)—Y + H^+ \rightleftharpoons R—C(=\overset{+}{O}H)—Y \xrightarrow{:B} R—C(OH)(Y)—B \longrightarrow R—C(=O)—B + H:Y$$

酸的作用是使羰基的氧质子化，使氧上带正电荷，因而吸引羰基碳上的电子，使碳更加带正电性，易于发生亲核反应。不管是酸催化还是碱催化，离去基团（Y）难易的次序是：

$$Cl^- > RC(=O)O^- > RO^- > NH_2^-$$

酯的水解一般在酸或碱催化下进行，酯的醇解在酸或碱催化下加热进行。因为酯的醇解生成另一种酯和醇，这种反应称为酯交换反应。此外酯还可以发生氨解反应：

$$R-\overset{O}{\overset{\|}{C}}-OR' + H_2O \xrightarrow[\triangle]{H^+} R-\overset{O}{\overset{\|}{C}}-OH + R'OH \quad \text{酯化的逆反应}$$

$$R-\overset{O}{\overset{\|}{C}}-OR' + H_2O \xrightarrow[\triangle]{NaOH} R-\overset{O}{\overset{\|}{C}}-ONa + R'OH \quad \text{皂化反应}$$

$$\underset{\text{酯}}{R-\overset{O}{\overset{\|}{C}}-OR'} + \underset{\text{醇}}{R''OH} \underset{\triangle}{\overset{H^+\text{或}OH^-}{\rightleftharpoons}} \underset{\text{新的酯}}{R-\overset{O}{\overset{\|}{C}}-OR''} + \underset{\text{新的醇}}{R'OH}$$

$$R-\overset{O}{\overset{\|}{C}}-OR' + NH_3 \longrightarrow R-\overset{O}{\overset{\|}{C}}-NH_2 + R'OH$$

第二节 加 成 反 应

加成反应是在有双键或三键的物质中，打开重键，在原来重键两端的原子各连接上一个新的基团。根据机理加成反应可分为亲核加成反应、亲电加成反应、自由基加成和环加成。

一、亲电加成反应

在不饱和烃分子中，π 电子具流动性，易被极化，因而不饱和烃有供电子性能，易受到缺电子试剂（亲电试剂）的进攻而发生反应，称为亲电加成反应。其反应通式如下：

$$\rangle C=C\langle + H-Nu \longrightarrow \rangle\underset{H}{\underset{|}{C}}-\underset{Nu}{\underset{|}{C}}\langle$$

$$Nu = -X, -OSO_3H, -OH$$

亲电试剂可以是卤素、水、HX、H_2SO_4（产物硫酸氢乙酯易水解成乙醇）等。如：

$$CH_2=CH_2 + HX \longrightarrow CH_3CH_2-X$$

其中 HX 的反应活性顺序为 HI＞HBr＞HCl＞HF（HF 的加成无实用价值）。如果是不对称烯烃加成，其产物遵守马氏规则。马氏规则是说不对称烯烃与卤化氢等极性试剂进行加成时，试剂中带正电荷的部分 E^+ 总是加到含氢较多的双键碳原子上。

炔烃和烯烃一样可以发生亲电加成反应，也遵循马氏规则，但反应却比烯烃难。这是由于 sp 杂化碳原子的电负性比 sp^2 杂化碳原子的电负性强。

$$CH_3CH=CH_2 + HBr \longrightarrow \underset{80\%(\text{主})}{CH_3-\underset{Br}{\underset{|}{CH}}-CH_3} + \underset{20\%}{CH_3-CH_2-\underset{Br}{\underset{|}{CH_2}}}$$

$$CH_3-\underset{CH_3}{\underset{|}{C}}=CH_2 + HCl \longrightarrow \underset{100\%}{CH_3-\overset{CH_3}{\overset{|}{\underset{Cl}{\underset{|}{C}}}}-CH_3}$$

二、自由基加成反应

当有过氧化物（如 H_2O_2、R—O—O—R 等）存在时，不对称烯烃与 HBr 加成的产物遵守反马氏规则——自由基加成。例如：

$$CH_3CH=CH_2+HBr\xrightarrow{\text{过氧化物}}\underset{\text{反马氏产物}}{CH_3-CH_2-CH_2-Br}$$

在反应中产生的自由基的稳定性顺序是叔碳＞仲碳＞伯碳自由基，只有卤素加到含氢多的双键碳原子上才能生成比较稳定的自由基，所以是反马氏规则。

三、亲核加成反应

亲核加成反应是由亲核试剂与底物发生的加成反应。反应发生在碳氧双键、碳氮三键、碳碳三键等不饱和的化学键上。最有代表性的反应是醛或酮的羰基与格氏试剂的反应。

$$>C=O+Nu^-\underset{}{\overset{\text{慢}}{\rightleftharpoons}}>C(O^-)(Nu)\underset{H^+}{\overset{\text{快}}{\rightleftharpoons}}>C(OH)(Nu)$$

反应物　四面体中间体　四面体产物

$$>\overset{\delta^+}{C}=\overset{\delta^-}{O}+\overset{\delta^-}{R}\overset{\delta^+}{MgX}\xrightarrow{\text{无水乙醚}}>C(OMgX)(R)\xrightarrow{H_2O}R-\overset{|}{\underset{|}{C}}-OH+HOMgX$$

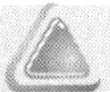

拓展阅读

格式试剂

“格氏试剂”是含卤化镁的有机金属化合物，属于亲核试剂。一般由卤代烃与镁粉在绝对无水、无二氧化碳、无乙醇等具有活泼氢的物质（乙醚或四氢呋喃）中反应制得。溴代烷是最常用于制备格氏试剂的卤代烃，但甲基的格氏试剂使用碘甲烷制备。

$$R-X+Mg\xrightarrow{\text{无水乙醚}}RMgX$$

(X=Cl、Br)　格林尼亚（Grignard）试剂 简称格氏试剂，1900 年发现

水、醇、胺类以及含有氰离子的物质都可以与羰基加成。碳氮三键（氰基）的亲核加成应用主要为水解生成羧基。如与氢氰酸的加成反应：

$$>C=O+HCN\rightleftharpoons>C(OH)(CN)$$

α-羟基腈

反应范围是醛、脂肪族甲基酮。ArCOR 和 ArCOAr 难反应。再如与醇的加成反应，称为缩醛（酮）反应，如：

$$\underset{H(R')}{R}>C=O+R''OH\underset{}{\overset{\text{无水 HCl}}{\rightleftharpoons}}\underset{H(R')}{R}>C<\underset{OR''}{OH}\underset{\text{干 HCl}}{\overset{R''OH}{\rightleftharpoons}}\underset{H(R')}{R}>C<\underset{OR''}{OR''}+H_2O$$

半缩醛（酮）　不稳定　一般不能分离出来

缩醛（酮），双醚结构　对碱、氧化剂、还原剂稳定，可分离出来　酸性条件下易水解

学有余力

从普罗布考的合成看缩醛酮反应

普罗布考是一种用于低密度脂蛋白高的高胆固醇血症的药物，可以通过 2 分子 2,6-二叔丁基-4-巯基苯酚与丙酮反应制得（如下图所示）。请在理解缩醛（酮）反应的基础上分析该反应。

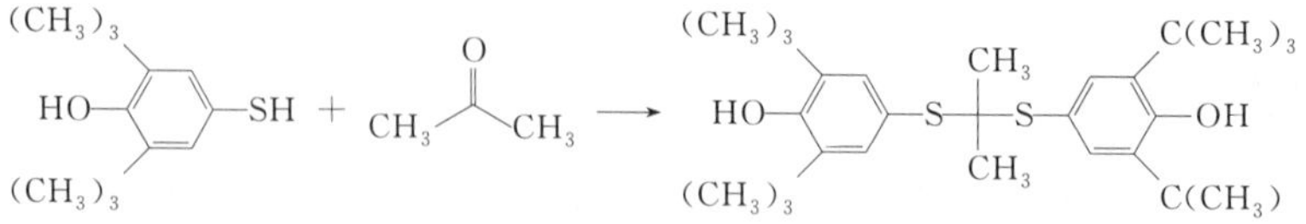

(CH3)3 HO— —SH + CH3C(=O)CH3 ⟶ (CH3)3 HO— —S—C(CH3)2—S— —OH C(CH3)3 (CH3)3 C(CH3)

此外，端炔的碳碳三键也可以与 HCN 等亲核试剂发生亲核加成，如乙炔和氢氰酸反应生成丙烯腈（$CH_2=CH-CN$）。其他重要的亲核加成反应还有羟醛缩合反应，有 α-H 的醛在稀碱（10%NaOH）溶液中能和另一分子醛相互作用，生成 β-羟基醛，故称为羟醛缩合反应。

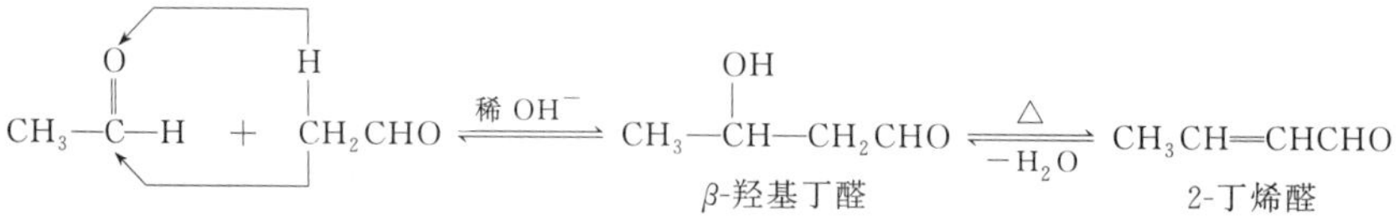

$$CH_3-\overset{O}{\overset{\|}{C}}-H + \overset{H}{\overset{|}{C}}H_2CHO \xrightleftharpoons{稀\ OH^-} CH_3-\overset{OH}{\overset{|}{C}}H-CH_2CHO \xrightleftharpoons[-H_2O]{\triangle} CH_3CH=CHCHO$$

β-羟基丁醛 2-丁烯醛

四、环加成反应

两个共轭体系分子的端基碳原子彼此头尾相接，形成两个 σ 键，使这两个分子结合成一个较大的环状分子的反应称为环加成反应。典型反应是双烯合成，如下面的反应：

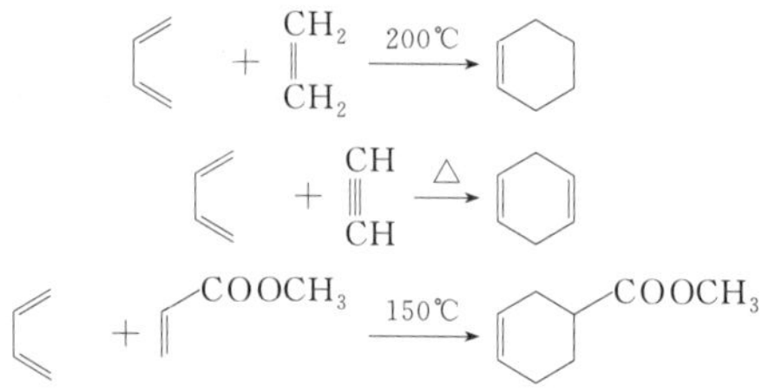

$$\text{丁二烯} + CH_2=CH_2 \xrightarrow{200℃} \text{环己烯}$$

$$\text{丁二烯} + CH\equiv CH \xrightarrow{\triangle} \text{1,4-环己二烯}$$

$$\text{丁二烯} + CH_2=CH-COOCH_3 \xrightarrow{150℃} \text{环己烯}-COOCH_3$$

双烯体 亲双烯体

其中，双烯体可是链状，也可是环状。如环戊二烯、环己二烯等。亲双烯体的双键碳原子上连有吸电子基团时，反应易进行。

第三节 消 除 反 应

从反应物的相邻碳原子上脱去一个简单分子生成不饱和键的反应称为消除反应，用 E 表示。通式表示如下，其中 L=X，$-N^+R_3$，$-O^+H_2$ 等。

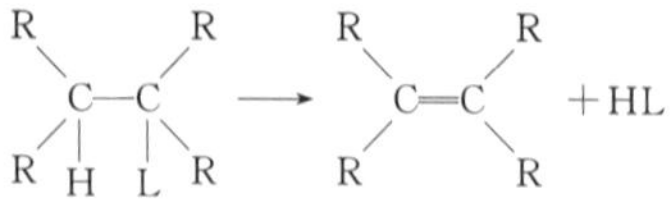

$$R_2C(H)-C(L)R_2 \longrightarrow R_2C=CR_2 + HL$$

一、卤代烃的消除反应

卤代烃与 NaOH（KOH）的醇溶液作用时，脱去卤素与 β-碳原子上的氢原子而生成烯烃。消除反应的活性为 3°RX＞2°RX＞1°RX。3°RX、2°RX 脱卤化氢时，遵守扎依采夫

(Sayzeff) 规则——即主要产物是生成双键碳上连接烃基最多的烯烃。

$$CH_3CH_2-\underset{Br}{\overset{CH_3}{C}}-CH_3 \xrightarrow{KOH,乙醇} \underset{71\%}{CH_3CH=C(CH_3)_2} + \underset{29\%}{CH_3CH_2CH=CH_2}$$

$$R-\underset{H}{CH}-\underset{X}{CH_2} + NaOH \xrightarrow{醇} R-CH=CH_2 + NaX + H_2O$$

二、醇的分子内脱水

醇的消除反应也称分子内脱水反应，醇的脱水反应活性：3°R—OH>2°R—OH>1°R—OH，反应趋向也是生成扎依采夫烯。例如：

$$CH_3CH_2CH_2CH_2OH \xrightarrow[140℃]{75\% H_2SO_4} CH_3CH=CHCH_3$$

$$CH_3CH_2\underset{OH}{CH}CH_3 \xrightarrow[100℃]{60\% H_2SO_4} \underset{80\%}{CH_3CH=CHCH_3}$$

$$(CH_3)_3C-OH \xrightarrow[85\sim90℃]{20\% H_2SO_4} \underset{100\%}{CH_3-\overset{CH_3}{C}=CH_2}$$

消除反应与取代反应在大多数情况下是同时进行的，为竞争反应，哪种产物占优则与反应物结构和反应的条件有关。取代反应与消除反应的竞争如表 13-1 所示。

表 13-1　取代反应与消除反应的竞争

影响因素	取代反应	消除反应
烷基结构	1°	3°
亲核试剂	碱性弱，浓度小	碱性强，浓度大
溶剂	强极性溶剂	弱极性溶剂
温度	温度低	温度升高

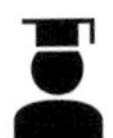

学有所成

1. 由 $(CH_3)_3CBr$ 与 CH_3ONa 共热合成甲基叔丁基醚，合理吗？
2. 右图化合物发生消除反应的主要产物是什么？为什么？

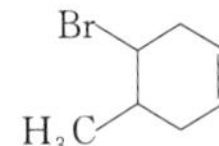

第四节　氧 化 反 应

有机化学中氧化反应一般是指增加氧或减少氢，或者二者都有的反应。根据氧化剂以及反应特点将氧化反应分为化学氧化反应、催化氧化反应和生物氧化反应。这里只介绍化学氧化反应。化学氧化反应是在化学氧化剂的直接作用下完成的氧化反应。

一、不饱和烃的氧化

用稀的碱性 $KMnO_4$ 氧化，可将烯烃氧化成邻二醇。反应中 $KMnO_4$ 褪色，且有 MnO_2 沉淀生成。故此反应可用来鉴定不饱合烃。用酸性 $KMnO_4$ 氧化，反应进行得更快，得到碳链断裂的氧化产物（低级酮或羧酸）。炔烃被高锰酸钾氧化时，生成羧酸或二氧化碳。如：

$$3RCH{=}CH_2 + 2KMnO_4 + 4H_2O \xrightarrow[\text{或中性}]{\text{碱性}} 3R{-}\underset{OH}{CH}{-}\underset{OH}{CH_2} + 2MnO_2\downarrow + 2KOH$$

$$R{-}CH{=}CH_2 \xrightarrow[H_2SO_4]{KMnO_4} \underset{\text{羧酸}}{RCOOH} + HCOOH \longrightarrow CO_2 + H_2O$$

$$R'(R)C{=}CHR'' \xrightarrow[H_2SO_4]{KMnO_4} \underset{\text{酮}}{R'(R)C{=}O} + \underset{\text{羧酸}}{R''{-}COOH}$$

$$RC{\equiv}CH + KMnO_4 \xrightarrow{\text{酸性}} RCOOH + CO_2$$

$$RC{\equiv}CR + KMnO_4 \xrightarrow{\text{酸性}} RCOOH + RCOOH$$

二、苯环的侧链氧化

在强氧化剂（如酸性高锰酸钾、酸性重铬酸钾）作用下，苯环上含 α-H 的侧链能被氧化，不论侧链有多长，氧化产物均为苯甲酸。当用酸性高锰酸钾作氧化剂时，随着苯环的侧链氧化反应的发生，高锰酸钾的颜逐渐褪去，这可作为苯环上有无 α-H 的侧链的鉴别反应。

$$C_6H_5{-}\underset{CH_3}{CHCH_3} \xrightarrow[H^+]{KMnO_4} C_6H_5{-}COOH$$

拓展阅读 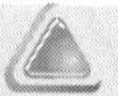

芳环与烯烃在人体内的氧化

二者在人体内都先被氧化成环氧化物，然后进一步水解成易于排泄的邻二醇化合物。如抗惊厥药物卡马西平在体内代谢成环氧化物，是卡马西平产生抗惊厥作用的活性成分。

卡马西平

三、醇、酚、醚的氧化

醇分子中由于羟基的影响，使 α-氢较活泼，易发生氧化反应。常用的氧化剂为重铬酸钾（或高锰酸钾）和硫酸等。不同类型的醇得到不同的氧化产物：伯醇首先被氧化成醛，醛继续被氧化生成羧酸；仲醇氧化成含相同碳原子数的酮，由于酮较稳定，不易被氧化，可用于酮的合成。叔醇一般难氧化，在剧烈条件下氧化则碳链断裂生成小分子氧化物。

$$RCH_2OH \xrightarrow{[O]} RCHO \xrightarrow{[O]} RCOOH$$

$$RCHOHR \xrightarrow{[O]} RCOR$$

醚长期与空气接触下，会慢慢生成不易挥发的过氧化物。

$$RCH_2OCH_2R \xrightarrow{[O]} \underset{\text{（过氧化物）}}{RCH_2O\underset{O-O-H}{C}H_2R}$$

过氧化物不稳定，加热时易分解而发生爆炸，因此醚类应避免暴露在空气中，应放在棕色玻璃瓶避光保存。蒸馏放置过久的乙醚时，要先检验是否有过氧化物存在，且不要蒸干。

酚易被氧化为醌等氧化物，氧化物的颜色随着氧化程度的深化而逐渐加深，由无色而呈粉红色、红色、深褐色。例如：

$$\text{C}_6\text{H}_5\text{OH} \xrightarrow[\text{[O]}]{KMnO_4+H_2SO_4} \text{O=C}_6\text{H}_4\text{=O}$$

对苯醌(棕黄色)

四、醛酮的氧化

醛由于其羰基上连有氢原子，不但可被强的氧化剂高锰酸钾等氧化，也可被弱的氧化剂如托伦试剂和斐林试剂所氧化，生成含相同碳原子数的羧酸，而酮和碳碳双键却不被氧化。

托伦试剂是由氢氧化银和氨水制得的无色溶液。托伦试剂与醛共热，醛被氧化成羧酸而弱氧化剂中的银被还原成金属银析出，在干净的试管壁上形成明亮的银镜，故又称银镜反应。

$$RCHO+\underset{\text{托伦试剂}}{2[Ag(NH_3)_2]^+}+2OH^- \longrightarrow \underset{\text{银镜}}{2Ag\downarrow}+RCOONH_4+NH_3+H_2O$$

斐林试剂是由硫酸铜和酒石酸钾钠的氢氧化钠溶液配制而成的深蓝色二价铜配合物，与醛共热则被还原成砖红色的氧化亚铜沉淀。

$$RCHO+Cu^{2+}+NaOH+H_2O \xrightarrow{\triangle} RCOONa+Cu_2O\downarrow$$

甲醛与斐林试剂作用，有铜析出可生成铜镜，故此反应又称铜镜反应。

$$HCHO+Cu^{2+}+NaOH+H_2O \xrightarrow{\triangle} HCOONa+Cu\downarrow$$

利用托伦试剂可把醛与酮区别开来。但芳香醛不与斐林试剂作用，因此，利用斐林试剂可把脂肪醛和芳香醛区别开来。

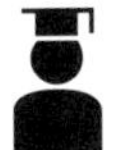

学有所成

1. 某有机物在酸性高锰酸钾条件下氧化的产物是乙酸和丙酮，推断该有机物的结构。
2. 区别苯乙酮、苯甲醛、正戊醛。

第五节 还 原 反 应

有机化学中还原反应是指增加氢或减少氧，或者二者都有的反应。根据还原剂以及反应特点将其分为化学还原、催化氢化还原、电化学还原、光化学还原和生物还原等。化学还原是在化学还原剂作用下完成的反应；催化氢化还原是在催化剂存在下，使用氢气实现的反应。

一、不饱和烃的催化氢化

不饱和烃还可以在 Pb、Pt、Ni 催化下与氢气发生催化加氢反应，生成饱和烃。

$$RCH=CHR+H_2 \xrightarrow[\text{或 Ni}]{Pd,Pt} RCH_2CH_2R$$

$$R—C \equiv C—R' + H_2 \xrightarrow{Ni} R—CH=CH—R' \xrightarrow{H_2, Ni} R—CH_2—CH_2—R'$$

要使炔烃加成停留在烯烃阶段，需要使用林德拉催化剂，且得顺式烯烃。

$$R—C \equiv C—R' + H_2 \xrightarrow{\text{Lindlar 催化剂}} \begin{matrix} R & & R' \\ & C=C & \\ H & & H \end{matrix}$$

二、醛酮的还原

1. 还原成醇

(1) 催化氢化

例如：

$$\begin{matrix} R \\ & C=O \\ H \\ (R') \end{matrix} + H_2 \xrightarrow[\text{热,加压}]{Ni} \begin{matrix} R \\ & CH—OH \\ H \\ (R') \end{matrix}$$

所有双键都被还原，如要保留碳碳双键而只还原羰基，则应选用金属氢化物为还原剂。

(2) 金属氢化物还原

① $LiAlH_4$ 还原

$$CH_3CH=CHCH_2CHO \xrightarrow[\text{②}H_3O^+]{\text{①}LiAlH_4\text{,干乙醚}} CH_3CH=CHCH_2CH_2OH$$

(只还原 C=O)

$LiAlH_4$ 是强还原剂，但一方面选择性差，除不还原 C=C、 C≡C 外，其他不饱和键都可被其还原；另一方面不稳定，遇水剧烈反应，通常只能在无水醚或 THF 中使用。

② $NaBH_4$ 还原

$$CH_3CH=CHCH_2CHO \xrightarrow[\text{②}H_3O^+]{\text{①}NaBH_4} CH_3CH=CHCH_2CH_2OH$$

(只还原 C=O)

$NaBH_4$ 只还原醛、酮、酰卤中的羰基，不还原其他基团，同时不受水、醇试剂的影响。

2. 还原为烃

较常用的还原方法有两种。第一种是乌尔夫-凯惜纳-黄鸣龙还原法。简写为：

$$\rangle C=O + NH_2NH_2 \xrightarrow[\triangle]{(HOCH_2CH_2)_2O, KOH} \rangle CH_2 + N_2$$

将醛或酮与水合肼作用生成腙，再将腙、KOH 和缩一缩二乙二醇加热，可还原醛酮为烃。如：

$$C_6H_5—\overset{O}{\overset{\|}{C}}—CH_2CH_3 \xrightarrow[(HOCH_2CH_2)_2O, \triangle]{NH_2NH_2, KOH} C_6H_5—CH_2CH_2CH_3 + N_2$$

82%

第二种是将醛或酮与锌汞齐和浓盐酸共热而将羰基还原成亚甲基，称为克莱门森还原反应。

$$\begin{matrix} R \\ & C=O \\ H \\ (R') \end{matrix} \xrightarrow[\triangle]{\text{Zn-Hg,浓 HCl}} \begin{matrix} R \\ & CH_2 \\ H \\ (R') \end{matrix}$$

此法适用于还原芳香酮，是间接在芳环上引入直链烃基的方法。对酸敏感的底物（醛酮）不能使用此法还原（如醇羟基、C=C 等）。

三、羧酸及其衍生物的还原

羧酸很难被还原，只能用 $LiAlH_4$ 才能将其还原为相应的伯醇。H_2/Ni、$NaBH_4$ 等都不能使羧酸还原。酰氯、酸酐、酯都比羧酸易还原，可用 $LiAlH_4$ 等还原成醇，酰胺还原成胺。

$$R-\overset{\overset{O}{\|}}{C}-N\begin{matrix}R'\\R''\end{matrix}\xrightarrow{LiAlH_4}R-CH_2-N\begin{matrix}R'\\R''\end{matrix}$$

其中酯的还原比较重要，酯能被 $LiAlH_4$ 或金属钠的醇溶液还原而不影响碳碳双键。如油酸丁酯还原成油醇的反应：

$$CH_3(CH_2)_7CH=CH(CH_2)_7COOC_4H_9\xrightarrow[C_2H_5OH]{Na}CH_3(CH_2)_7CH=CH(CH_2)_7CH_2OH+C_4H_9OH$$

课题小结

1. 学会从共价键断裂的方式以及试剂进攻的类型，理解自由基取代反应、亲核取代反应、亲电取代反应。

2. 学会从共价键断裂的方式以及试剂进攻的类型，理解自由基加成反应、亲电加成反应、亲核加成反应，并注意亲电加成的趋向；学会从共轭效应的角度理解环加成反应。

3. 学会从加成反应的逆过程理解消除反应，注意消除的趋向和与取代反应的竞争。

4. 注重从氢原子的得失、氧原子的失得角度认识有机物的还原反应和氧化反应，领会反应条件对反应程度的影响。

知 识 训 练

一、选择题

1. 在烷烃的自由基取代反应中，不同类型的氢被取代，活性最大的是（　　）。

A. 一级　　B. 三级　　C. 二级　　D. 哪个都不是

2. 马氏经验规则适用于（　　）。

A. 游离基的稳定性　　B. 离子型反应

C. 游离基的取代反应　　D. 不对称烯烃的亲电加成反应

3. 下列物质能与硝酸银的氨溶液和氯化亚铜氨溶液反应，分别生成白色和红棕色沉淀的是（　　）。

A. 乙醇　　B. 1-丁炔　　C. 2-丁炔　　D. 乙烯

4. 不对称仲醇和叔醇进行分子内脱水时，消除的取向应遵循（　　）。

A. 马氏规则　　B. 次序规则　　C. 扎依采夫规则　　D. 醇的活性次序

5. 氯苄水解生成苄醇属于什么反应。（　　）

A. 亲核加成　　B. 亲电加成　　C. 亲电取代　　D. 亲核取代

二、排序题

1. 下列物质发生亲电取代反应的活性次序由大到小排序：氯苯、苯酚、苯甲醚、硝基苯、苯。

2. 将试剂—I、—Br、—Cl 的亲核性由强到弱排序。

3. 下列物质与 Lucas（卢卡斯）试剂作用，出现浑浊快慢排序：

1-丁醇、2-甲基-2-丙醇、2-丁醇、3-戊醇

4. 下列化合物水解反应速率排序：对甲基乙酸苯酯、对氨基乙酸苯酯、乙酸苯酯、对硝基乙酸苯酯。

5. 下列化合物中，水解反应速率排序：乙酸酐、CH_3COOCH_3、CH_3CONH_2、CH_3COCl。

三、鉴别下列物质

1. 正氯丁烷、正碘丁烷、己烷和环己烯
2. 环丙烷、丙烯和丙炔
3. 甲酸、乙酸
4. $CH_3CH_2OCH_2CH_3$、$CH_3CH_2CH_2CH_2OH$、$CH_3(CH_2)_4CH_3$
5. CH_3CH_2Br、CH_3CH_2OH

四、完成反应方程式

1. $CH_3CH(CH_3)CH=CH_2 + HBr \longrightarrow$

2. $HC\equiv CCH(CH_3)CH_3 \xrightarrow[H^+]{KMnO_4}$

3. 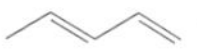 （1,3-丁二烯骨架式）$+CH_2=CH_2$

4. $CH_2=CHCH_2Br + NaOC_2H_5 \longrightarrow$

5. 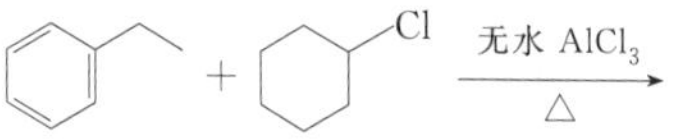 乙苯 + 氯代环己烷 $\xrightarrow[\triangle]{无水\ AlCl_3}$

6. $CH_3CH_2CH(OH)CH_3 + HCl \xrightarrow{ZnCl_2}$

7. 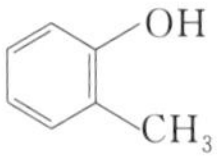 邻甲基苯酚 $+ NaOH \longrightarrow$

8. $CH_3CH_2OCH_3 + HCl \longrightarrow$

9. $CH_3CH_2CHO \xrightarrow[无水乙醚]{CH_3CH_2MgCl} \xrightarrow{H_3^+O}$

10. 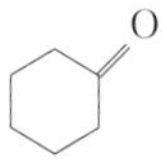 环己酮 $\xrightarrow{HCN}$

五、简答

1. 以苯或甲苯及其他无机试剂为原料合成邻氯苯甲酸（苯环上连有 COOH 和邻位 Cl）。

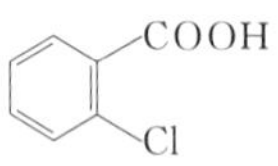

2. 化合物（4-溴-5-甲基环己烯：环上 Br 与相邻碳上的 H_3C）发生消除反应的主要产物是什么，为什么？

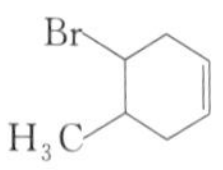

3. 用 $CH_2(OH)CH_2Br$ 能制备 $CH_2(OH)CH_2MgBr$ 吗？为什么？

4. 用简单的化学方法判断 $C_4H_{10}O$ 是醇还是醚，如果是醇，是伯醇、仲醇还是叔醇？

5. 一定条件下，能发生银镜反应的有机物一定是醛类吗？

六、我国《关于将芬太尼类物质列入〈非药用类麻醉药品和精神药品管制品种增补目录〉的公告》自 2019 年 5 月 1 日起施行，从法律的角度有力地驳斥了美国政府对我国的指责。下图为芬太尼结构：

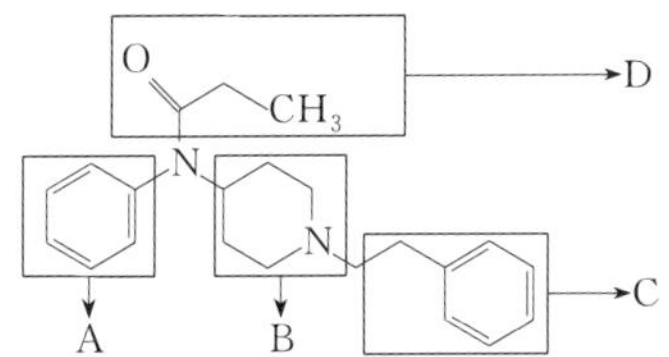

“芬太尼类物质”是指化学结构与芬太尼相比符合以下一个或多个条件的物质，并将结构式中相应结构改变的序号填入：

① 使用其他酰基替代丙酰基（　　）；

② 使用任何取代或未取代的单环芳香基团替代与氮原子直接相连的苯基（　　）；

③ 哌啶环上存在烷基、烯基、烷氧基、酯基、醚基、羟基、卤素、卤代烷基、氨基及硝基等取代基（　　）；

④ 使用其他任意基团（氢原子除外）替代苯乙基（　　）。

模块六 化学分析基本技能训练

任务一 化学实验分析技能基本操作

【任务预习】

1. 无机化学实验规则和要求；
2. 无机化学实验常用仪器的名称、使用注意事项；
3. 常用仪器的洗涤和干燥技能。

【任务目标】

1. 熟悉无机化学实验规则和要求；
2. 领取无机化学实验常用仪器，熟悉其名称，了解使用注意事项；
3. 学习并练习常用仪器的洗涤和干燥方法。

【任务描述】

化学是一门实验课，进入实验室前要了解实验室规则和要求，认识仪器，并注意使用注意事项，最后掌握仪器的洗涤和干燥技能。

【任务分析】

为了使实验得到正确的结果，实验所用的玻璃仪器必须是洁净的，有些实验还要求是干燥的，所以需对玻璃仪器进行洗涤和干燥。要根据实验要求、污物性质和粘污的程度选用适宜的洗涤方法。玻璃仪器的一般洗涤方法有冲洗、刷洗及药剂洗涤等。对一般黏附的灰尘及可溶性污物可用水冲洗去。洗涤时先往容器内注入约容积 1/3 的水，稍用力振荡后把水倒掉，如此反复冲洗数次。

当容器内壁附有不易冲洗掉的污物时，可用毛刷刷洗，通过毛刷对器壁的摩擦去掉污物。刷洗时需要选用合适的毛刷。毛刷可按所洗涤的仪器的类型、规格（口径）大小来选择。洗涤试管和烧瓶时，端头无直立竖毛的秃头毛刷不可使用。刷洗后，再用水连续振荡数次。冲洗或刷洗后，必要时还应用蒸馏水淋洗三次。对于以上两法都洗不去的污物则需要洗涤剂或药剂来洗涤。对油污或一些有机污物等，可用毛刷蘸取肥皂液或合成洗涤剂或去污粉来刷洗。对更难洗去的污物或仪器口径较小、管细长不便刷洗时可用铬酸洗液或王水洗涤，也可针对污物的化学性质选用其他适当的药剂洗涤（例如碱、碱性氧化物、碳酸盐等可用 $6mol \cdot L^{-1}$ HCl 溶解）。用铬酸洗液或王水洗涤时，先往仪器内注入少量洗液，使仪器倾斜并慢慢转动，让仪器内壁全部被洗液湿润。再转入仪器，使洗液在内壁流动，经流动几圈后，把洗液倒回原瓶（不可倒入水池或废液桶，铬酸洗液变暗绿色失效后可另外回收再生使用）。对粘污严重的仪器可用洗液浸泡一段时间，或者用热洗液洗涤。用洗液洗涤时，决不允许将毛刷放入洗瓶中！倾出洗液后，再用水冲洗或刷洗，必要时还应用蒸馏水淋洗。

1. 洗净标准

仪器是否洗净可通过器壁是否挂水珠来检查。将洗净后的仪器倒置，如果器壁透明，不挂水珠，则说明已洗净；如器壁有不透明处或附着水珠或有油斑，则未洗净应予重洗。

2. 干燥

玻璃仪器有时需要干燥。根据不同的情况，可采用下列方法将洗净的仪器干燥。

（1）晾干　实验结束后，可将洗净的仪器倒置在干燥的实验柜内（倒置后不稳定的仪器应平放）或在仪器架上晾干，以供下次实验使用。

（2）烤干　烧杯和蒸发皿，可以放在石棉网上用小火烤干。试管可直接用小火烤干，操作时应将管口向下，并不时来回移动试管，待水珠消失后，将管口朝上，以便水气逸出去。

（3）烘干　将洗净的仪器放进烘箱中烘干，放进烘箱前要把水沥干，放置仪器时，仪器的口应朝下。

（4）用有机溶剂干燥　在洗净的仪器内加入少量有机溶剂（最常用的是酒精和丙酮），转动仪器使容器中的水与其混合，倾出混合液（回收），晾干或用电吹风将仪器吹干（不能放烘箱内干燥），吹干后再吹冷风使仪器逐渐冷却。

【任务实施】

1. 取样品

洗涤试管 2 支，烧杯一个，锥形瓶 1 个。

2. 洗涤

分别用水刷洗、洗涤剂刷洗。

3. 干燥

洗涤干净后晾干试管，分别取乙醇 1mL 放入烧杯、锥形瓶中，用有机溶剂法干燥。

【实训考核】

任务技能考核表

序号	考核内容	评分标准	分值	得分
1	洗涤仪器	试管刷刷洗(10 分);洗液的选择(20 分);检查干净程度(10 分)	40 分	
2	干燥	干燥方式的选择(20 分);试剂的选择(20 分)	40 分	
3	整理	整理试验台(20 分)	20 分	
合计			100 分	

【知能拓展】

实验思考题：

1. 实验台如果着火了应该怎么处理，可以用水扑灭吗？

2. 试验中不小心烧伤或者灼伤怎么办？

任务二　药品取用练习

【任务预习】

1. 固定称量法；

2. 天平原理和操作步骤。

【任务目标】

1. 掌握天平的正确使用方法；

2. 了解托盘天平、电子天平的称量原理、结构特点。

【任务描述】

复方一枝黄花喷雾剂具有清热解毒、宣散风热、清利咽喉的功效，一枝黄花为其主要成分。据《药典》(2015 版）所载，在含量测定时，需要精密称取样品粉末。

【任务分析】

一、称量方法

1. 直接法

天平零点调好以后，关闭天平，把被称物用一干净的纸条套住（也可采用戴一次性手套、专用手套、用镊子或钳子等方法），放在天平左称盘中央，调整砝码使天平平衡，所得读数即为被称物的质量。这种方法适合于称量洁净干燥的器皿、棒状或块状的金属及其他整块的不易潮解或升华的固体试样。

2. 差减（递减）称量法

即称取试样的量是由两次称量之差而求得。此法比较简便、快速、准确，在化学实验中常用来称取待测样品和基准物，是最常用的一种称量法。它与上述方法不同，称取样品的质量只要控制在一定要求范围内即可。操作步骤如下：用手拿住表面皿的边沿，连同放在上面的称量瓶起从干燥器里取出。用小纸片夹住称量瓶，打开瓶盖，将稍多于需要量的试样用牛角匙加入称量瓶（在台秤上粗称），盖上瓶盖，用清洁的纸条叠成约 1cm 宽的纸带套在称量瓶上，左手拿住纸带尾部把称量瓶放到天平左盘的正中位置，选取适量的砝码放在右盘上使之平衡，称出称量瓶加试样的准确质量（准确到 0.1mg)，记下读数设为 m_1。关闭天平，将右盘砝码或环码减去需称量的最小值。左手仍用纸带将称量瓶从秤盘上拿到接受器上方，右手用纸片夹住瓶盖柄打开瓶盖，瓶盖不能离开接受器上方。将瓶身慢慢向下倾斜，并用瓶盖轻轻敲击瓶口，使试样慢慢落入容器内，不要把试样撒在容器外。当估计倾出的试样已接近所要求的质量时（可从体积上估计)，慢慢将称量瓶竖起，用盖轻轻敲瓶口，使黏附在瓶口上部的试样落入瓶内，然后盖好瓶盖，将称量瓶再放回天平左盘上称量。若左边重，则需重新敲击；若左边轻，则不能再敲击，需准确称取其质量，设此时质量为 m_2。则倒入接受器中的质量为 m_1-m_2。按上述方法连续操作，可称取多份试样。

二、实验原理

1. 台秤的使用

台秤又叫托盘天平，常用于一般称量。它能迅速地称量物体的质量，但精确度不高，最大载荷为 100g 的台秤能准确至 0.1g，最大载荷为 500g 的台秤能准确至 0.5g（即感量为 0.5g)。

(1) 台秤的构造　台秤的横梁架在台秤座上。横梁的左右有两个盘子。横梁的中部有指针与刻度盘相对，根据指针在刻度盘左右摆动的情况，可以看出台秤两边是否处于平衡状态。

(2) 称量　在称量物体之前，要先调整台秤的零点。将游码拨到游码标尺的“0”位处，检查台秤的指针是否停在刻度盘的中间位置。如果不在中间位置，可调节台秤托盘下侧的平衡调节螺丝。当指针在刻度盘的中间左右摆动大致相等或指针能停在刻度盘的中间位置时，则台秤即处于平衡状态，将此中间位置称为台秤的零点。

称量时，左盘放称量物，右盘放砝码。砝码用镊子夹取且由大到小顺序添加砝码，5g以下的质量，可移动游码标尺上的游码。当添加砝码到台秤的指针停在刻盘的中间位置时，台秤处于平衡状态。此时指针所停的位置称为停点。零点与停点相符时（零点与停点之间允许偏差1小格以内），砝码和游码的质量之和就是称量物的质量。称量完毕，将砝码放回砝码盒，将游码拨到“0”位处，台秤复原。

2. 电子天平的使用

（1）电子天平的构造与测量原理　电子天平其称量原理是电磁力平衡原理。秤盘通过支架连杆与一线圈相连，该线圈置于固定的水久磁铁——磁铜之中，当线圈通电时自身产生的电磁力与磁钢磁力作用，产生向上的作用力。该力与称盘中称量物向下的重力达平衡时，此线圈通入的电流与该物重力成正比，利用该电流大小可计量称量物的质量。其线圈上电流大小的自动控制与计量是通过该天平的位移传感器、调节器和放大器实现的。当盘内物重变化时，与盘相连的支架连杆带动线圈同步下移，位移传感器将此信号检出并传递，经调节器和电流放大器调节线圈电流大小，使其产生向上的力推动秤盘及称量物恢复原位置为止，重新达线圈电磁力与物体重力平衡，此时的电流可计量物体的质量。

（2）使用方法　掀开防尘罩。在使用前观察水平仪。如水平仪水泡偏移，需调节水平调节脚，使水泡位于水平仪中心。接通电源，预热1h后开启显示器进行操作使用。

取下称盘上所有被称物，轻按清零键天平清零。轻按校准键，显示器出现闪烁码，表示校准砝码需用100g的标准砝码，此时将100g校准砝码放上秤盘，显示器即出现等待状态，经较长时间后显示器出现“100-000g”，拿去校准砝码，再重复以上校准操作。

通常存放时间较长、位置移动、环境变化或为获得精确测量，天平在使用前一般都要进行校准。

根据实际称量的需要，设置键盘的操作功能，待选定好相应的模式，即可进行称量。

称量按清零键，显示为零，置被称物于称盘，待数字稳定即显示器左边的“0°”标志熄灭后，该数值即被称物的质量值。

去皮重置容器于称盘上，天平显示容器质量，按T清零键，显示零，即去皮重。再将称量物放在容器中，这时显示的是被称物的净重。

累计称重用去皮重称量法，将被称物逐个置于称盘上，并相应逐一去皮清零，最后移去所有被称物，则显示数的绝对值为被称物的总质量。

称量完毕后，轻按OF键，显示器熄灭即可。盖上防尘罩，若要较长时间不再使用天平，应拔去电源。

【任务实施】

1. 用托盘天平称取1.25g的氯化钠。
2. 用电子天平称取0.1250g的氯化钠。

【实训考核】

任务技能考核表

序号	考核内容	评分标准	分值	得分
1	托盘天平称量	调零(10分);称量时,用药匙将药品放在表面皿上称量,左物右码(10);读数(10);归零(10)	40分	
2	电子天平的称量	调零(10分);将药品放置于称量纸或称量瓶中置于盘中央,关上天平门(10分);精确读数(10分);归零(10分)	40分	
3	整理	整理试验台(10分);清洗仪器(10分)	20分	
合计			100分	

【知能拓展】

实验思考题：

1. 如何调节托盘天平的零点？

2. 电子天平读数时为什么必须关闭天平门？

技能拓展：开放实验

查阅相关资料，设计测定实验中中药材的称量。

任务三 熔点测定

【任务预习】

1. 熔点仪的组装；

2. 毛细管法测定熔点的操作。

【任务目标】

1. 掌握熔点仪的组装及使用；

2. 掌握毛细管法测定熔点的操作；

3. 理解测定熔点的原理和影响因素。

【任务描述】

熔点测定法是一种快速判断固体试剂是否纯净的方法。

【任务分析】

将固体物质加热到一定的温度，当物质的固态和液态的蒸气压相等时，即从固态转变为液态。在大气压下，物质的固态和液态平衡时的温度称为该物质的熔点。纯净的固体有机化合物一般都有固定的熔点，即在一定的压力下，固、液两态之间的变化是非常敏锐的。从开始熔化到全部熔化的温度变化不超过0.5～1℃，此范围称为熔程。当纯物质中混有杂质时，熔点会下降，熔程增大。因此，通过熔点的测定，可以初步判断该化合物的纯度。也可以将两种熔点相近的物质混合后，看其熔点是否下降，以此来判断它们是否为同一物质。

影响熔点测定准确性的因素很多，如温度计的误差和读数的准确性、样品的干燥程度、毛细管口径的圆匀性、样品的填装是否紧密均匀、所用的传热液体是否合适及加热的速度是否适当等，都能影响测定的准确性。因此在实验时，要注意上述因素，并且做到耐心、细致、正确地操作。

【任务实施】

（1）毛细管的熔封　取一根长短适度的毛细管，呈45°角在小火焰的边缘加热，并不断捻动，使其熔化、端口封闭。封口后的毛细管，底部封口处的玻璃壁应尽可能地薄，并且均匀，使其具有良好的热传导性。

（2）样品的装填　将待测熔点的干燥样品研磨成细粉后，取少许（约0.1g）堆于干净的表面皿上，将一端熔封好的毛细管开口一端向下插入粉末中。取一根玻璃管垂直立于一干净的表面皿上，将装有样品的毛细管开口端向上，让其从玻璃管口上端自由落下。重复数次，使管内装入高约3mm的样品，并紧密填装在毛细管熔封端。

（3）熔点的测定及测定的装置　用铁夹夹紧熔点测定管（又称“b”形管或提勒管）管颈的上部，并固定在铁架台上。用1个带缺口的软木塞将温度计固定在其中，并用其塞紧熔点测定管管口，使水银球位于测定管上、下两侧管中间，传热液体（本实验采用液体石蜡）加到液面刚能没过测定管的上侧管口，装有样品的毛细管用橡胶圈固定在温度计上（橡胶圈不要浸入溶液中），样品部分位于水银球中部。

按上述装置安装好仪器后，用酒精灯在熔点测定管的侧管末端加热。开始时升温速度可以稍快，到距熔点10～15℃时，减慢升温速度并控制在每分钟上升1～2℃，越接近熔点，升温速度应越慢。在加热的同时要仔细观察温度计所示的温度与样品的变化情况，当毛细管内的样品形状开始萎缩时，应注意观察，当样品开始塌落并有液滴出现时，记下此时的温度（始熔），再记下固体完全消失时（全熔）的温度。始熔到全熔之间的温度范围即为熔程。

【实训考核】

任务技能考核表

序号	考核内容	评分标准	分值	得分
1	毛细管的使用	封口(10分)	10分	
2	样品填装	研磨(5分);填充和检查(15分)。	20分	
3	操作	“b”形管固定(10分);试样的安装(10分);加热的部位(10分)	30分	
4	数据记录	数据记录(10分);数据处理(10分)	20分	
5	整理	整理试验台(10分);清洗仪器(10分)	20分	
合计			100分	

【知能拓展】

实验思考题：

1. 什么是固体物质的熔点？
2. 若有两种样品，其熔点相同，如何判断它们是不是同一物质？

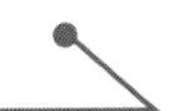

任务四　溶液的配制

【任务预习】

1. 电子天平的操作过程和注意事项；
2. 移液管的使用；
3. 容量瓶的构造和使用。

【任务目标】

1. 掌握NaOH标准溶液的配制方法；
2. 掌握浓H_2SO_4稀释至一定浓度的方法；
3. 掌握移液管和容量瓶的使用方法。

【任务描述】

据《药典》(2015版）所载，氢氧化钠标准溶液是常用滴定液和溶剂，如：胆固醇酸度的测定、半夏的总酸含量测定、白矾铁盐的检查等都需要使用氢氧化钠标准溶液。掌握不同浓度氢氧化钠标准溶液的配制方法，对药物分析和检测具有非常重要的作用。

【任务分析】

1. 一定体积溶液的配制

根据计算公式需要多少溶质，用托盘天平称取或者用量筒量取一定量的溶质，再将溶质溶解后加入蒸馏水到需要体积，混合均匀即可。

2. 溶液的稀释

根据溶液稀释前后溶质的量不变的理论，计算所需溶液的体积，用量筒量取一定量的溶液，再加入蒸馏水到需要体积，混合均匀即可。

3. 容量瓶的构造和使用

(1) 构造　细颈、平底玻璃瓶，瓶口配有磨口玻璃塞或塑料塞。

（2）使用　用来准确配制一定体积、一定物质的量浓度的溶液。容量瓶使用之前要检查是否漏水，并且要注意容量瓶的容积规格。

容量瓶的使用六忌：一忌用容量瓶进行溶解（体积不准确）；二忌直接往容量瓶倒液（洒到外面）；三忌加水超过刻度线（浓度偏低）；四忌读数仰视或俯视（仰视浓度偏低，俯视浓度偏高）；五忌不洗涤玻璃棒和烧杯（浓度偏低）；六忌标准溶液存放于容量瓶（容量瓶是量器，不是容器）。

4. 天平的使用

（1）使用前要调零。

（2）两个托盘上各放一张大小相同的称量纸。

（3）称量时遵循左物右码的原则。

（4）用镊子夹取砝码应按照从大到小的顺序。

（5）称量完毕应将砝码放回盒中。

【任务实施】

1. 配制 250mL 氢氧化钠溶液（$0.1 mol \cdot L^{-1}$）

第一步：计算所需氢氧化钠的质量。

第二步：称量。在天平上称量所需溶质，并将它倒入小烧杯中。

第三步：溶解。在盛有溶质的小烧杯中加入适量蒸馏水，用玻璃棒搅拌，使其溶解。

第四步：移液。将溶液沿玻璃棒注入容量瓶中。

第五步：洗涤。用蒸馏水洗烧杯 2～3 次，并倒入容量瓶中。

第六步：定容。向容量瓶中加入蒸馏水，在距离刻度 2～3cm 时，改用胶头滴管滴加蒸馏水至刻度线。注意：观察刻度线时眼睛要平视！（如下图所示）

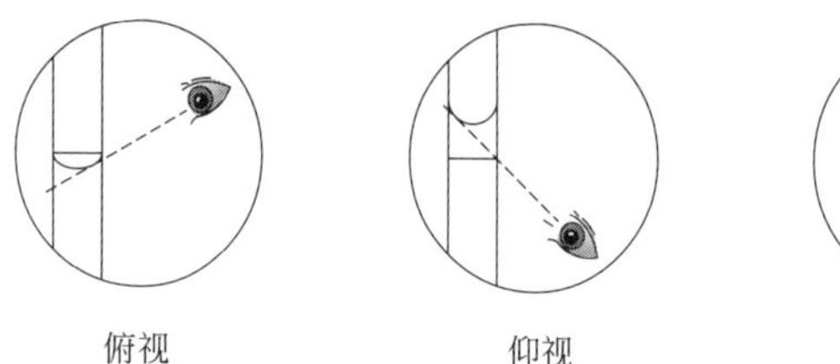

第七步：摇匀。盖好瓶塞，上下颠倒、摇匀。

第八步：装瓶、贴签。

2. 用市售的浓硫酸（质量分数为 0.98，密度为 $1.84 g \cdot L^{-1}$）配制 $0.1 mol \cdot L^{-1}$ 的溶液 250mL

第一步：计算，根据 $c_1v_1=c_2v_2$，计算需要浓硫酸的体积。

第二步：量取，利用移液管吸取需要浓硫酸的体积。

第三步：稀释，将浓硫酸转移到小烧杯中，加少量水稀释。

第四步：转移，待溶液温度降低后，将烧杯中的硫酸转移到 200mL 容量瓶中。

第五步，洗涤，洗涤小烧杯和转移的时候用到的玻璃棒至少三次，将洗涤的水一并转移到容量瓶中。

第六步：定容，加水定容到刻度线，在距离刻度线 1cm 左右时改用胶头滴管定容。

第七步：摇匀，将溶液摇匀，如果液面下降也不可再加水定容。

第八步：将配得的溶液转移至试剂瓶中，贴好标签。

【实训考核】

任务技能考核表

序号	考核内容	评分标准	分值	得分
1	容量瓶的使用	检漏(2分);溶解(2分);洗涤(2分);定容(3分);摇匀(1分)	10分	
2	托盘天平的使用	调零(2分);称量时,用药匙将药品放在表面皿上称量,左物右码(4分);读数(2分);归零(2分)	10分	
3	电子天平的使用	调零(2分);将药品放置于称量瓶中置于盘中央,关上天平门(2分);减量法称量(4分);精确读数(2分)	10分	
4	数据记录	数据记录(4分);数据处理(6分)	10分	
5	整理	整理试验台(4分);清洗仪器(6分)	10分	
合计			50分	

【知能拓展】

实验思考题：

1. 如果用量筒量取液体药品，量筒要洗涤吗？
2. 摇匀后发现液面低于刻线，能否补充水？
3. 若定容时不小心液面超过了刻度线，怎么办？能用胶头滴管把多余的液体取出吗？

技能拓展：开放实验

依据《药典》(2015版) 设计盐酸滴定液 $0.1mol \cdot L^{-1}$ 的配制方法。

任务五　萃取法

【任务预习】

1. 萃取的基本概念和常见术语；
2. 分液漏斗结构和使用方法；
3. 萃取的操作流程。

【任务目标】

1. 理解萃取的基本原理和方法；
2. 掌握分液漏斗的选择和操作方法。

【任务描述】

萃取是中药学和药学类实验中提取、分离和纯化物质的常用操作之一。《药典》(2015版) 所载很多药物都需要通过萃取法提取实验所需主要成分。

石榴皮具有涩肠止泻、止血、驱虫的功效。通过《药典》(2015版一部) 所载石榴皮中没食子酸提取的实验，学会萃取的操作方法。

【任务分析】

一、萃取的基本概念

萃取是利用化合物在两种互不相溶的溶剂中的溶解度或分配系数的不同来达到分离、提取或纯化目的的一种操作。根据被萃取物质形态的不同，萃取分为液-液萃取、固-液萃取。

液-液萃取是用一种溶剂将所需组分从另一种溶剂中提取出来的操作。需要提取的化合物称为溶质，用来进行萃取的溶剂称为萃取剂。液-液萃取的理论根据是分配定律。在一定温度下，溶质在互不相溶的两种溶剂间进行分配，达到平衡后，溶质在两相中的浓度之比为一个常数，这就是分配定律，此常数称为分配系数，用符号 K 表示。达到萃取平衡后，含有溶质的萃取剂溶液称为萃取液。

利用萃取可以从固体或液体混合物中分离出溶质，通过多次萃取，可以把绝大部分溶质提取出来。萃取剂的选择要根据被萃取物质在此溶剂中的溶解度而定。一般水溶性小的物质可以用石油醚萃取，易溶于水的可以用苯或乙醚萃取，极易溶于水的用乙酸乙酯萃取。

二、分液漏斗的使用

水溶液中物质的萃取在实验中应用较多。实验中常用分液漏斗来完成萃取操作，常见分液漏斗的类型有球形和梨形（图任务 5-1）。

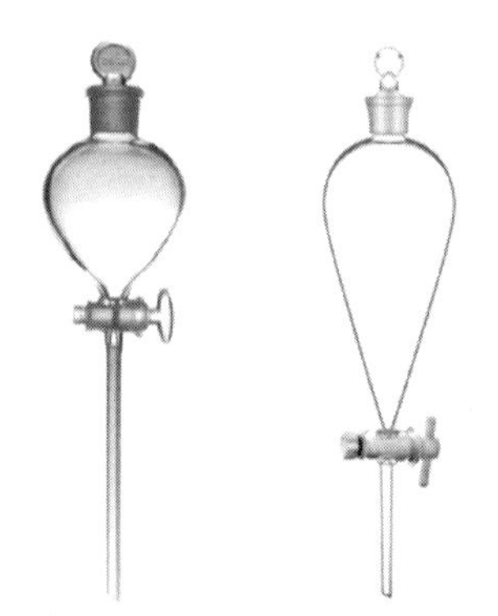

(a) 球形分液漏斗　(b) 梨形分液漏斗

图任务 5-1　分液漏斗的类型

分液漏斗使用前必须检查是否漏液。先检查分液漏斗上口瓶塞和旋塞是否严密，然后注入少量的水，盖上瓶塞。观察旋塞部分和倒置观察瓶塞部分是否漏水，若不漏水，旋塞和瓶塞旋转 180°，重复观察；若旋塞有漏水现象，可用玻璃棒蘸少量凡士林，在旋塞近把手的一端和另一端抹上凡士林，注意不要抹在旋塞的孔中，然后插上旋塞，逆时针旋转至透明即可。分液漏斗使用后，应用水冲洗干净，玻璃塞用薄纸包裹后塞回去。

使用分液漏斗时需要注意以下几点：使用时不能用手握住分液漏斗的下端；液体总体积不得超过容量的 3/4；分液时开启上口瓶塞后才能打开活塞，下层液体应经旋塞从下端放出，上层液体从上口倒出。

三、萃取操作步骤

第一步，根据被萃取物质的性质，选择合适的萃取剂。再根据萃取剂和被萃取溶液体积选择合适的分液漏斗，然后检漏。

第二步，混合振荡。将被萃取溶液和萃取剂分别由分液漏斗上口倒入，塞紧塞子，使两者混合在一起。右手压住分液漏斗口，左手握住活塞部分，振荡分液漏斗，使两种液体充分混合［图任务 5-2（a）］，振荡几次后，将漏斗上口向下倾斜，下部支管斜向上方无人处，使漏斗内气体放出［图任务 5-2（b）］。如不及时放气，塞子可能被顶开，使液体喷出，严重时甚至会造成漏斗爆炸。重复振荡和放气操作数次，使萃取充分。

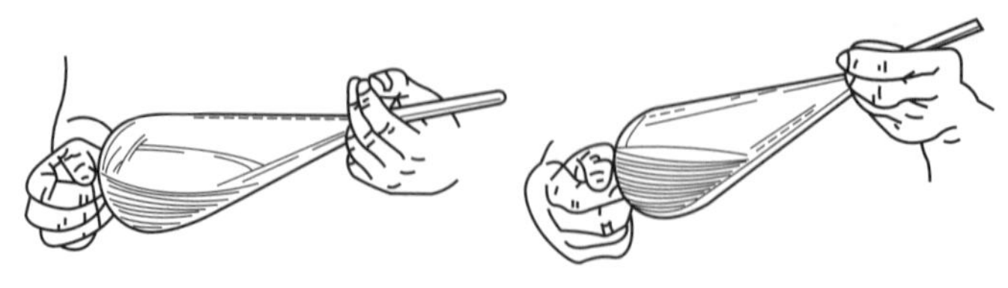

(a) 振荡　(b) 放气

图任务 5-2　分液漏斗的振荡和放气操作

第三步，静置分层。将分液漏斗放在铁架台的铁圈中静置［如图任务 5-3（a）］，使混合溶液分层，一般静置 10min 左右，液体分为清晰的两层。溶液呈碱性时会发生乳化现象，难以分层，可以采用延长静置时间、盐析、加硫酸中和或过滤等方法破乳化。

第四步，分液。静置后将两层液体分开［如图任务 5-3（b）］，依据“下流下，上倒上”的原理，进行分液，以免污染产品。一般情况下，密度大的溶剂在下层，但也可能因为溶剂的性质及浓度使两种溶液相对密度颠倒。

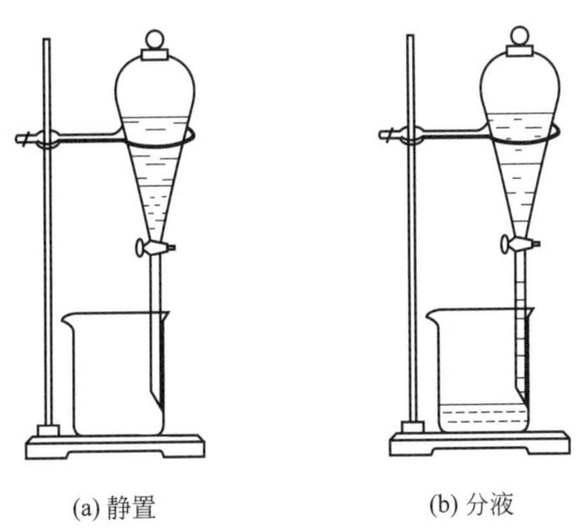

(a) 静置　　(b) 分液

图任务 5-3　分液漏斗的静置和分液操作

将水层重新倒回分液漏斗，用新的萃取剂继续萃取。在两相萃取过程中，一般萃取 3～5 次。然后将所有萃取液合并，蒸出溶剂，最后将萃取产物进一步纯化，一般纯化方法有蒸馏或重结晶等。

仪器使用：天平，铁架台，分液漏斗，烧杯，滤纸，研钵，量筒，电热套，蒸发皿，酒精灯。

试剂：石榴皮，无水乙醇，石油醚，乙酸乙酯，甲醇，纯化水。

实训安全：石油醚为低分子量烷烃类混合物，常用作溶剂及作为油脂的抽提剂。石油醚极度易燃，遇明火甚至会引起爆炸；具有慢性神经性毒性，其蒸气对眼睛、黏膜和呼吸道有刺激性，使人咳嗽、恶心、呕吐等；对水体、土壤和大气也会造成污染。

【任务实施】

1. 样品的处理

取石榴皮 3g，研碎，加无水乙醇 30mL，加热回流 1h，滤过，滤液蒸干，残渣加水 20mL 使溶解，滤过。

2. 萃取

将滤液用石油醚（60～90℃）振摇提取 2 次，每次 20mL，弃去石油醚液，水液再用乙酸乙酯振摇提取 2 次，每次 20mL。静置分层后，分液，并将乙酸乙酯液合并。

3. 纯化

将合并的乙酸乙酯液蒸干，残渣加甲醇 1mL 使其溶解，即得供试品溶液。

【实训考核】

任务技能考核表

序号	考核内容	评分标准	分值	得分
1	称量	调零(2 分)；称量时，将相同纸片放在天平两侧，易受潮，有腐蚀性的药品放在表面皿上，左物右码(6 分)；归零(2 分)	10 分	

续表

序号	考核内容	评分标准	分值	得分
2	过滤	一贴（2分）；二低（4分）；三靠（4分）	10分	
3	萃取	选择合适萃取剂（10分）；混合振荡，放气（20分）；静置分层（10分）；分液"下流下，上倒上"（20分）	60分	
4	蒸干	将蒸发皿放在铁架台铁圈上，加热搅拌（4分）；蒸发至近干移去热源（4分）；余热蒸干（2分）	10分	
5	整理	整理试验台（4分）；清洗仪器（6分）	10分	
合计			100分	

【知能拓展】

实验思考题：

1. 萃取操作的原理是什么？
2. 使用分液漏斗要注意哪些问题？

技能拓展：开放实验

威灵仙具有祛风湿、通经络的功效，查阅相关资料，设计威灵仙中齐墩果酸的提取实验。

任务六 西瓜霜润喉片含量测定

【任务预习】

1. 重量分析法的定义；
2. 沉淀重量法原理和操作步骤。

【任务目标】

1. 掌握西瓜霜润喉片含量测定的方法；
2. 熟悉沉淀重量分析法的原理和操作步骤。

【任务描述】

西瓜霜润喉片具有清热解毒、消肿利咽的功效，临床应用广泛，西瓜霜为其主要成分。据《药典》（2015版）所载，西瓜霜润喉片主要成分西瓜霜的水溶液显钠盐（通则0301）与硫酸盐（通则0301）的鉴别反应，其含量测定方法为沉淀重量分析法。

【任务分析】

一、沉淀重量法

重量分析法是通过称量物质的质量或者质量的变化来确定被测组分含量的分析方法。重量分析法基本操作包括样品称量、溶解、沉淀、过滤、洗涤、干燥、炽灼和称重等步骤。

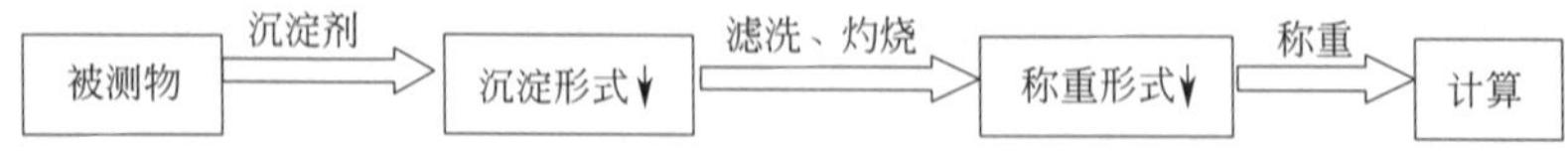

沉淀重量法是应用较广泛的重量分析法。沉淀重量分析法是利用沉淀反应，通过加入适当的沉淀剂，将被测组分以沉淀形式析出，然后将沉淀过滤、洗涤、烘干或灼烧后，转化成具有确定组成的称量形式，根据精确称量的质量计算被测组分含量。操作步骤如下：

1. 样品的称量和溶解

取被测样品，精密称定，放入烧杯中，然后沿烧杯壁加溶剂，盖上表面皿，振摇，必要时可以适当控制温度加热使其溶解，不要加热至沸腾，以防造成被测物损失。

2. 样品的沉淀

根据沉淀类型选择合适的沉淀条件以得到完全和纯净的沉淀。一般左手用滴管滴加沉淀剂，右手持玻璃棒在烧杯中间不断搅动溶液，不要碰烧杯壁。产生沉淀后，需检查沉淀是否完全。晶形沉淀需要放置过夜，使沉淀陈化。为使沉淀生成完全，常加入过量的沉淀剂。

3. 沉淀的过滤和洗涤

将沉淀物过滤，以将沉淀从母液中分离出来，与其他杂质组分分开；再通过洗涤将沉淀转化为纯净的产物。过滤和洗涤必须一次完成，不能间断，以免造成沉淀的损失。多次洗涤后，再将沉淀转移到滤纸上进行清洗。

4. 沉淀的干燥和炽灼

若沉淀的水分不易除去或沉淀的组成形式不固定，则需灼烧处理。预先准备好灼烧至质量恒定的坩埚，放于干燥器中备用。用玻璃棒将滤纸和过滤后的沉淀从漏斗中取出，将沉淀包卷在里面，注意勿使沉淀损失。将滤纸包放入备好的坩埚内，再将坩埚放在泥三角上，盖上坩埚盖，将滤纸烘干并炭化。灰化后，将坩埚移入高温炉中，灼烧后，取出，冷却至稍冷，放至干燥器中，冷却至室温，然后精密称重。重复进行第二、第三次灼烧，至恒重为止。

二、实验原理

西瓜霜润喉片含量测定方法：

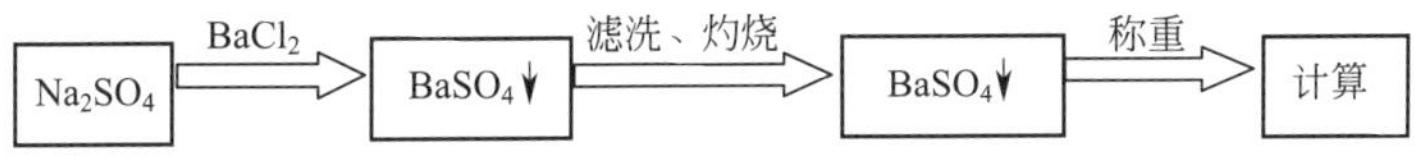

硫酸钠（Na_2SO_4）的质量＝硫酸钡（$BaSO_4$）的质量×0.6086

注：0.6086 为两者换算因数。

仪器使用：电子天平，扁形称量瓶，具塞锥形瓶，研钵，漏斗，烧杯，真空泵，高温炉，恒温水浴锅，古氏坩埚，干燥器（内置变色硅胶），干燥箱。

试剂：西瓜霜润喉片，纯化水，盐酸，氯化钡溶液，硝酸银溶液。

实训安全：灼烧时注意安全，防止烫伤。

【任务实施】

1. 样品的处理

取西瓜霜润喉片 60 片，精密称定，研细，混匀。取约 18g，精密称定，加水 150mL，振摇 10min，离心，滤过，沉淀用水 50mL 分三次洗涤，滤过，合并滤液。

2. 含量测定

在合并的滤液中加入盐酸 1mL，煮沸，不断搅拌，并缓缓加入热氯化钡试液，至不再生成沉淀，置水浴上加热 30min，静置 1h，用无灰滤纸或已炽灼至恒重的古氏坩埚滤过，沉淀用水分次洗涤，至洗液不再显氯化物的反应，即取少量洗液滴加硝酸银溶液，观察是否有沉淀生成。若无白色沉淀，即可将洗液进行干燥，并炽灼至恒重。

3. 含量分析

将精密称定沉淀的质量与 0.6086 相乘，计算，即得供试品中含有硫酸钠（Na_2SO_4）的质量。西瓜霜润喉片每片含西瓜霜以硫酸钠（Na_2SO_4）计，小片应为 11.5～13.5mg，大片应为 23.0～27.0mg。平行测定三次，取其平均值。

【实训考核】

任务技能考核表

序号	考核内容	评分标准	分值	得分
1	电子天平称量	调零(2 分)；先粗称(2)；称量(3)；精确读数(3)	10 分	
2	沉淀	滴加沉淀剂，右手持玻璃棒搅动溶液(20 分)；判断沉淀是否完全(20 分)；放置，使沉淀陈化(10 分)	50 分	
3	过滤和洗涤	一贴(2 分)；二低(4 分)；三靠(4 分)	10 分	
4	干燥和炽灼	坩埚的准备(2 分)；沉淀的包裹(3 分)；炽灼(5 分)	10 分	
5	数据记录	数据记录(4 分)；数据处理(6 分)	10 分	
6	整理	整理试验台(4 分)；清洗仪器(6 分)	10 分	
合计			100 分	

【知能拓展】

实验思考题：

1. 沉淀重量分析法的应用范围和原理是什么？
2. 什么是恒重？

技能拓展：开放实验

查阅相关资料，设计草酸氢钾含量的测定实验，选用 Ca^{2+} 作为沉淀剂，最后炽灼为 CaO。

任务七 酸碱滴定练习

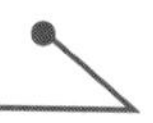

【任务预习】

1. 酸碱滴定概念和常用术语；指示剂概念和变色范围；
2. 酸碱滴定管分类和结构；酸碱滴定管的使用。

【任务目标】

1. 掌握滴定分析常用仪器的正确使用方法，练习滴定操作技术；
2. 学会正确判断以甲基橙和酚酞为指示剂的滴定终点（变色点）。

【任务描述】

酸碱滴定又叫酸碱中和滴定，是准确度较高的一种常量分析方法，在药物分析和药品检验中较常使用。

《药典》（2015 版四部）指出硫酸铵测定法等方法，一些药物和药用辅料的含量检测均采用酸碱滴定法。如山楂中枸橼酸、半夏中琥珀酸和一些药物总生物碱等含量的测定。

【任务分析】

滴定管是滴定分析中最基本的玻璃量器，准确测定滴定时自管内流出溶液的体积。常用滴定管规格为 25mL 和 50mL 等。一般分为酸式、碱式、棕色和酸碱通用滴定管（图任务 7-1）。酸式滴定管下端有一玻璃活塞用于控制溶液滴速，一般用于盛放酸性或氧化性溶液；碱式滴定管下端连有橡胶管，通过挤压橡胶管中的玻璃珠来控制溶液流速，一般用于盛放碱液；棕色滴定管用于盛放需避光的溶液，如硝酸银标准溶液；聚四氟乙烯活塞的滴定管能耐酸碱溶液腐蚀，是酸碱两用滴定管。

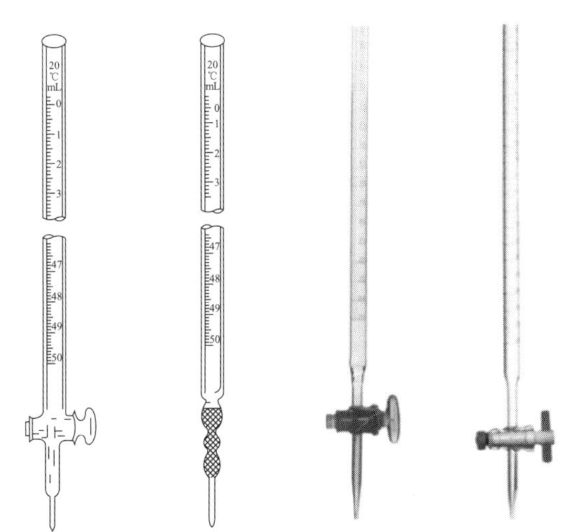

(a) 酸式滴定管　(b) 碱式滴定管　(c) 棕色滴定管　(d) 酸碱滴定管

图任务 7-1　常见滴定管

一、滴定管的使用

1. 检漏

酸式滴定管使用前应检查活塞转动是否灵活，碱式滴定管使用前需要检查玻璃珠大小和橡胶管内径是否匹配，检查是否漏水，不漏水方可使用。将滴定管内装水至最高刻度，垂直夹在滴定管夹上，检查活塞或橡胶管处是否漏水，旋转活塞 180°或活动玻璃珠再次检查。

2. 洗涤

若滴定管较清洁，先用自来水清洗，然后用纯化水冲洗 2～3 次，直至滴定管内、外壁被水均匀润湿而不挂水珠。若酸式滴定管不能洗净，可加入适当洗液，将滴定管放平，两手平握，不断转动，直至洗液布满全管内壁，停留片刻，然后将洗液分别由上管口和尖嘴倒回原贮存瓶中。若上述方法不能洗净，需将洗液装满滴定管浸泡。碱式滴定管洗涤与酸式滴定管基本相同。洗液洗涤以后，再分别用自来水和纯化水冲洗 2～3 次。

3. 装液

先用待装溶液润洗滴定管 2～3 次，待装液加入量为滴定管容积的 1/5。双手边放平滴定管边慢慢旋转，直至内壁全部润洗到，然后使溶液从滴定管下端排出。酸式滴定管使用时，用左手拇指、食指和中指控制活塞，无名指和小指向手心弯曲，手心内凹，以免触动活塞造成漏液；碱式滴定管使用时，用左手食指和拇指捏住玻璃珠一侧的橡胶管，使其与玻璃珠之间形成一个小缝隙，溶液即可流出[图任务 7-2(a)]。

滴定管和下端出口管应装满溶液，如有气泡，需要将气泡排除，以免造成读数误差。酸式滴定管可以采用倾斜 30°，左手打开活塞迅速放液，以排除气泡方法；碱式滴定管可以用左手食指和拇指捏住玻璃珠，使橡胶管弯曲，尖嘴斜向上方，使液体从尖口喷出 [图任务 7-2（b）]，排完气泡，使橡胶管垂直后再松手。排气泡后，滴定管加满溶液，调节管内液面至“0”刻度处，记录初始体积 0.00mL。

锥形瓶清洗干净，用纯化水润洗 2～3 次，加入待滴溶液，再滴入 1～2 滴指示剂待用。

4. 读数

注入或放出溶液后应稍等片刻，待附在内壁上的溶液完全流下后再读数。读数时，两指

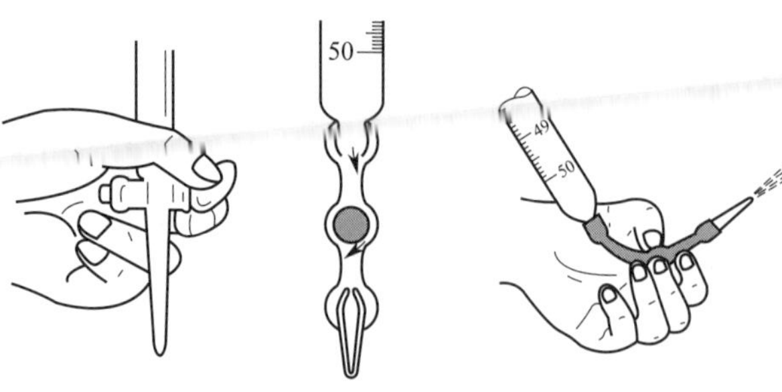

(a) 滴定管的使用　　　(b) 碱式滴定管的排气

图任务 7-2　滴定管的使用

捏滴定管，使滴定管垂直，视线必须与液面下缘在同一水平面（图任务 7-3）。常用滴定管每一个大格分十个小格，每个小格为 0.1mL，读数应读到小数点后两位。为了减小体积误差，每次滴定最好从 0.00mL 开始。

5. 滴定

将滴定管垂直夹在滴定管夹上，左手控制活塞或玻璃球调节滴定液流速，右手振摇锥形瓶使溶液沿同一方向旋转，做圆周运动，眼睛注视锥形瓶内颜色变化（图任务 7-4）。

、

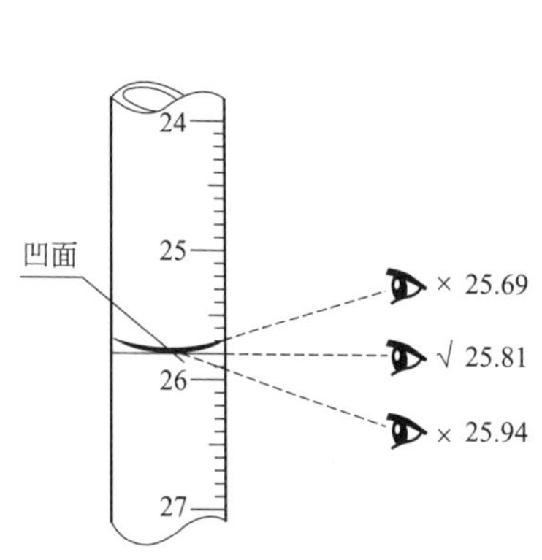

图任务 7-3　滴定管读数

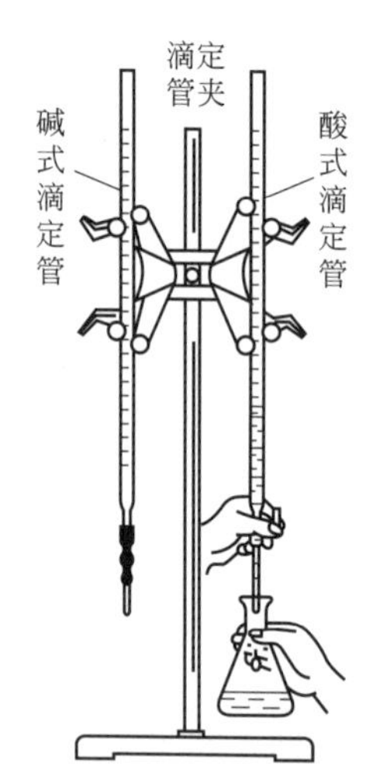

图任务 7-4　滴定操作

滴定时，滴定管尖部不能碰到锥形瓶内壁，下端深入锥形瓶约 1cm，右手拇指、食指和中指捏住锥形瓶，其余两指辅助在下侧，使瓶底离铁架台高 2～3cm。边滴加溶液边微动腕关节，振摇锥形瓶，使溶液混合均匀。开始滴定时，若无明显变化，滴定液速度可以略快，但不要成股流下，流速为 3～4 滴/s。快到滴定终点时，溶液落入点颜色消失较慢，要一边振摇一边将溶液逐滴滴入，仔细观察颜色变化情况，最后应轻轻转动活塞或挤压橡胶管，使溶液悬在滴定管出口而不落下，形成半滴，用锥形瓶内壁将其沾落，再用洗瓶冲洗内壁，摇匀。重复操作，直至滴至变色点。

二、实验原理

滴定反应：$NaOH + HCl \longequal NaCl + H_2O$

化学计量点：pH＝7.00（滴定剂浓度为 $0.1mol\cdot L^{-1}$）

突跃范围：4～10。

常用指示剂变色范围：甲基橙 pH 3.1～4.4、甲基红 pH 4.4～6.2、酚酞 pH 8.0～9.6。

NaOH 滴定 HCl 时，选酚酞指示剂，滴定至由无色变为粉红色，且 30s 不褪色为终点。

HCl 滴定 NaOH 时，选用甲基橙指示剂，滴定至由黄色变为橙色即为终点。

滴定终点时：$n(NaOH)=n(HCl)$

$$c(NaOH)V(NaOH)=c(HCl)V(HCl)$$

仪器使用：酸式滴定管、碱式滴定管、锥形瓶、量筒、烧杯、移液管、容量瓶、玻璃棒。

试剂：氢氧化钠溶液（$0.1mol\cdot L^{-1}$）、盐酸溶液（$0.1mol\cdot L^{-1}$）、甲基橙指示剂、酚酞指示剂。

【任务实施】

1. 实验准备

配制 $0.1mol\cdot L^{-1}$ 的盐酸溶液和 $0.1mol\cdot L^{-1}$ 的氢氧化钠溶液。

酸式滴定管、碱式滴定管、锥形瓶分别清洗至内壁不挂水珠，再用纯化水清洗三次备用。将清洗干净的酸、碱滴定管分别用 $0.1mol\cdot L^{-1}$ 盐酸溶液和氢氧化钠溶液润洗 2～3 次，分别装入盐酸和氢氧化钠溶液，并调整至“0”刻度，记录初始读数 V_1。

2. 滴定操作练习

(1) $0.1mol\cdot L^{-1}$ 的 HCl 溶液滴定 $0.1mol\cdot L^{-1}$ 的 NaOH 溶液　用移液管移取 25mL NaOH 溶液于锥形瓶中，加 1～2 滴甲基橙指示剂，用 HCl 溶液滴定至黄色变成橙色为止，记录读数 V_2。按此方法重复滴定两次，计算体积比 V_{HCl}/V_{NaOH}。平行三次所测得体积比的相对平均偏差应在 0.2%以内。

(2) $0.1mol\cdot L^{-1}$ 的 NaOH 溶液滴定 $0.1mol\cdot L^{-1}$ 的 HCl 溶液　用移液管移取 25mL HCl 溶液于锥形瓶中，加 1～2 滴酚酞指示剂，用 NaOH 溶液滴定至无色变成粉红色，记录读数 V_2。按此方法重复滴定两次。

滴定结束后，把滴定管剩余液体倒掉，依次用自来水和纯化水洗净。将滴定管倒置于滴定管夹上，以备下次使用。

3. 数据记录和处理

HCl 溶液滴定 NaOH 溶液数据记录见表任务 7-1，NaOH 溶液滴定 HCl 溶液数据记录见表任务 7-2。

表任务 7-1　HCl 溶液滴定 NaOH 溶液数据记录

次数	1	2	3
V_{NaOH}/mL			
$\Delta V_{HCl}/mL$			
V_{HCl}/V_{NaOH}			
体积比平均值			
相对平均偏差			

表任务 7-2　NaOH 溶液滴定 HCl 溶液数据记录

次数	1	2	3
V_{HCl}/mL			
$\Delta V_{NaOH}/mL$			
V_{HCl}/V_{NaOH}			
$\overline{V}_{NaOH}$			
相对平均偏差			

【实训考核】

任务技能考核表

序号	考核内容	评分标准	分值	得分
1	移液管的使用	洗涤(2分)；滤纸将内外水吸净(1分)；用待移取液洗涤2～3次(2分)；准确吸取液体(3分)；放液规范(2分)	10分	
2	滴定前检查	检漏(7分)；溶液装入(8分)；气泡的检查和排除(5分)	20分	
3	滴定操作	滴定管使用手法(7分)；指示剂选择(5分)；滴定操作，左手控制滴定活塞；右手持锥形瓶，不断振荡(10分)；半滴的控制和吹洗(5分)；终点的判断(10分)；正确读取滴定管读数，有效数字保留小数点后两位(10分)；滴定后滴定管的处理(3分)	50分	
4	数据记录	数据记录(4分)；数据处理(6分)。	10分	
5	整理	整理试验台(4分)；清洗仪器(6分)。	10分	
合计			100分	

【知能拓展】

实验思考题：

1. 滴定中使用的锥形瓶是否需要用待装液润洗？
2. 碱式滴定管使用时，忘记用氢氧化钠溶液润洗会造成什么后果？
3. 滴定管开始有气泡，滴定结束时气泡消失，会造成什么后果？

技能拓展：开放实验

山楂具有消食健胃、行气散瘀、化浊降脂的功效，临床应用较广，依据《药典》（2015版）设计山楂枸橼酸含量测定方法。

任务八 0.1mol·L^{-1} 氢氧化钠标准溶液的配制与标定

【任务预习】

1. 滴定管的使用，滴定操作步骤；
2. 氢氧化钠的性质，使用时注意事项；
3. 常见基准物质的性质。

【任务目标】

1. 掌握 NaOH 标准溶液的配制与标定的原理和方法；
2. 掌握氢氧化钠标准溶液浓度的计算；
3. 进一步练习碱式滴定管的使用和减量法称量。

【任务描述】

据《药典》（2015版）所载，NaOH 标准溶液是常用滴定液和溶剂，如：胆固醇酸度的测定、半夏的总酸含量测定、白矾铁盐的检查等都需要使用氢氧化钠标准溶液。掌握不同浓度 NaOH 标准溶液的配制与标定方法，对药物分析和检测具有非常重要的作用。

【任务分析】

由于 NaOH 容易吸收水分和 CO_2，生成 Na_2CO_3，因此氢氧化钠标准溶液需要采用间接配制法，先配成实验所需近似浓度溶液后，再用基准物质进行标定。

为了配制不含 Na_2CO_3 的 NaOH 标准溶液，先将 NaOH 配制成饱和溶液（20℃时，浓度约52%，即 20mol·L^{-1}），在此溶液中，Na_2CO_3 几乎不溶解，静置数日，待 Na_2CO_3 沉降后，在1L NaOH 标准溶液中加入1～2mL 20% $BaCl_2$ 溶液，摇匀后密封，静置待 Ba-

CO_3 完全沉淀后，将上层清液取出，根据需要配制的氢氧化钠溶液浓度和体积计算可得取用量，用吸量管吸取，用纯化水稀释至所需浓度即可。

邻苯二甲酸氢钾（$KHC_8H_4O_4$），易制得纯品，在空气中不吸水，容易保存，且摩尔质量较大，是一种较好的基准物质。用邻苯二甲酸氢钾（$KHC_8H_4O_4$）标定 NaOH 溶液的浓度，用酚酞为指示剂，滴至溶液呈粉红色，为滴定终点。反应和浓度计算公式如下：

$$C_6H_4(COOH)(COOK) + NaOH \longrightarrow C_6H_4(COONa)(COOK) + H_2O$$

$$c(NaOH)=\frac{m(KHC_8H_4O_4)}{M(KHC_8H_4O_4)V(NaOH)}\times 10^3$$

或使用滴定度进行计算：

$$c(NaOH)=\frac{T(NaOH/KHC_8H_4O_4)}{M(KHC_8H_4O_4)}\times 10^3$$

仪器使用：托盘天平、电子天平、称量瓶、100mL 小烧杯、500mL 烧杯、500mL 容量瓶、玻璃棒、锥形瓶、碱式滴定管。

试剂：固体氢氧化钠、酚酞指示剂、邻苯二甲酸氢钾。

实训安全：氢氧化钠有强碱性、强烈刺激性和腐蚀性，不要接触到皮肤、衣服等。氢氧化钠遇水和水蒸气大量放热，可能产生有害毒性烟雾。大量接触烧碱时应佩戴防护用具，远离易燃、可燃物，避免产生粉尘，稀释或制备溶液时，应把碱加入水中，避免沸腾和飞溅。

【任务实施】

1. 0.1mol·L^{-1}NaOH 溶液的配制

用托盘天平迅速称取 NaOH 固体 2g，称量时将其放入表面皿或小烧杯中。然后将其置于小烧杯中，用纯化水约 50mL 溶解后，转移至 500mL 容量瓶中，定容，摇匀。

2. 0.1mol·L^{-1}NaOH 标准溶液的标定

减量法精密称定干燥至恒重的邻苯二甲酸氢钾约 0.6g，加新沸过的纯化水 50mL，使其完全溶解；加酚酞指示剂 2 滴，用已配制好的 NaOH 溶液滴定至终点。1mL 氢氧化钠滴定液（0.1mol·L^{-1}）相当于 20.42mg 的邻苯二甲酸氢钾。重复滴定两次，并做空白试验。

以免三次实验数据混淆，盛放邻苯二甲酸氢钾的锥形瓶应贴上标签编号。另取一个锥形瓶，加入加新沸过的纯化水 50mL，做空白试验。根据氢氧化钠溶液的消耗量与邻苯二甲酸氢钾的取用量，算出其浓度。然后置聚乙烯塑料瓶中，贴上标签，密封保存；塞中有 2 孔，孔内各插入玻璃管 1 支，一管与钠石灰管相连，一管供吸出本液使用。

3. 数据记录和处理

0.1mol·L^{-1} 氢氧化钠标准溶液标定数据记录见表任务 8-1。

表任务 8-1　0.1mol·L^{-1} 氢氧化钠标准溶液标定

次数	空白试验	1	2	3
$m(KHC_8H_4O_4)$/g				
$V_{初}$/mL				
$V_{终}$/mL				
V_{NaOH}/mL				
c_{NaOH}/mol·L^{-1}				
$\overline{c}_{NaOH}$/mol·L^{-1}				
相对标准偏差(*RSD*)				

【实训考核】

任务技能考核表

序号	考核内容	评分标准	分值	得分
1	容量瓶的使用	检漏（2分）；溶解（2分）；洗涤（2分）；定容（3分）；摇匀（1分）	10分	
2	托盘天平的使用	调零（2分）；称量（4分）；读数（2分）；归零（2分）	10分	
3	电子天平的使用	调零（2分）；放置药品（2分）；减量法称量（4分）；精确读数（2分）	10分	
4	滴定前检查	检漏（4分）；装液（4分）；气泡的检查和排除（2分）	10分	
5	滴定操作	碱式滴定管使用（5分）；滴定操作（10分）；半滴的控制和吹洗（5分）；终点的判断（10分）；读数（10分）	40分	
6	数据记录	数据记录（4分）；数据处理（6分）	10分	
7	整理	整理试验台（4分）；清洗仪器（6分）	10分	
合计			100分	

【知能拓展】

实验思考题：

1. 氢氧化钠滴定液为什么要用间接法配制？
2. 溶解基准物质邻苯二甲酸氢钾时水的体积是否需要精确？为什么？
3. 滴定管和移液管为什么要用待装溶液润洗？锥形瓶是否也需要润洗？

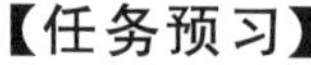

任务九 硫代硫酸钠标准溶液的配制与标定

【任务预习】

1. 硫代硫酸钠的基本性质；
2. 滴定的操作流程。

【任务目标】

1. 掌握 $Na_2S_2O_3$ 溶液的配制方法和保存条件；
2. 了解标定 $Na_2S_2O_3$ 溶液浓度的原理和方法。

【任务描述】

提前2周左右配制浓度近似为 $0.1mol \cdot L^{-1}$ 的 $Na_2S_2O_3$ 溶液，再配制 $0.017mol \cdot L^{-1}$ 的 $K_2Cr_2O_7$ 标准溶液，最后对 $Na_2S_2O_3$ 溶液进行标定。

【任务分析】

结晶 $Na_2S_2O_3 \cdot 5H_2O$ 一般都含有少量的杂质，如 S、$Na_2S_2O_3$、Na_2SO_4、Na_2CO_3 及 NaCl 等。同时还容易风化和潮解。因此，不能用直接法配制标准溶液。

$Na_2S_2O_3$ 溶液易受空气和微生物等的作用而分解，其分解原因是：

（1）与溶解于溶液中的 CO_2 的作用　硫代硫酸钠在中性或碱性溶液中较稳定，当 $pH < 4.6$ 时极不稳定，溶液中含有 CO_2 时会促进 $Na_2S_2O_3$ 分解：

$$Na_2S_2O_3 + H_2O + CO_2 = NaHCO_3 + NaHSO_3 + S$$

此分解作用一般都在制成溶液后的最初10天内进行，分解后一分子的 $Na_2S_2O_3$ 变成了一分子的 $NaHSO_3$。一分子 $Na_2S_2O_3$ 只能和1个碘原子作用，而一分子的 $NaHSO_3$ 能和2个碘原子作用。因而使溶液浓度（对碘的作用）有所增加，以后由于空气的氧化作用浓度又慢慢地减小。

在 pH＝9～10 时 $Na_2S_2O_3$ 溶液最为稳定，在 $Na_2S_2O_3$ 溶液中加入少量 Na_2CO_3（使其在溶液中的浓度为 0.02%）可防止 $Na_2S_2O_3$ 的分解。

（2）空气氧化作用

$$2Na_2S_2O_3 + O_2 = 2Na_2SO_4 + 2S\downarrow$$

（3）微生物作用　这是使 $Na_2S_2O_3$ 分解的主要原因。

$$Na_2S_2O_3 = Na_2SO_3 + S$$

为避免微生物的分解作用，可加入少量 HgI_2（$10mg \cdot L^{-1}$）。

为减少溶解在水中的 CO_2 和杀死水中微生物，应用新煮沸冷却后的蒸馏水配制溶液。

日光能促进 $Na_2S_2O_3$ 溶液的分解，所以 $Na_2S_2O_3$ 溶液应贮存于棕色试剂瓶中，放置于暗处。经 8～14 天后再进行标定，长期使用的溶液应定期标定。

标定 $Na_2S_2O_3$ 溶液的基准物有 $K_2Cr_2O_7$、KIO_3、$KBrO_3$ 和纯铜等，通常使用 $K_2Cr_2O_7$ 基准物标定溶液的浓度，$K_2Cr_2O_7$ 先与 KI 反应析出 I_2：

$$Cr_2O_7^{2-} + 6I^- + 14H^+ = 2Cr^{3+} + 3I_2 + 7H_2O$$

析出 I_2 的再用 $Na_2S_2O_3$ 标准溶液滴定：

$$I_2 + 2S_2O_3^{2-} = S_4O_6^{2-} + 2I^-$$

这个标定方法是间接碘量法的应用实例。

试剂：$Na_2S_2O_3 \cdot 5H_2O$（固）；Na_2CO_3（固）；KI（固）；$K_2Cr_2O_7$（固）A·R 或 G·R；$2mol \cdot L^{-1}$ HCl；

0.5%淀粉溶液，取 0.5g 淀粉，加少量水调成糊状，倒入 100mL 煮沸的蒸馏水中，煮沸 5min 冷却。

【任务实施】

1. 0.1mol·L^{-1} $Na_2S_2O_3$ 溶液的配制

（1）先计算出配制约 $0.1mol \cdot L^{-1}$ $Na_2S_2O_3$ 溶液 400mL 所需要 $Na_2S_2O_3 \cdot 5H_2O$ 的质量。

（2）在台秤上称取所需的 $Na_2S_2O_3 \cdot 5H_2O$ 量，放入 500mL 棕色试剂瓶中，加入 100mL 新煮沸经冷却的蒸馏水，摇动使之溶解，等溶解完全后加入 0.2g Na_2CO_3，用新煮沸经冷却的蒸馏水稀释至 400mL，摇匀，在暗处放置 7 天后，标定其浓度。

2. 0.017mol·L^{-1} $K_2Cr_2O_7$ 溶液配制

取在 120℃干燥至恒重的 $K_2Cr_2O_7$ 1.2～1.3g 于 150mL 小烧杯中，加蒸馏水 30mL 使之溶解（可稍加热加速溶解），冷却后，小心转入 250mL 容量瓶中，用蒸馏水淋洗小烧杯三次，每次洗液小心转入 250mL 容量瓶中，然后用蒸馏水稀释至刻度，摇匀，计算出 $K_2Cr_2O_7$ 标液的准确浓度。

3. $Na_2S_2O_3$ 溶液的标定

用 25mL 移液管准确吸取 $K_2Cr_2O_7$ 标准溶液两份，分别放入 250mL 锥形瓶中，加固体 KI 1g 和 $2mol \cdot L^{-1}$ HCl 15mL，充分摇匀后用表面皿盖好，放在暗处 5min，然后用 50mL 蒸馏水稀释，用 $0.1mol \cdot L^{-1}$ $Na_2S_2O_3$ 溶液滴定到呈浅黄绿色，然后加入 0.5%淀粉溶液 5mL，继续滴定到蓝色消失而变为 Cr^{3+} 的绿色即为终点。根据所取的 $K_2Cr_2O_7$ 的体积、浓度及滴定中消耗 $Na_2S_2O_3$ 溶液的体积，计算 $Na_2S_2O_3$ 溶液的准确浓度。

【任务反思】

1. $Na_2S_2O_3$ 标准溶液如何配制？如何标定？

2. 用 $K_2Cr_2O_7$ 作基准物标定 $Na_2S_2O_3$ 溶液浓度时，为什么要加入过量的 KI 和加入 HCl 溶液？为什么要放置一定时间后才加水稀释？如果：(1) 加 KI 不加 HCl 溶液；(2) 加酸后不放置暗处；(3) 不放置或少放置一定时间即加水稀释会产生什么影响？

3. 写出用 $K_2Cr_2O_7$ 溶液标定 $Na_2S_2O_3$ 溶液的反应式和计算浓度的公式。

任务十　沉淀滴定法测定酱油中的氯化钠含量

【任务预习】

1. 沉淀滴定法的注意事项和要求；
2. 沉淀滴定法的原理和操作步骤。

【任务目标】

1. 熟悉沉淀滴定法的基本操作；
2. 了解实验原理、过程及注意事项；
3. 掌握沉淀滴定法对样品酱油的分析。

【任务描述】

先进行 $0.1mol \cdot L^{-1}$ 硝酸银标准溶液的配制，再配制 $50g \cdot L^{-1}$ 铬酸钾指示剂溶液，最后是待测样品的滴定。

【任务分析】

以 K_2CrO_4 作为指示剂，用 $AgNO_3$ 标准溶液在中性或弱碱性溶液中对 Cl^- 进行测定，形成溶解度较小的白色 AgCl 沉淀和溶解度相对较大的砖红色 Ag_2CrO_4 沉淀。溶液中首先析出 AgCl 沉淀，至接近反应等当点时，Cl^- 浓度迅速降低，沉淀剩余 Cl^- 所需的 Ag^+ 则不断增加，当增加到生成 Ag_2CrO_4 所需的 Ag^+ 浓度时，则同时析出 AgCl 及 Ag_2CrO_4 沉淀，溶液呈现砖红色，指示到达终点。反应式如下：

终点前　$Ag^+ + Cl^- = AgCl\downarrow$（白色）（$K_{sp}=1.8\times10^{-10}$）

终点时　$2Ag^+ + CrO_4^{2-} = Ag_2CrO_4\downarrow$（砖红色）（$K_{sp}=2.0\times10^{-12}$）

实验仪器及试剂：

实验仪器：移液管（2mL、5mL）、锥形瓶（250mL）、容量瓶（10mL、250mL）、烧杯（100mL）、分析天平。

试剂：蒸馏水、铬酸钾、硝酸银、NaCl（干燥）（所用试剂均为分析纯），酱油。

【任务实施】

1. $0.1mol \cdot L^{-1}$ 硝酸银标准溶液的配制

称取 $AgNO_3$ 4.2500g，溶于水中，移入 250mL 容量瓶内，加水至刻度，摇匀，待用。

然后用移液管吸取 25mL $0.1mol \cdot L^{-1}$ $AgNO_3$ 溶液于 250mL 容量瓶中，用水稀释至刻度。

2. $50g \cdot L^{-1}$ 铬酸钾指示剂溶液的配制

称取 K_2CrO_4 0.5g，溶于水中，移入 10mL 容量瓶中，加水至刻度，摇匀，待用。

3. 待测样品的滴定

准确移取酱油 5.00mL 至 250mL 容量瓶中，加水至刻度，摇匀。吸取 2.00mL 稀释液置于 250mL 的锥形瓶中，加 100mL 水及 1mL $50g \cdot L^{-1}$ 的 K_2CrO_4 溶液，混匀。在白色瓷砖的背景下用 $0.01mol \cdot L^{-1}$ 的 $AgNO_3$ 标准溶液滴定至出现浅橘红色，同时做空白试验。

4. 硝酸银标准溶液的标定

准确称取干燥 NaCl 0.1170g，于 250mL 的锥形瓶中加 100mL 水溶解，及 1mL 50g·L^{-1} 的铬酸钾溶液，混匀。在白色瓷砖的背景下用 0.1mol·L^{-1} 的 $AgNO_3$ 标准溶液滴定至出现浅橘红色。

【任务处理】

（1）酱油中氯化钠的含量用下式计算：

$$X=\frac{c(AgNO_3)\times V\times 58.45}{V'}\times 50$$

式中 X——酱油中 NaCl 的含量，g·L^{-1}；

$c(AgNO_3)$——$AgNO_3$ 标准溶液的浓度，mol·L^{-1}；

V——滴定时消耗 $AgNO_3$ 标准溶液的体积，L；

V'——实际所取酱油的体积，L；

58.45——NaCl 的分子量。

酱油中氯化钠的滴定数据记录见表任务 10-1。

表任务 10-1 酱油中氯化钠的滴定

次数	1	2	3
V_1/mL			
V_2/mL			
ΔV/mL			
X_{Cl^-}/g·L^{-1}			
$\overline{X}_{Cl^-}$/g·L^{-1}			
相对标准偏差			

（2）标定后 $AgNO_3$ 标准溶液的浓度用下式计算：

$$c(AgNO_3)=\frac{m_{NaCl}}{58.45\times\Delta V}\times 1000$$

硝酸银标准溶液的标定见表任务 10-2。

表任务 10-2 硝酸银标准溶液的标定

次数	1	2	3
m(NaCl)			
V_1/mL			
V_2/mL			
ΔV/mL			
$c(AgNO_3)$/mol·L^{-1}			
$\overline{c}(AgNO_3)$/mol·L^{-1}			

【任务反思】

本次实验用以铬酸钾为指示剂的银量法测定酱油中的氯化钠含量，影响该方法灵敏度的因素很多，主要有以下几个方面：

1. 指示剂的加入量。由于 K_2CrO_4 溶液呈黄色，其用量直接影响终点误差，浓度颜色影响终点观察。一般在 100mL 溶液中加入 2mL 浓度为 50g·L^{-1} 的 K_2CrO_4 溶液，测定终点误差在滴定分析所允许的误差范围内。

2. 酱油本身的颜色。由于酱油本身色泽很深，测定时稀释一百倍及用白色瓷砖增强背景对比度，但存留的色泽仍会严重干扰终点的准确判定。

3. 溶液的酸度。对于酱油中 NaCl 含量的测定，因有铵盐的存在，溶液的 pH 不能超过 7.2，否则会产生 NH_3 而影响测定。所以溶液的 pH 最好控制在 6.5～7.2 之间。

4. 滴定时振动溶液的程度。因 AgCl 沉淀对溶液中的 Cl^- 有显著的吸附作用，在等当点前，（等当点前：$Ag^+ + Cl^- \longrightarrow AgCl$ 白色沉淀；等当点时：$2Ag^+ + CrO_4^{2-} \longrightarrow Ag_2CrO_4$ 砖红色沉淀）Cl^- 浓度因被吸附而降低，会导致 Ag_2CrO_4 提前于等当点前析出。故在滴定过程中，应剧烈振动溶液，使被吸附的 Cl^- 解析出来和 Ag^+ 作用，从而确保检验结果的准确性。

5. 本次实验未测定回收率，因此会影响实验的准确度。

任务十一 0.05mol·L^{-1}EDTA 标准溶液的配制与标定

【任务预习】

1. 配位滴定法的注意事项和要求；
2. 配位滴定法原理和操作步骤。

【任务目标】

1. 掌握 EDTA 标准溶液配制和标定的方法；
2. 了解金属指示剂变色原理及使用注意事项。

【任务描述】

先配制浓度近似为 0.05mol·L^{-1} 的 EDTA，然后根据配位滴定法的滴定原理，用灼烧至恒重的基准 ZnO 对其进行测定，平行测定三次。

【任务分析】

EDTA 标准溶液常用乙二酸四乙酸二钠（EDTA-2Na·$2H_2O$）配制。EDTA-2Na·$2H_2O$ 为白色结晶粉末，因不易制得纯品，标准溶液常用间接法配制，以 ZnO 为基准物质标定其浓度。滴定条件：pH=10，以铬黑 T 为指示剂，终点由紫红色变为纯蓝色。滴定过程中的反应为：

滴定前：$Zn^{2+} + HIn^{2-} \rightleftharpoons ZnIn^- + H^+$

滴定反应：$H_2Y^{2-} + Zn^{2+} \rightleftharpoons ZnY^{2-} + 2H^+$

终点时：$ZnIn^- + H_2Y^{2-} \rightleftharpoons ZnY^{2-} + HIn^{2-} + H^+$

纯蓝色

试剂：

EDTA-2Na·$2H_2O$：A.R.；

ZnO：基准试剂；

铬黑 T 指示剂：铬黑 T0.1g 与研细的 NaCl 10g 混匀；

氨-氯化铵缓冲溶液（pH=10）：取 20g NH_4Cl 溶于少量水中，加入 100mL 浓氨水，用水稀释至 1000mL；

氨试液：取浓氨水 400mL，加水使成 1000mL。

【任务须知】

1. 甲基红的乙醇溶液只需加 1 滴，如多加了几滴，在滴加氨试液后溶液呈较深的黄色，致使终点颜色发绿。

2. 滴加氨试液至溶液呈微黄色，应边加边摇，若出现 $Zn(OH)_2$ 沉淀，可用稀 HCl 调回，使沉淀溶解。

3. 配位反应为分子反应，反应速率不如离子反应快，近终点时，滴定速度不宜太快。

【任务实施】

（1）$0.05mol \cdot L^{-1}$ EDTA 溶液的配制　取 EDTA-2Na・$2H_2O$ 9.5g，加 100mL 温热蒸馏水溶解，然后将溶液稀释至 500mL，摇匀，贮存于聚乙烯瓶中。

（2）$0.05mol \cdot L^{-1}$ EDTA 溶液的标定　精密称取已在 800℃灼烧至恒重的基准 ZnO 约 0.12g，加稀 HCl 3mL 使之溶解，加蒸馏水 25mL，甲基红指示剂的乙醇溶液（0.025→100）1 滴，滴加氨试液至溶液呈微黄色。再加蒸馏水 25mL，氨-氯化铵缓冲溶液 10mL，铬黑 T 指示剂适量，用 EDTA 溶液滴定至溶液由紫红色变为纯蓝色即为滴定终点。做三次平行测定。

【任务反思】

1. 酸度对配位反应有何影响？为什么要加氨-氯化铵缓冲溶液？
2. 选择金属指示剂的原则是什么？

任务十二　旋光度的测定

【任务预习】

1. 旋光度的基本概念；
2. 旋光仪测定旋光度的基本原理。

【任务目标】

1. 了解旋光仪测定旋光度的基本原理；
2. 掌握用旋光仪测定溶液或液体物质的旋光度的方法。

【任务描述】

进行布洛芬溶液的配定，样品管的清洗及填充，然后对旋光仪的零点进行校正，最后进行布洛芬旋光度的测定。

【任务分析】

只在一个平面上振动的光叫作平面偏振光，简称偏振光。物质能使偏振光的振动平面旋转的性质，称为旋光性或光学活性。具有旋光性的物质叫作旋光性物质或光学活性物质。旋光性物质使偏振光的振动平面旋转的角度叫作旋光度。许多有机化合物，尤其是来自生物体内的大部分天然产物，如氨基酸、生物碱和糖等，都具有旋光性。这是由它们的分子结构具有手征性所造成的。因此，旋光度的测定对于研究这些有机化合物的分子结构具有重要的作用，此外，旋光度的测定对于确定某些有机反应的反应机理也是很有意义的。

仪器：WXG－4 型圆盘旋光仪。

试剂：乙醇、布洛芬固体。

【任务实施】

（1）称取 0.4g 布洛芬固体于广口瓶中，用量筒量取 30mL 乙醇，倒入广口瓶中。由于布洛芬在乙醇的溶解度较小，所以配定布洛芬溶液的浓度应该合适。

（2）样品管的清洗及填充　将样品管一端的螺帽旋下，取下玻璃盖片，用去离子水清洗样品管；然后用样品溶液润洗样品管两次；用滴管注入待测溶液或蒸馏水至管口，并使溶液的液面凸出管口。小心将玻璃盖片沿管口方向盖上，把多余的溶液挤压溢出，使管内不留气泡，盖上螺帽。管内如有气泡存在，需重新装填。装好后，将样品管外部拭净，以免沾污仪器的样品室。

（3）仪器零点的校正　接通电源并打开光源开关，5～10min 后，钠光灯发光正常（黄光），才能开始测定。通常在正式测定前，均需校正仪器的零点，即将充满蒸馏水或待测样品的溶剂的样品管放入样品室，旋转粗调钮和微调钮至目镜视野中三分视场的明暗程度完全一致（较暗），再按游标尺原理记下读数，如此重复测定五次；取其平均值即为仪器的零点值。

上述校正零点过程中，三分视场的明暗程度（较暗）完全一致的位置，即是仪器的半暗位置。通过零点的校正，要学会正确识别和判断仪器的半暗位置，并以此为准，进行样品旋光度的测定。

（4）样品旋光度的测定　调节检偏器，使视场最暗；当放入待测溶液后由于旋光性，视场由暗变亮。旋转检偏器，使视场重新变暗，所转过的角度就是旋转角。

【任务须知】

注意事项：

1. 测试的液体或固体物质的溶液应不显浑浊或含有混悬的小粒。

2. 物质的比旋度与测定光源、测定波长、溶剂、浓度和温度等因素有关。因此，表示物质的比旋度时应注明测定条件。

3. 左旋与右旋物质的判断

（1）取长短不一的 3 支试管，注入同一种溶液并充满试管不留气泡，测量并记录各管长（即液柱长：本实验室提供长度分别为 $l_1=1.00\text{dm}$，$l_2=2.00\text{dm}$，$l_3=2.20\text{dm}$ 的 3 支试管）。

（2）在旋光仪镜筒中未放入试管的情况下检查旋光仪的零点误差。

附录

一、我国法定计量单位

国际单位制（international system units），国际符号为 SI，是目前世界上通用的一套计量制度。国际单位制是在 1960 年第 11 届国际计量大会上通过的，由米・千克・秒制（MKS 制）为基础发展起来的一整套单位制，通过 1967 年第 13 届、1975 年第 16 届国际计量大会的修改和补充，使其更加完善和适用。

1. SI 基本单位

物理量名称	单位名称		单位符号	
	国际	中文	国际	中文
长度	meter	米	m	米
质量	kilogram	千克(公斤)	kg	千克
时间	second	秒	s	秒
电流	Ampere	安[培]	A	安
热力学温度	Kelvin	开[尔文]	K	开
发光强度	Candela	坎[德拉]	cd	坎
物质的量	mole	摩[尔]	mol	摩

注：在正常的生活和贸易中，质量习惯称为重量，千克称为公斤，公里为千米的俗称，符号为 km。

2. SI 词头

SI 词头是用于构成十进倍数和分数单位的，由一组选定的基本单位和由定义方程式及比例因数确定的导出单位组成的一个完整的单位制。SI 词头为实数位，是表述十进位制的倍数和分数的，不是计量单位，故不能作为计量单位系统的组成部分。

因数	词头名称		词头符号
	国际	中文	
10^{24}	yotta	尧[它]	Y
10^{21}	zetta	泽[它]	Z
10^{18}	exa	艾[可萨]	E
10^{15}	peta	拍[它]	P
10^{12}	tera	太[拉]	T
10^{9}	giga	吉[咖]	G
10^{6}	mega	兆	M
10^{3}	kilo	千	k
10^{2}	hecto	百	h
10^{1}	deka	十	da
10^{-1}	deci	分	d
10^{-2}	centi	厘	c

续表

因数	词头名称		词头符号
	国际	中文	
10^{-3}	milli	毫	m
10^{-6}	micro	微	μ
10^{-9}	nano	纳[诺]	n
10^{-12}	pico	皮[可]	p
10^{-15}	femto	飞[母托]	f
10^{-18}	atto	阿[托]	a
10^{-21}	zepto	仄[普托]	z
10^{-24}	yocto	幺[科托]	y

注：[]内的字，是在不致混淆的情况下，可以省略的字。10 的 4 次方称为万，10 的 8 次方称为亿，10 的 12 次方称为万亿，这类数词的使用不受词头名称的影响，但不应与词头混淆。

二、常用物理常数和单位换算

1. 常用物理常数

名称	符号	数值	单位
真空中光速	c	2.99792458	10^{8} m · s^{-1}
电子的质量	m_e	9.109534	10^{-31} kg
质子的质量	m_p	1.6726485	10^{-27} kg
基本电荷	e	1.6021892	10^{-19} C
普朗克常数	h	6.626176	10^{-34} J · s
波尔半径	a_o	5.2917706	10^{-11} m
玻尔兹曼常数	K	1.380662	10^{-23} J · K^{-1}
阿伏伽德罗常数	N_A	6.022045	10^{23} mol^{-1}
气体常数	R	8.31441	J · mol^{-1} · K^{-1}
法拉第常数	F	9.648456	10^{4} C · mol^{-1}

2. 常用单位换算

1 米＝100 厘米(cm)＝10^3(mm)＝10^6 微米(μm)＝10＝10^9 纳米(nm)＝10^{12} 皮米(pm)

1 大气压(atm)＝1.01325 巴(bars)＝1.01325×10^5 帕(Pa)＝760 毫米汞柱(mmHg)

1 大气压 · 升＝101.325 焦耳(J)＝2.4202 千卡(kcal)

1 卡(cal)＝4.1840 焦耳(J)＝4.184×10^7 尔格(erg)

1 电子伏特(eV)＝1.602×10^{-19} 焦耳(J)＝23.06 千卡 · 摩$^{-1}$(kcal · mol^{-1})

0℃＝273.15K

三、平衡常数

1. 弱酸弱碱解离平衡常数

弱电解质	解离常数	弱电解质	解离常数
H_3AsO_4(291K)	K_1＝5.62×10^{-3}	HIO_3	K＝1.69×10^{-1}
	K_2＝1.70×10^{-7}	H_3PO_4	K_1＝7.52×10^{-3}
	K_3＝3.95×10^{-12}		K_2＝6.23×10^{-8}
HBrO	2.06×10^{-9}		K_3＝2.2×10^{-13}
H_3BO_3(293K)	7.3×10^{-10}	H_2S	K_1＝1.3×10^{-7}
H_2CO_3	K_1＝4.30×10^{-7}		K_2＝7.1×10^{-15}
	K_2＝5.61×10^{-11}	HSO_4^-	1.0×10^{-2}

续表

弱电解质	解离常数	弱电解质	解离常数
$H_2C_2O_4$	$K_1=5.90\times10^{-2}$ $K_2=6.40\times10^{-5}$	H_2SO_3	$K_1=1.3\times10^{-2}$ $K_2=6.3\times10^{-8}$
HCN	4.93×10^{-10}	A_2STO_3	$K_1=1.7\times10^{-10}$ $K_2=1.6\times10^{-12}$
H_2CrO_4	$K_1=1.8\times10^{-1}$ $K_2=3.20\times10^{-7}$	HCOOH	1.77×10^{-4}
HF	3.54×10^{-4}	CH_3COOH	1.76×10^{-5}
HIO	2.3×10^{-11}	$CH_2ClCOOH$	1.4×10^{-3}
HClO (291K)	2.95×10^{-5}	$CHCl_2COOH$	1.32×10^{-2}
HNO_2(285.5K)	4.6×10^{-4}	$NH_3\cdot H_2O$	1.77×10^{-5}
NH_4^+	5.64×10^{-10}	AgOH	1×10^{-2}
H_2O_2	2.4×10^{-12}	$Al(OH)_3$	$K_1=5\times10^{-9}$ $K_2=2\times10^{-10}$
$H_3C_6H_5O_7$ (柠檬酸,293K)	$K_1=7.1\times10^{-4}$ $K_2=1.68\times10^{-5}$ $K_3=4.1\times10^{-7}$	$Be(OH)_2$	$K_1=1.78\times10^{-6}$ $K_2=2.5\times10^{-9}$
C_6H_5OH	1.1×10^{-10}	$Ca(OH)_2$	$K_2=6\times10^{-2}$
C_6H_5COOH	6.2×10^{-5}	$Zn(OH)_2$	$K_1=8\times10^{-7}$

注:摘自 Robert C. Weast,“CRC Handbook Chemistry and Physics”,69ed.,1988~1989,D159~164(~0.1~0.01N).

2. 常见难溶电解质的溶度积 K_{sp} (298K)

难溶电解质	K_{sp}	难溶电解质	K_{sp}
AgI	8.51×10^{-17}	$Fe(OH)_2$	4.87×10^{-17}
AgBr	5.35×10^{-13}	$Fe(OH)_3$	2.64×10^{-39}
AgCl	1.77×10^{-10}	FeS	1.59×10^{-19}
Ag_2CO_3	8.54×10^{-12}	Hg_2Cl_2	1.45×10^{-18}
Ag_2CrO_4	1.12×10^{-12}	HgS	6.44×10^{-53}
Ag_2SO_4	1.20×10^{-5}	$MgCO_3$	6.82×10^{-6}
$Ag_2S(\alpha)$	6.69×10^{-50}	$Mg(OH)_2$	5.61×10^{-12}
$Ag_2S(\beta)$	1.09×10^{-49}	$Mn(OH)_2$	2.06×10^{-13}
$Al(OH)_3$	2×10^{-33}	MnS	4.65×10^{-14}
$BaCO_3$	2.58×10^{-9}	$Ni(OH)_2$	5.47×10^{-16}
BaC_rO_4	1.17×10^{-10}	NiS	1.07×10^{-21}
$BaSO_4$	1.07×10^{-10}	$PbCl_2$	1.17×10^{-5}
$CaCO_3$	4.96×10^{-9}	$PbCO_3$	1.46×10^{-13}
$CaC_2O_4\cdot H_2O$	2.34×10^{-4}	PbF_2	7.12×10^{-7}
$Ca_3(PO_4)_2$	2.07×10^{-33}	$PbCrO_4$	1.77×10^{-14}
CaF_2	1.46×10^{-10}	PbI_2	8.49×10^{-9}
$CaSO_4$	7.1×10^{-7}	PbS	9.04×10^{-29}
$Cd(OH)_2$	5.27×10^{-27}	$PbSO_4$	1.82×10^{-8}
CdS	1.4×10^{-29}	$Pb(OH)_2$	1.2×10^{-15}
$Co(OH)_2$(红)	1.09×10^{-15}	$SrCO_3$	5.60×10^{-10}
$Co(OH)_2$(蓝)	5.92×10^{-15}	$SrSO_4$	3.44×10^{-7}
$CoS(\alpha)$	4.0×10^{-25}	$ZnCO_3$	1.19×10^{-10}
$CoS(\beta)$	2.0×10^{-21}	$Zn(OH)_2$	6.68×10^{-17}
$Cr(OH)_3$	7.0×10^{-31}	CuS	1.27×10^{-36}
CuI	1.27×10^{-12}		

注:摘自 Robert C. Weast,“CRC Handbook Chemistry and Physics”,69ed.,1988~1989,B207~208.

3. 一些配离子的稳定常数

配离子	$K_{稳}$	配离子	$K_{稳}$
$[Ag(CN)_2]^-$	1.3×10^{21}	$[Fe(SCN)_2]^+$	2.3×10^3
$[Ag(NH_3)_2]^+$	1.1×10^7	$[HgCl_4]^{2-}$	1.2×10^{15}
$[Ag(SCN)_2]^-$	3.7×10^7	$[Hg(CN)_4]^{2-}$	2.5×10^{41}
$[Ag(S_2O_3)_2]^{3-}$	2.9×10^{13}	$[HgI_4]^{2-}$	6.8×10^{29}
$[Al(C_2O_4)_3]^{3-}$	2.0×10^{16}	$[Ni(CN)_4]^{2-}$	2.0×10^{31}
$[CdCl_4]^{2-}$	6.3×10^2	$[Ni(NH_3)_6]^{2+}$	5.5×10^8
$[Cd(CN)_4]^{2-}$	6.0×10^{18}	$[Pb(CN)_4]^{2-}$	1.0×10^{11}
$[Cd(NH_3)_4]^{2+}$	1.3×10^7	$[Zn(CN)_4]^{2-}$	5.0×10^{16}
$[Co(NH_3)_6]^{2+}$	1.3×10^5	$[Zn(NH_3)_4]^{2+}$	2.9×10^9
$[Co(NH_3)_6]^{3+}$	2.0×10^{35}	$[Zn(OH)_4]^{2-}$	4.6×10^{17}
$[Co(CNS)_4]^{2-}$	1.0×10^3	$[Fe(CN)_6]^{3-}$	1.0×10^{42}
$[Cu(CN)_4]^{2-}$	2.0×10^{30}	$[Fe(CN)_6]^{4-}$	1.0×10^{35}
$[Cu(NH_3)_4]^{2+}$	7.2×10^{13}	$[Cu(NH_3)_2]^+$	7.2×10^{10}
$[Cu(CN)_2]^-$	1.0×10^{24}	$[AlF_6]^{3-}$	6.9×10^{19}

注：摘自 Lange's Handbook of Chemistry，13ed. 1985(5)71～91.

四、标准电极电位（298K）

1. 在酸性溶液中

电极反应	$\varphi^\ominus/V$	电极反应	$\varphi^\ominus/V$
$Li^+ + e^- = Li$	−3.0401	$Ag^+ + e^- = Ag$	0.7996
$Cs^+ + e^- = Cs$	−3.026	$2NO_3^- + 4H^+ + 2e^- = N_2O_4 + 2H_2O$	0.803
$Rb^+ + e^- = Rb$	−2.98	$Hg^{2+} + 2e^- = Hg$	0.851
$K^+ + e^- = K$	−2.931	$SiO_2 + 4H^+ + 4e^- = Si + 2H_2O$	0.857
$Ba^{2+} + 2e^- = Ba$	−2.912	$Cu^{2+} + I^- + e^- = CuI$	0.86
$Sr^{2+} + 2e^- = Sr$	−2.89	$2HNO_2 + 4H^+ + 4e^- = H_2N_2O_2 + 2H_2O$	0.86
$Ca^{2+} + 2e^- = Ca$	−2.868	$2Hg^{2+} + 2e^- = Hg_2^{2+}$	0.920
$Na^+ + e^- = Na$	−2.71	$NO_3^- + 3H^+ + 2e^- = HNO_2 + H_2O$	0.934
$Mg^{2+} + 2e^- = Mg$	−2.372	$Pd^{2+} + 2e^- = Pd$	0.951
$H_2(g) + 2e^- = 2H^-$	−2.23	$NO_3^- + 4H^+ + 3e^- = NO + 2H_2O$	0.957
$AlF_6^{3-} + 3e^- = Al + 6F^-$	−2.069	$HNO_2 + H^+ + e^- = NO + H_2O$	0.983
$Be^{2+} + 2e^- = Be$	−1.847	$HIO + H^+ + 2e^- = I^- + H_2O$	0.987
$Al^{3+} + 3e^- = Al$	−1.662	$VO_2^+ + 2H^+ + e^- = VO^{2+} + H_2O$	0.991
$Mn^{2+} + 2e^- = Mn$	−1.185	$V(OH)_4^+ + 2H^+ + e^- = VO^{2+} + 3H_2O$	1.00
$Cr^{2+} + 2e^- = Cr$	−0.913	$N_2O_4 + 4H^+ + 4e^- = 2NO + 2H_2O$	1.035
$Ti^{3+} + e^- = Ti^{2+}$	−0.9	$N_2O_4 + 2H^+ + 2e^- = 2HNO_2$	1.065
$H_3BO_3 + 3H^+ + 3e^- = B + 3H_2O$	−0.8698	$IO_3^- + 6H^+ + 6e^- = I^- + 3H_2O$	1.085
$Zn^{2+} + 2e^- = Zn$	−0.7618	$Br_2(aq) + 2e^- = 2Br^-$	1.0873
$Cr^{3+} + 3e^- = Cr$	−0.744	$SeO_4^{2-} + 4H^+ + 2e^- = H_2SeO_3 + H_2O$	1.151
$As + 3H^+ + 3e^- = AsH_3$	−0.608	$ClO_3^- + 2H^+ + e^- = ClO_2 + H_2O$	1.152
$H_3PO_2 + H^+ + e^- = P + 2H_2O$	−0.508	$Pt^{2+} + 2e^- = Pt$	1.18
$H_3PO_3 + 2H^+ + 2e^- = H_3PO_2 + H_2O$	−0.499	$ClO_4^- + 2H^+ + 2e^- = ClO_3^- + H_2O$	1.189
$2CO_2 + 2H^+ + 2e^- = H_2C_2O_4$	−0.49	$2IO_3^- + 12H^+ + 10e^- = I_2 + 6H_2O$	1.195
$Fe^{2+} + 2e^- = Fe$	−0.447	$ClO_3^- + 3H^+ + 2e^- = HClO_2 + H_2O$	1.214
$Cr^{3+} + e^- = Cr^{2+}$	−0.407	$MnO_2 + 4H^+ + 2e^- = Mn^{2+} + 2H_2O$	1.224
$Cd^{2+} + 2e^- = Cd$	−0.4030	$ClO_2 + H^+ + e^- = HClO_2$	1.277
$Se + 2H^+ + 2e^- = H_2Se(aq)$	−0.399	$2HNO_2 + 4H^+ + 4e^- = N_2O + 3H_2O$	1.297
$PbI_2 + 2e^- = Pb + 2I^-$	−0.365	$Cr_2O_7^{2-} + 14H^+ + 6e^- = 2Cr^{3+} + 7H_2O$	1.33
$PbSO_4 + 2e^- = Pb + SO_4^{2-}$	−0.3588	$HBrO + H^+ + 2e^- = Br^- + H_2O$	1.331

续表

电极反应	$\varphi^{\ominus}$/V	电极反应	$\varphi^{\ominus}$/V
$Co^{2+}+2e^{-}=Co$	−0.28	$HCrO_4^{-}+7H^{+}+3e^{-}=Cr^{3+}+4H_2O$	1.350
$H_3PO_4+2H^{+}+2e^{-}=H_3PO_3+H_2O$	−0.276	$Cl_2(g)+2e^{-}=2Cl^{-}$	1.3583
$PbCl_2+2e^{-}=Pb+2Cl^{-}$	−0.2675	$ClO_4^{-}+8H^{+}+8e^{-}=Cl^{-}+4H_2O$	1.389
$Ni^{2+}+2e^{-}=Ni$	−0.257	$ClO_4^{-}+8H^{+}+7e^{-}=1/2Cl_2+4H_2O$	1.39
$AgI+e^{-}=Ag+I^{-}$	−0.1522	$BrO_3^{-}+6H^{+}+6e^{-}=Br^{-}+3H_2O$	1.423
$Sn^{2+}+2e^{-}=Sn$	−0.1375	$2HIO+2H^{+}+2e^{-}=I_2+2H_2O$	1.439
$Pb^{2+}+2e^{-}=Pb$	−0.1262	$ClO_3^{-}+6H^{+}+6e^{-}=Cl^{-}+3H_2O$	1.451
$CO_2(g)+2H^{+}+2e^{-}=CO+H_2O$	−0.12	$PbO_2+4H^{+}+2e^{-}=Pb^{2+}+2H_2O$	1.455
P(白磷)$+3H^{+}+3e^{-}=PH_3(g)$	−0.063	$ClO_3^{-}+6H^{+}+5e^{-}=1/2Cl_2+3H_2O$	1.47
$Hg_2I_2+2e^{-}=2Hg+2I^{-}$	−0.0405	$HClO+H^{+}+2e^{-}=Cl^{-}+H_2O$	1.482
$Fe^{3+}+3e^{-}=Fe$	−0.037	$BrO_3^{-}+6H^{+}+5e^{-}=l/2Br_2+3H_2O$	1.482
$2H^{+}+2e^{-}=H_2$	0.0000	$Au^{3+}+3e^{-}=Au$	1.498
$AgBr+e^{-}=Ag+Br^{-}$	0.07133	$MnO_4^{-}+8H^{+}+5e^{-}=Mn^{2+}+4H_2O$	1.507
$S_4O_6^{2-}+2e^{-}=2S_2O_3^{2-}$	0.08	$Mn^{3+}+e^{-}=Mn^{2+}$	1.5415
$S+2H^{+}+2e^{-}=H_2S(aq)$	0.142	$HClO_2+3H^{+}+4e^{-}=Cl^{-}+2H_2O$	1.570
$Sn^{4+}+2e^{-}=Sn^{2+}$	0.151	$HBrO+H^{+}+e^{-}=l/2Br_2(aq)+H_2O$	1.574
$Sb_2O_3+6H^{+}+6e^{-}=2Sb+3H_2O$	0.152	$2NO+2H^{+}+2e^{-}=N_2O+H_2O$	1.591
$Cu^{2+}+e^{-}=Cu^{+}$	0.153	$H_5IO_6+H^{+}+2e^{-}=IO_3^{-}+3H_2O$	1.601
$SO_4^{2-}+4H^{+}+2e^{-}=H_2SO_3+H_2O$	0.172	$HClO+H^{+}+e^{-}=1/2Cl_2+H_2O$	1.611
$SbO^{+}+2H^{+}+3e^{-}=Sb+H_2O$	0.212	$HClO_2+2H^{+}+2e^{-}=HClO+H_2O$	1.645
$AgCl+e^{-}=Ag+Cl^{-}$	0.22233	$NiO_2+4H^{+}+2e^{-}=Ni^{2+}+2H_2O$	1.678
$HAsO_2+3H^{+}+3e^{-}=As+2H_2O$	0.248	$MnO_4^{-}+4H^{+}+3e^{-}=MnO_2+2H_2O$	1.679
$Hg_2Cl_2+2e^{-}=2Hg+2Cl^{-}$(饱和 KCl)	0.26808	$PbO_2+SO_4^{2-}+4H^{+}+2e^{-}=PbSO_4+2H_2O$	1.6913
$BiO^{+}+2H^{+}+3e^{-}=Bi+H_2O$	0.320	$Au^{+}+e^{-}=Au$	1.692
$2HCNO+2H^{+}+2e^{-}=(CN)_2+2H_2O$	0.330	$Ce^{4+}+e^{-}=Ce^{3+}$	1.72
$Cu^{2+}+2e^{-}=Cu$	0.3419	$N_2O+2H^{+}+2e^{-}=N_2+H_2O$	1.766
$Ag_2CrO_4+2e^{-}=2Ag+CrO_4^{2-}$	0.4470	$H_2O_2+2H^{+}+2e^{-}=2H_2O$	1.776
$H_2SO_3+4H^{+}+4e^{-}=S+3H_2O$	0.449	$Co^{3+}+e^{-}=Co^{2+}$ $(2mol\cdot L^{-1}H_2SO_4)$	1.83
$Cu^{+}+e^{-}=Cu$	0.521	$Ag^{2+}+e^{-}=Ag^{+}$	1.980
$I_2+2e^{-}=2I^{-}$	0.5355	$S_2O_8^{2-}+2e^{-}=2SO_4^{2-}$	2.010
$I_3^{-}+2e^{-}=3I^{-}$	0.536	$O_3+2H^{+}+2e^{-}=O_2+H_2O$	2.076
$H_3AsO_4+2H^{+}+2e^{-}=HAsO_2+2H_2O$	0.560	$F_2O+2H^{+}+4e^{-}=H_2O+2F^{-}$	2.153
$[PtCl_6]^{2-}+2e^{-}=[PtCl_4]^{2-}+2Cl^{-}$	0.68	$FeO_4^{2-}+8H^{+}+3e^{-}=Fe^{3+}+4H_2O$	2.20
$[PtCl_4]^{2-}+2e^{-}=Pt+4Cl^{-}$	0.755	$O(g)+2H^{+}+2e^{-}=H_2O$	2.421
$H_2SeO_3+4H^{+}+4e^{-}=Se+3H_2O$	0.74	$F_2+2e^{-}=2F^{-}$	2.866
$Fe^{3+}+e^{-}=Fe^{2+}$	0.771	$F_2+2H^{+}+2e^{-}=2HF$	3.053
$Hg_2{}^{2+}+2e^{-}=2Hg$	0.7973		

2. 在碱性溶液中

电极方程式	$\varphi^{\ominus}$/V	电极方程式	$\varphi^{\ominus}$/V
$Ca(OH)_2+2e^{-}=Ca+2OH^{-}$	−3.02	$Fe(OH)_3+e^{-}=Fe(OH)_2+OH^{-}$	−0.56
$Ba(OH)_2+2e^{-}=Ba+2OH^{-}$	−2.99	$S+2e^{-}=S^{2-}$	−0.47627
$La(OH)_3+3e^{-}=La+3OH^{-}$	−2.90	$Bi_2O_3+3H_2O+6e^{-}=2Bi+6OH^{-}$	−0.46
$Sr(OH)_2\cdot 8H_2O+2e^{-}=Sr+2OH^{-}+8H_2O$	−2.88	$NO_2^{-}+H_2O+e^{-}=NO+2OH^{-}$	−0.46
$Mg(OH)_2+2e^{-}=Mg+2OH^{-}$	−2.690	$[Co(NH_3)_6]^{2+}+2e^{-}=Co+6NH_3$	−0.422
$Be_2O_3^{2-}+3H_2O+4e^{-}=2Be+6OH^{-}$	−2.63	$SeO_3^{2-}+3H_2O+4e^{-}=Se+6OH^{-}$	−0.366
$HfO(OH)_2+H_2O+4e^{-}=Hf+4OH^{-}$	−2.50	$Cu_2O+H_2O+2e^{-}=2Cu+2OH^{-}$	−0.360
$H_2ZrO_3+H_2O+4e^{-}=Zr+4OH^{-}$	−2.36	$Tl(OH)+e^{-}=Tl+OH^{-}$	−0.34
$H_2AlO_3^{-}+H_2O+3e^{-}=Al+4OH^{-}$	−2.33	$[Ag(CN)_2]^{-}+e^{-}=Ag+2CN^{-}$	−0.31

续表

电极方程式	$\varphi^{\ominus}$/V	电极方程式	$\varphi^{\ominus}$/V
$H_2PO_2^- + e^- = P + 2OH^-$	−1.82	$Cu(OH)_2 + 2e^- = Cu + 2OH^-$	0.222
$H_2BO_3^- + H_2O + 3e^- = B + 4OH^-$	−1.79	$CrO_4^{2-} + 4H_2O + 3e^- = Cr(OH)_3 + 5OH^-$	−0.13
$HPO_3^{2-} + 2H_2O + 3e^- = P + 5OH^-$	−1.71	$[Cu(NH_3)_2]^+ + e^- = Cu + 2NH_3$	−0.12
$SiO_3^{2-} + 3H_2O + 4e^- = Si + 6OH^-$	−1.697	$O_2 + H_2O + 2e^- = HO_2^- + OH^-$	−0.076
$HPO_3^{2-} + 2H_2O + 2e^- = H_2PO_2^- + 3OH^-$	−1.65	$AgCN + e^- = Ag + CN^-$	−0.017
$Mn(OH)_2 + 2e^- = Mn + 2OH^-$	−1.56	$NO_3^- + H_2O + 2e^- = NO_2^- + 2OH^-$	0.01
$Cr(OH)_3 + 3e^- = Cr + 3OH^-$	−1.48	$SeO_4^{2-} + H_2O + 2e^- = SeO_3^{2-} + 2OH^-$	0.05
$[Zn(CN)_4]^{2-} + 2e^- = Zn + 4CN^-$	−1.26	$Pd(OH)_2 + 2e^- = Pd + 2OH^-$	0.07
$Zn(OH)_2 + 2e^- = Zn + 2OH^-$	−1.249	$S_4O_6^{2-} + 2e^- = 2S_2O_3^{2-}$	0.08
$H_2GaO_3^- + H_2O + 2e^- = Ga + 4OH^-$	−1.219	$HgO + H_2O + 2e^- = Hg + 2OH^-$	0.0977
$ZnO_2{}^{2-} + 2H_2O + 2e^- = Zn + 4OH^-$	−1.215	$[Co(NH_3)_6]^{3+} + e^- = [Co(NH_3)_6]^{2+}$	0.108
$CrO_2^- + 2H_2O + 3e^- = Cr + 4OH^-$	−1.2	$Pt(OH)_2 + 2e^- = Pt + 2OH^-$	0.14
$Te + 2e^- = Te^{2-}$	−1.143	$Co(OH)_3 + e^- = Co(OH)_2 + OH^-$	0.17
$PO_4{}^{3-} + 2H_2O + 2e^- = HPO_3^{2-} + 3OH^-$	−1.05	$PbO_2 + H_2O + 2e^- = PbO + 2OH^-$	0.247
$[Zn(NH_3)_4]^{2+} + 2e^- = Zn + 4NH_3$	−1.04	$IO_3^- + 3H_2O + 6e^- = I^- + 6OH^-$	0.26
$WO_4^{2-} + 4H_2O + 6e^- = W + 8OH^-$	−1.01	$ClO_3^- + H_2O + 2e^- = ClO_2^- + 2OH^-$	0.33
$HGeO_3^- + 2H_2O + 4e^- = Ge + 5OH^-$	−1.0	$Ag_2O + H_2O + 2e^- = 2Ag + 2OH^-$	0.342
$[Sn(OH)_6]^{2-} + 2e^- = HSnO_2^- + H_2O + 3OH^-$	−0.93	$[Fe(CN)_6]^{3-} + e^- = [Fe(CN)_6]^{4-}$	0.358
$SO_4^{2-} + H_2O + 2e^- = SO_3^{2-} + 2OH^-$	−0.93	$ClO_4^- + H_2O + 2e^- = ClO_3^- + 2OH^-$	0.36
$Se + 2e^- = Se^{2-}$	−0.924	$[Ag(NH_3)_2]^+ + e^- = Ag + 2NH_3$	0.373
$HSnO_2^- + H_2O + 2e^- = Sn + 3OH^-$	−0.909	$O_2 + 2H_2O + 4e^- = 4OH^-$	0.401
$P + 3H_2O + 3e^- = PH_3(g) + 3OH^-$	−0.87	$IO^- + H_2O + 2e^- = I^- + 2OH^-$	0.485
$2NO_3^- + 2H_2O + 2e^- = N_2O_4 + 4OH^-$	−0.85	$NiO_2 + 2H_2O + 2e^- = Ni(OH)_2 + 2OH^-$	0.490
$2H_2O + 2e^- = H_2 + 2OH^-$	−0.8277	$MnO_4^- + e^- = MnO_4^{2-}$	0.558
$Cd(OH)_2 + 2e^- = Cd(Hg) + 2OH^-$	−0.809	$MnO_4^- + 2H_2O + 3e^- = MnO_2 + 4OH^-$	0.595
$Co(OH)_2 + 2e^- = Co + 2OH^-$	−0.73	$MnO_4^{2-} + 2H_2O + 2e^- = MnO_2 + 4OH^-$	0.60
$Ni(OH)_2 + 2e^- = Ni + 2OH^-$	−0.72	$2AgO + H_2O + 2e^- = Ag_2O + 2OH^-$	0.607
$AsO_4{}^{3-} + 2H_2O + 2e^- = AsO_2^- + 4OH^-$	−0.71	$BrO_3^- + 3H_2O + 6e^- = Br^- + 6OH^-$	0.61
$Ag_2S + 2e^- = 2Ag + S^{2-}$	−0.691	$ClO_3^- + 3H_2O + 6e^- = Cl^- + 6OH^-$	0.62
$AsO_2^- + 2H_2O + 3e^- = As + 4OH^-$	−0.68	$ClO_2^- + H_2O + 2e^- = ClO^- + 2OH^-$	0.66
$SbO_2^- + 2H_2O + 3e^- = Sb + 4OH^-$	−0.66	$H_3IO_6^{2-} + 2e^- = IO_3^- + 3OH^-$	0.7
$ReO_4^- + 2H_2O + 3e^- = ReO_2 + 4OH^-$	−0.59	$ClO_2^- + 2H_2O + 4e^- = Cl^- + 4OH^-$	0.76
$SbO_3^- + H_2O + 2e^- = SbO_2^- + 2OH^-$	−0.59	$BrO^- + H_2O + 2e^- = Br^- + 2OH^-$	0.761
$ReO_4^- + 4H_2O + 7e^- = Re + 8OH^-$	−0.584	$ClO^- + H_2O + 2e^- = Cl^- + 2OH^-$	0.841
$2SO_3^{2-} + 3H_2O + 4e^- = S_2O_3^{2-} + 6OH^-$	−0.58	$ClO_2(g) + e^- = ClO_2^-$	0.95
$TeO_3^{2-} + 3H_2O + 4e^- = Te + 6OH^-$	−0.57	$O_3 + H_2O + 2e^- = O_2 + 2OH^-$	1.24

知识训练参考答案

课题一　药物剂型必备的分散系与溶液知识

一、填空题

1. $c_B=\frac{n_B}{V}$；$\rho_B=\frac{m_B}{V}$；$b_B=\frac{n_B}{m_A}$；$w_B=\frac{m_B}{m}$；$\varphi_B=\frac{V_B}{V}$；$x_B=\frac{n_B}{n_A+n_B}$

2. 溶液稀释前后，溶质的量（物质的量或质量）不变，即 $c_1V_1=c_2V_2$。

3. 有半透膜存在和存在浓度差；从稀溶液向浓溶液渗透。

4. $280\sim320\text{mmol}\cdot\text{L}^{-1}$。$308\text{mmol}\cdot\text{L}^{-1}$，等渗溶液。溶血，高，等渗。

5. 亲水基团和疏水基团。

6. 增溶、乳化、润湿、消毒、起泡、消泡等。

二、选择题

1. A　2. B　3. C　4. C　5. A　6. A　7. B　8. B　9. C

三、计算题

1. 解　已知：$\rho_1=112\text{g}\cdot\text{L}^{-1}$，$c_2=1/6\text{mol}\cdot\text{L}^{-1}$，$V_2=300\text{mL}$，$M=112\ \text{g}\cdot\text{mol}^{-1}$，求 $V_1=?$

$$\frac{\rho_1V_1}{M}=c_2V_2$$

$$V_1=\frac{c_2V_2M}{\rho_1}$$

$$=\frac{1/6\text{mol}\cdot\text{L}^{-1}\times300\text{mL}\times112\text{g}\cdot\text{mol}^{-1}}{112\text{g}\cdot\text{L}^{-1}}$$

$$=50\text{mL}$$

所以　　$n=50/10=5$ 支

2. 解　已知：$w_1=37\%$，$\rho(\text{HCl})=1.19\text{g}\cdot\text{mL}^{-1}$，$c_2=0.10\text{mol}\cdot\text{L}^{-1}$，$V_2=1000\text{mL}$，$M=36.5\text{g}\cdot\text{mol}^{-1}$，求 $V_1=?$

$$\frac{w_1\rho V_1}{M}=c_2V_2$$

$$V_1=\frac{c_2V_2M}{w_1\rho}$$

$$=\frac{0.1\times1000\times10^{-3}\times36.5}{1.19\times37\%}$$

$=8.3(\mathrm{mL})$

所以　　　　　　需要 37%浓盐酸 8.3mL

3. 解　已知：$t_f=-0.53℃$，$K_f=1.86$，求：$c_B=?$ $\Pi=?$

$$b_B=\frac{\Delta T_f}{K_f}=\frac{\Delta t_f}{K_f}=\frac{0-(-0.53)}{1.86}$$

$$=0.285(\mathrm{g}\cdot\mathrm{L}^{-1})$$

对于稀溶液，$c_B\approx b_B=0.285\mathrm{mol}\cdot\mathrm{L}^{-1}$，介于 $0.280\sim0.320\mathrm{mol}\cdot\mathrm{L}^{-1}$ 之间，为等渗溶液。

$\Pi=b_BRT=0.285\times8.314\times(273+37)=734.5(\mathrm{kPa})$

课题二　溶液中进行的无机药物一般鉴别

一、选择题

1. H　2. F　3. D　4. B　5. C　6. G　7. A　8. E

二、配伍题

1. F　2. E　3. D　4. C　5. A　6. B

课题三　决定药物性质的结构理论

1. 略。

2.（1）错，“s 电子绕核旋转，其轨迹为球体，而 p 电子云是∞字形的。”

（2）错，“主量子数为 3 时，有 3s、3p、3d 三个亚层。”

3. 略。

4.（1）3，9；（2）12；（3）$1s^22s^22p^4$，$1s^22s^22p^63s^23p^5$（4）$3n^2$

5.（1）s 区，56 号元素，钡，Ba；（2）p 区，33 号元素，砷，As；（3）ds 区，48 号元素，镉，Cd；（4）d 区，25 号元素，锰，Mn

6. 略。

7.

元素	原子序数	周期	族数(主副族)	区	外层电子结构	最高氧化数
A	17		ⅦA	p	$3s^23p^5$	
B	53	5	ⅦA	p		+7
C		4	ⅠA	s	$4s^1$	+1
D	30				$3d^{10}4s^2$	+2

8. 略。

9.（1）色散力；（2）色散力、诱导力、取向力、氢键；（3）色散力、诱导力、取向力；（4）色散力、诱导力；（5）无。

课题四　药物性质的规律性

一、选择题

1. D　2. D　3. B　4. A　5. C　6. BC　7. C

二、判断题

1. √　2. ×　3. √　4. ×　5. ×

三、配伍题

依次为：A C B E F D

四、简答题

1. 答：碱金属和碱土金属氢氧化物的碱性都是从上到下依次增强、溶解性增大。碱性变化的原因是同族元素随着原子序数的增加，离子半径增大，金属离子与羟基的静电引力减弱，导致氢氧化物的碱性增强。而氢氧化物的溶解性递变规律是因为随着阳离子半径的增大，阳离子与阴离子之间的吸引力减小，易被溶剂分子分开而溶解。

2. 答：(1) 同两性金属反应；(2) 同非金属硼、硅反应；(3) 遇卤素等非金属时，非金属发生歧化；(4) 能与酸进行中和反应，生成盐和水；(5) 与酸性氧化物反应生成盐和水。

氢氧化钠的用途是常用于矿物原料和硅酸盐试样的分解。

氢氧化钙的用途是在工业上往往使用它的悬浮液，即石灰乳。

3. 答：氧族元素的氢化物有 H_2O，H_2S，H_2Se，H_2Te；卤族元素的氢化物有 HF，HCl，HBr，HI。

(1) 酸性 $H_2O<H_2S<H_2Se<H_2Te$

$$HF<HCl<HBr<HI$$

卤族元素氢化物的酸性强于同周期的氧族元素的氢化物。

(2) 还原性 $H_2O<H_2S<H_2Se<H_2Te$

$$HF<HCl<HBr<HI$$

卤族元素氢化物的还原性弱于同周期氧族元素的氢化物。

(3) 热稳定性 $H_2O>H_2S>H_2Se>H_2Te$

$$HF>HCl>HBr>HI$$

卤族元素氢化物的热稳定性比同周期的氧族元素氢化物热稳定性高。可见，氧族元素氢化物与卤族元素氢化物的性质递变规律相同。

4. 答：H_2SO_4 没 $HClO_4$ 酸性强，H_2SO_4 氧化性强，$HClO_4$ 热稳定性强。

5. (1)$Fe^{3+}+nSCN=\!=\!=[Fe(SCN)_n]^{3-n}$ $(n=1\sim6)$，血红色，加入铁粉后，铁粉将 Fe^{3+} 还原，生成的 Fe^{2+} 不与 SCN^- 生成有色的配合物，因而血红色消失。

$$2[Fe(SCN)_n]^{3-n}+Fe=\!=\!=3Fe^{2+}+2nSCN^-$$

(2) 在水溶液中 Fe^{3+} 将 I^- 氧化得不到 FeI_2：

$$2Fe^{3+}+I^-=\!=\!=2Fe^{2+}+I_2$$

6. 答：(1) $$Cr^{3+}+3OH^-=\!=\!=Cr(OH)_3\downarrow \text{（灰蓝色）}$$

$$Cr(OH)_3+OH^-=\!=\!=[Cr(OH)_4]^-$$

$$2[Cr(OH)_4]^-+3Br_2+8OH^-=\!=\!=2CrO_4^{2-}\text{（黄色）}+8H_2O+6Br^-$$

$$2[Cr(OH)_4]^-+3H_2O_2+2OH^-=\!=\!=2CrO_4^{2-}\text{（黄色）}+8H_2O$$

(2) $$2BaCrO_4+4HCl=\!=\!=2BaCl_2+H_2Cr_2O_7+H_2O$$

$$H_2Cr_2O_7+12HCl=\!=\!=2CrCl_3+3Cl_2\uparrow+7H_2O$$

$$2BaCrO_4+16HCl=\!=\!=2BaCl_2+8H_2O+3Cl_2\uparrow+2CrCl_3$$

Cr（Ⅲ）的配离子 $[Cr(H_2O)_4Cl_2]^+$ 为绿色

(3) $$Cr_2O_7^{2-}+3Zn+14H^+=\!=\!=2Cr^{3+}+3Zn^{2+}+7H_2O$$

$$2Cr^{3+}+Zn=\!=\!=2Cr^{2+}\text{（蓝色）}+Zn^{2+}$$

$$4Cr^{2+}+O_2+4H^+=\!=\!=4Cr^{3+}+2H_2O$$

(4) $$3H_2S+Cr_2O_7^{2-}+8H^+=\!=\!=2Cr^{3+}+3S\downarrow+7H_2O$$

7. 答：分别取少量固体加入干燥的试管中，再做以下实验。

加入稀盐酸即有 Cl_2 气放出的是 KClO：$KClO+2HCl=\!=\!=KCl+Cl_2+H_2O$

加入浓盐酸有 Cl_2 与放出且溶液变黄的是 $KClO_3$：

$$8KClO_3+24HCl(浓)=\!=\!=9Cl_2\uparrow+8KCl+6ClO_2(黄)+12H_2O$$

另一种则为 $KClO_4$。

8. 答：HClO，$HClO_2$，$HClO_3$，$HClO_4$

酸性：$HClO_4>HClO_3>HClO_2>HClO$

热稳定性：$HClO_4>HClO_3>HClO>HClO_2$

氧化性：$HClO_2>HClO>HClO_3>HClO_4$

9. 答：$ZnCl_2$ 浓溶液水解有显著的酸性：

$$ZnCl_2+H_2O\longrightarrow H[ZnCl_2OH]或 H_2[ZnCl_2(OH)_2]$$

能去除铁皮表面的氧化物：

$$FeO+H_2[ZnCl_2(OH)_2]\longrightarrow Fe[ZnCl_2(OH)_2]+H_2O$$

课题五　药物在人体内外的反应原理

1. (1) B (2) B (3) B

2. 略。

3. (1) 平衡浓度 $CO_2=0.25mol\cdot L^{-1}$，$H_2=1.25mol\cdot L^{-1}$，$CO=0.75mol\cdot L^{-1}$，$H_2O=0.75mol\cdot L^{-1}$，75%，27.28%。(2) 反应速率 $N_2=0.5mol\cdot L^{-1}\cdot s^{-1}$，$H_2=1.5mol\cdot L^{-1}\cdot s^{-1}$，$NH_3=1.0mol\cdot L^{-1}\cdot s^{-1}$，$K_c=7.3\times10^{-3}$，40%

课题六　化学平衡原理的运用

一、填空题

1. A，B，C D E，F。

2. B，A C E，D。

3. 不变，不变。

4. 1.1×10^{-28}。

5. −2，0，+2，+4；−3，+1，+2，+4，+5。

6. Cu^{2+}/Cu，$Cu^{2+}+2e\longrightarrow Cu(s)$；$AgCl/Ag$，$Ag(s)+Cl^-\longrightarrow AgCl(s)+e$

$$2Ag(s)+Cu^{2+}+2Cl^-\rightleftharpoons 2AgCl(s)+Cu(s)。$$

7. 逆反应方向。

二、选择题

1. C　2. D　3. B　4. C　5. A　6. D　7. D　8. C　9. C　10. A

三、简答题

1. (1) HCN/CN^-，H_3O^+/H_2O，$K_a=\dfrac{[H^+][CN^-]}{[HCN]}$

(2) HS^-/S^{2-}，H_2O/OH^-，$K_b=\dfrac{[HS^-][OH^-]}{[S^{2-}]}$

(3) $H_3PO_4/H_2PO_4^-$，H_3O^+/H_2O，$K_a=\dfrac{[H^+][H_2PO_4^-]}{[H_3PO_4]}$

2. 答：用 Na_2CO_3 溶液好，因为 Na_2CO_3 在水中完全解离，$Na_2CO_3=\!=\!=2Na^++CO_3^{2-}$。若只有 H_2CO_3 溶液，可以加入 NaOH，发生反应 $2NaOH+H_2CO_3=\!=\!=Na_2CO_3+2H_2O$；$Na_2CO_3$ 在水中完全解离，可使 CO_3^{2-} 浓度增大。

3. 答：$Q_c=\!=\!=K_{sp}$，为饱和溶液；$Q_c>K_{sp}$，溶液处于过饱和状态，析出沉淀；$Q_c<$

K_{sp}，是不饱和溶液，沉淀溶解。沉淀生成的必要条件是 $Q_c > K_{sp}$，溶解的必要条件是 $Q_c < K_{sp}$。

4. 答：$Ca_5(PO_4)_3OH + F^- \longrightarrow Ca_5(PO_4)_3F + OH^-$

5. 配平下列方程式，并指出各反应中的氧化剂和还原剂。

(1) $Cl_2 + 2OH^- \longrightarrow Cl^- + ClO^- + H_2O$

氧化剂：Cl_2；还原剂：Cl_2

(2) $Cr_2O_7^{2-} + 6I^- + 14H^+ \longrightarrow 2Cr^{3+} + 3I_2 + 7H_2O$

氧化剂：CrO_7^{2-}；还原剂：I^-

(3) $I_2 + 2Na_2S_2O_3 \longrightarrow 2NaI + Na_2S_4O_6$

氧化剂：I_2；还原剂：$Na_2S_2O_3$

6. 答：因为 AgCl 会和氨配合，反应方程式：$AgCl + 2(NH_3 \cdot H_2O) \rightleftharpoons Ag(NH_3)_2Cl + 2H_2O$，生成 $Ag(NH_3)_2Cl$ 配合物，所以沉淀溶解；当加入 HNO_3 之后，会消耗溶液中的 $NH_3 \cdot H_2O$，反应方程式：$HNO_3 + NH_3 \rightleftharpoons NH_4NO_3$，氨水减少，配位反应向逆反应方向移动，AgCl 沉淀析出。

四、计算题

1. 计算下列各溶液的 pH。

解：(1) $pH = -\lg[H^+] = -\lg 0.01 = 2$

(2) $c/K_b \geqslant 500$

$$[OH^-] = \sqrt{cK_b} = \sqrt{0.01 \times 1.77 \times 10^{-5}} = 4.2 \times 10^{-4} (mol \cdot L^{-1})$$

$$pOH = -\lg[OH^-] = -\lg 4.2 \times 10^{-4} = 3.38$$

$$pH = 14 - pOH = 14 - 3.38 = 10.62$$

2. 解：设应加入 x mLCH_3COOH 溶液

$$pH = pK_a + \lg \frac{n(共轭碱)}{n(共轭酸)}$$

$$5.0 = 4.76 + \lg \frac{1.0 \times 125}{6.0 \times x}$$

解得：

$$x = 12(mL)$$

所以应加入 12mL CH_3COOH 溶液。

3. 解：$c(Cu^{2+}) = 1.0 \times 10^{-3} mol \cdot L^{-1}$

$$\Delta E = [\varphi^{\ominus}(Cu^{2+}/Cu) - \varphi^{\ominus}(Ag^{2+}/Ag)][\varphi(Cu^{2+}/Cu) - \varphi^{\ominus}(Ag^{2+}/Ag)]$$

$$= \varphi^{\ominus}(Cu^{2+}/Cu) - \varphi(Cu^{2+}/Cu)$$

$$= \varphi^{\ominus}(Cu^{2+}/Cu) - \left\{\varphi^{\ominus}(Cu^{2+}/Cu) + \frac{0.059}{n}\lg[Cu^{2+}]\right\}$$

$$= -\frac{0.059}{2}\lg 1.0 \times 10^{-3}$$

$$= 0.088 (V)$$

课题七　化学分析法概述

一、简答题

1. 名词解释

(1) 精密度：指在规定的条件下，同一份均匀供试品，经多次取样测定所得结果之间的接近程度。

（2）系统误差：系统误差是由分析过程中某些固定的、经常性的因素所引起的。具有重复性、单向性和可测性的特点。

（3）有效数字修约原则：遵循“四舍六入五留双”。即，当尾数≤4 时将其舍去；尾数≥6 时就进一位；如果尾数为“5”时，“5”后面还有非零数字进位；“5”为末尾数或后面的数字为零时，则“5”前为奇数进位，“5”前为偶数舍去。

（4）化学计量点：在滴定反应中，加入的标准溶液与被测物质定量反应完全时，反应即到达“化学计量点”。

（5）标准溶液：已知准确浓度的试剂溶液。在滴定分析中常用作滴定剂。

（6）滴定度：指每毫升滴定剂溶液相当于被测物质的质量（克或毫克）或质量分数。

$$T_{\mathrm{T/B}}=\frac{m(\mathrm{B})}{V(\mathrm{T})}$$

2. 答：准确度表示测量值与真实值接近的程度，用误差来衡量；精密度表示平行测量间相互接近的程度，用偏差来衡量；精密度是准确度的前提条件。在消除系统误差的前提下，偏差可以用来衡量测量结果的准确程度。

3. 答：同一试样的多次平行测定值的偶然误差服从正态分布。

4. 答：若将未密封的 $H_2C_2O_4 \cdot 2H_2O$ 基准物质长期置于放有干燥剂的干燥器中，会使它失去结晶水。用它标定 NaOH 溶液浓度时，消耗 NaOH 溶液的体积偏高，因为 NaOH 溶液浓度与其体积成反比，最终使结果偏低。

5. 答：因为分析天平的称量误差为±0.2mg，故读数的相对误差 $E_a=\pm0.0002$g。

分别称取试样 0.1g 和 1g，称量的相对误差为：

$$E_r(0.1\mathrm{g})=\frac{E_a}{x_T}\times100\%=\frac{\pm0.0002}{0.1000}\times100\%=\pm0.2\%$$

$$E_r(1\mathrm{g})=\frac{E_a}{x_T}\times100\%=\frac{\pm0.0002}{0.1000}\times100\%=\pm0.02\%$$

说明两物体称量的绝对误差相等，但是相对误差不相等。也就是说当测定的量较大时，相对误差较小，测量的准确度较高。

6. 下列数据各包含了几位有效数字

（1）三位 （2）五位 （3）四位 （4）两位 （5）两位 （6）两位 （7）两位 （8）一位

二、计算题

1. 解 根据题意得：(1)

$$\begin{aligned}\bar{x}&=\frac{x_1+x_2+\cdots+x_n}{5}\\&=\frac{65.21\%+65.23\%+65.41\%+65.40\%+65.29\%}{5}\times100\%\\&=65.31\%\end{aligned}$$

$$\begin{aligned}\bar{d}&=\frac{1}{n}\sum_{i=1}^{n}|d_i|\frac{1}{n}\sum_{i=1}^{n}|x_i-\bar{x}|\\&=\frac{0.10\%+0.08\%+0.10\%+0.09\%+0.02\%}{5}\times100\%\\&=0.078\%\end{aligned}$$

(2) $\bar{d}_r=\frac{\bar{d}}{x}\times100\%=\frac{0.078\%}{65.31\%}\times100\%=0.12\%$

(3)

$$S=\sqrt{\frac{\sum_{i=1}^{n}(d_i)^2}{n-1}}=\sqrt{\frac{(0.10\%)^2+(0.08\%)^2+(0.10\%)^2+(0.09\%)^2+(0.02\%)^2}{5-1}}=0.093\%$$

(4) $RSD=\frac{S}{\bar{x}}\times100\%=\frac{0.093\%}{65.31\%}\times100\%=0.14\%$

(5) $R=x_{max}-x_{min}=65.41\%-65.21\%=65.20\%$

2. 按有效数字运算规则，计算下列算式。

(1) $213.24+18.26+4.402+0.324=213.24+18.26+4.40+0.32=236.22$

(2) $\frac{0.100\times(25.00-3.22)\times156.47}{1.00\times1000}$

$$=\frac{0.100\times(25.00-3.22)\times156.47}{1.000\times1000}=\frac{0.100\times21.8\times156}{1.00\times1.00\times10^3}=0.340$$

3. 解　已知：$\bar{x}=54.26\%$，$S=0.05\%$，$\mu=54.46\%$，$n=4$

$$\bar{d}=\frac{|\bar{x}-\mu|}{S}\times\sqrt{n}$$

$$=\frac{|54.26\%-54.46\%|}{0.05\%}\times\sqrt{4}$$

$$=8$$

根据 t 检验法，在置信度为 95%时，$t=8>t_{表}$，说明有显著性差异。

4. 解　$Q_{计}=\frac{|可疑值-相邻值|}{最大值-最小值}=\frac{|0.94-0.88|}{0.94-0.75}=0.32$

$Q_{计}=\frac{|可疑值-相邻值|}{最大值-最小值}=\frac{|0.75-0.82|}{0.94-0.75}=0.37$

如果选定置信度为 95%，查表 7-4，得 $Q_{表}=0.64$。

0.75 和 0.94 的 $Q_{计}<Q_{表}$，所以 0.75 和 0.94 应予保留。

5. 解　$n(NaOH):n(KHC_8H_4O_4)=1:1$，

$$c(NaOH)V(NaOH)=\frac{m(KHC_8H_4O_4)}{M(KHC_8H_4O_4)}$$

$m_1(KHC_8H_4O_4)=c(NaOH)V_1(NaOH)M(KHC_8H_4O_4)$

$=0.2000mol\cdot L^{-1}\times0.02500L\times204.22g\cdot mol^{-1}$

$=1.000g$

$m_2(KHC_8H_4O_4)=c(NaOH)V_2(NaOH)M(KHC_8H_4O_4)$

$=0.2000mol\cdot L^{-1}\times0.03000L\times204.22g\cdot mol^{-1}$

$=1.200g$

应取邻苯二甲酸氢钾 1.000～1.200g。

6. 解　已知 $c(HCl)=0.2600mol\cdot L^{-1}$，$V(HCl)=25.00mL$，$c(NaOH)=0.245mol\cdot L^{-1}$，$V(NaOH)=7.25mL$，$m(S)=0.2600g$，$M(Na_2CO_3)=106.0g\cdot moL^{-1}$

反应式：　$CaCO_3+2HCl \rightleftharpoons CaCl_2+H_2O+CO_2$

$n(CaCO_3):n(HCl)=1:2$

$HCl+NaOH \rightleftharpoons NaCl+H_2O$

$c'(HCl)V'(HCl)=c(NaOH)V(NaOH)$

所以　$n(HCl)=c(HCl)V(HCl)-c'(HCl)V'(HCl)$

$$w(CaCO_3)=\frac{b}{t}\times\frac{n(HCl)M(CaCO_3)\times10^{-3}}{m(S)}\times100\%$$

$$=\frac{1}{2}\times\frac{(0.2600\times25.00-0.245\times7.25)\times106.0\times10^{-3}}{0.2600}\times100\%$$

$$=96.3\%$$

7. 解 已知 $T(Fe^{2+}/KMnO_4)=0.1117g\cdot mL^{-1}$，$V(KHC_2O_4\cdot H_2C_2O_4)=1.00mL$，$V(KMnO_4)=0.20mL$，$c(NaOH)=0.200mol\cdot L^{-1}$

$n(Fe^{2+}):n(KMnO_4)=5:1$

$n(KHC_2O_4\cdot H_2C_2O_4):n(KMnO_4)=5:4$

$n(NaOH):n(KHC_2O_4\cdot H_2C_2O_4)=3:1$

$$c(KMnO_4)=\frac{T(Fe^{2+}/KMnO_4)\times10^3}{M(Fe^{2+})}\times\frac{1}{5}$$

$$=\frac{0.1117\times10^3}{55.84}\times\frac{1}{5}$$

$$=0.4000(mol\cdot L^{-1})$$

$$c(KHC_2O_4\cdot H_2C_4O_4)=\frac{c(KMnO_4)\times V(KMnO_4)}{V(KHC_2O_4\cdot H_2C_2O_4)}\times\frac{5}{4}$$

$$=\frac{0.4000\times0.20}{1.000}\times\frac{5}{4}$$

$$=0.1000(mol\cdot L^{-1})$$

$$V(NaOH)=\frac{c(KHC_2O_4\cdot H_2C_2O_4)\times V(KHC_2O_4\cdot H_2C_2O_4)}{c(NaOH)}\times\frac{3}{1}$$

$$=\frac{0.1000\times1.00}{0.200}\times\frac{3}{1}$$

$$=1.50(mL)$$

课题八 滴定分析法

一、选择题

1. B；2. A；3. C；4. C；5，D；6. D；7. A；8. C

二、多选题

1. AC；2. ABC；3. AE；4. ABCE；5. BCDE；6. BC；7. ABCD

三、判断题

1. 错；2. 对；3. 对；4. 错；5. 对；6. 错

课题九 非水溶液滴定法

一、选择题

1. A 2. B 3. D 4. A 5. D 6. C 7. C 8. D

二、填空题

1. 非水酸碱滴定法，非水氧化还原滴定法，非水沉淀滴定法，非水配位滴定法。

2. 酸性溶剂，碱性溶剂，两性溶剂。

课题十　重量分析法

一、填空题

1. 称量　分离　称量

2. 相同　不同　$CaC_2O_4 \cdot H_2O$　CaO

3. 稀、热、慢、搅、陈

二、选择题

1. D　2. A

三、判断题

1. √　3. √

四、计算题

1. (1)0.4900g　(2)90.0%

课题十一　认识有机化合物

一、选择题

1. B　2. D

二、写出下列各化合物的结构式，假如某个名称违反系统命名原则，予以更正

1. 名称改为2,2-二甲基丁烷。$CH_3C(CH_3)_2CH_2CH_3$

2. $CH_3CH(CH_3)CH_2CH(CH_3)CH(CH_2)_3CH_3$（CH 上连 $CH(CH_3)_2$）　3. $CH_3C(CH_3)_2CH(CH_3)CH_2CH_3$

4. $(CH_3)_2CHCH_2C(CH_3)(C_2H_5)C(CH_3)_2CH_2CH_3$

5. $CH_3CH_2CH(CH_3)CH(CH_3)CH(C_2H_5)(CH_2)_4CH_3$

6. 名称改为2,3,3-三甲基戊烷 $CH_3CH(CH_3)C(CH_3)_2CH_2CH_3$

7. 名称改为2,3,5-三甲基庚烷 $CH_3CH(CH_3)CH(CH_3)CH_2CH(CH_3)CH_2CH_3$

8. 名称改为4,4-二甲基-5-乙基辛烷

$$CH_3CH_2CH_2C(CH_3)_2CH(C_2H_5)CH_2CH_2CH_3$$

9. $CH_2{=}C(Cl)CH_2CH{=}CH_2$（第二个碳上连 Cl）

三、写出下列化合物的结构式

1. 邻硝基苯甲酸　2. 1，1-二苯基乙烷　3. 2，4，4-三甲基-6-溴庚烷　4. 2，4-二甲基-2-戊醇　5. 邻氯苯酚　6. 甲基烯丙基醚　7. 甲基（2-环己）乙基醚　8. 2，4-二甲基己醛　9. 3-甲基-3-丁烯酸　10. 4-甲氧基-2-氯丁酸

四、标出下列烷烃分子中的伯、仲、叔、季碳原子（分别用1、2、3、4表示）

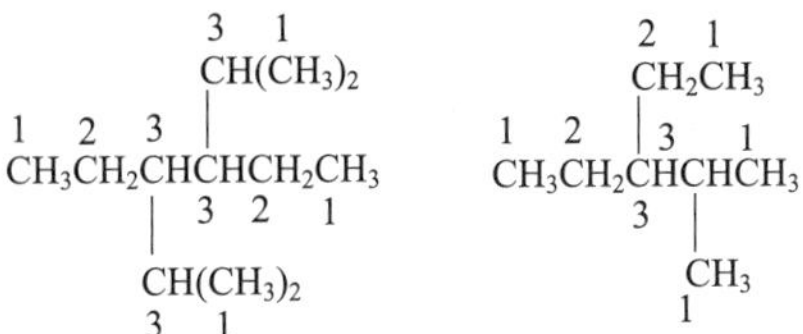

五、写出符合下列条件的 C_5H_{12} 的烷烃构造式

1. $C(CH_3)_4$　2. $CH_3CH(CH_3)CH_2CH_3$　3. $CH_3(CH_2)_3CH_3$

六、指出下列各化合物所含官能团的名称

1. 碳碳双键 2. 卤原子 3. 醇羟基 4. 醛基 5. 酮基 6. 羧基 7. 氨基 8. 碳碳三键

七、根据碳是四价，氢是一价，氧是二价，把下列分子式写成任何一种可能的构造式

1. $CH_3CH_2CH_3$

2. $CH_3CH_2CH_2OH$ $CH_3CH(CH_3)OH$ $CH_3OCH_2CH_3$

3. $CH_2{=\!=}CHCH_2CH_3$ $CH_3CH{=\!=}CHCH_3$ $CH_2{=\!=}C(CH_3)CH_3$

CH_2—CH_2 / CH_2—CH_2（环丁烷）

课题十二 认识有机化合物的结构

一、选择题

1. B 2. D 3. B 4. A 5. D 6. B

二、排序题

1. 由高到低：正癸烷、正庚烷、正己烷、2-甲基戊烷、2,2-二甲基丁烷
2. 由大到小：对硝基苯酚、对氯苯酚、对甲基苯酚、对氨基苯酚
3. 由大到小：环己烷和环戊烷、环丁烷、环丙烷
4. 由大到小：邻氟苯甲酸、邻氯苯甲酸、邻碘苯甲酸、邻甲氧基苯甲酸

三、根据系列名称写出相应的构造式，并指出哪些物质是同系物，哪些互为同分异构体

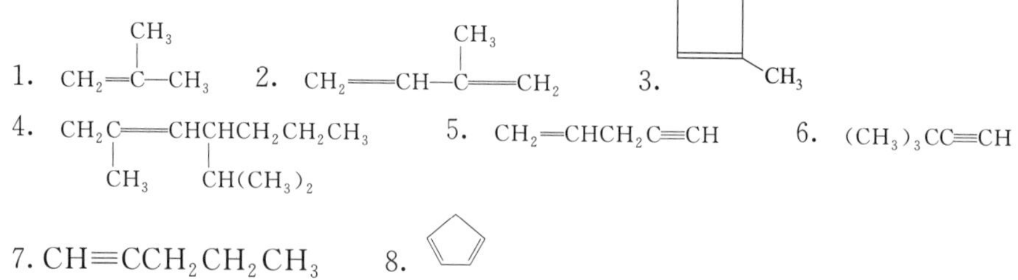

其中属于同系物的是1与4，6与7；属于同分异构体的是2、3、7。

四、简答题

1. 略（太多）。

2. $CH_3CH_2CH_2CH_2CHO$ 戊醛；$CH_3CH_2CH_2(CH_3)CHO$ 2-甲基丁醛；$CH_3CH(CH_3)CH_2CHO$ 3-甲基丁醛；$CH_3C(CH_3)_2CHO$ 2，2-二甲基丙醛；$CH_3COCH_2CH_2CH_3$ 2-戊酮；$CH_3CH_2COCH_2CH_3$ 3-戊酮；$CH_3COCH(CH_3)_2$ 3-甲基-2-丁酮。

课题十三 认识重要有机反应

一、选择题

1. B 2. D 3. B 4. C 5. D

二、排序题

1. 发生亲电取代反应的活性次序由大到小：苯酚、苯甲醚、苯、氯苯、硝基苯。
2. 亲核性由强到弱：R—I、R—Br、R—Cl。

3. 出现浑浊快慢排序：2-甲基-2-丙醇、3-戊醇、2-丁醇、1-丁醇。

4. 水解反应速率由快到慢排序：对硝基乙酸苯酯、乙酸苯酯、对甲基乙酸苯酯、对氨基乙酸苯酯。

5. 水解反应速率由快到慢排序：CH_3COCl、乙酸酐、CH_3COOCH_3、CH_3CONH_2。

三、鉴别下列物质

1. 正氯丁烷、正碘丁烷、己烷和环己烯

分别取四种有机物加入硝酸银的醇溶液，产生白色沉淀的是正氯丁烷；产生黄色沉淀的是正碘丁烷。分别取两种没有反应的有机物，加入溴的四氯化碳溶液，褪色的是环己烯，没有变化的是己烷。

2. 环丙烷、丙烯和丙炔

分别取三种有机物，加入硝酸银的氨溶液，有白色沉淀出现的是丙炔。再分别取另外两种溶液，加入高锰酸钾酸性溶液，能使高锰酸钾溶液颜色褪去的是丙烯，没有明显变化的是环丙烷。

3. 甲酸、乙酸

取两种有机物分别加入银氨溶液，有白色沉淀出现的是甲酸，没有明显变化的是乙酸。

4. $CH_3CH_2OCH_2CH_3$、$CH_3CH_2CH_2CH_2OH$、$CH_3(CH_2)_4CH_3$

分别取三种有机物，加入金属钠，有气体放出的是 $CH_3CH_2CH_2CH_2OH$。再分别取另外两种没有变化的有机物，加入浓盐酸，出现分层现象的是 $CH_3(CH_2)_4CH_3$，没有明显变化的是 $CH_3CH_2OCH_2CH_3$。

5. CH_3CH_2Br、CH_3CH_2OH

分别取 2 种有机物，加入硝酸银的氨溶液，有淡黄色沉淀出现的是 CH_3CH_2Br；另一种是 CH_3CH_2OH。

四、完成反应方程式

1. $CH_3CH(CH_3)—CH═CH_2 + HBr \longrightarrow CH_3CH(CH_3)—CH(Br)—CH_3$

2. $HC≡CCH(CH_3)CH_3 \xrightarrow[H^+]{KMnO_4} CO_2 + CH_3CH(CH_3)COOH$

3. $CH_3CH═CHCH═CH_2 + CH_2═CH_2 \longrightarrow$ 1-甲基环己烯（CH_3 取代的环己烯）

4. $CH_2═CHCH_2Br + NaOC_2H_5 \longrightarrow CH_2═CH—CH_2—OC_2H_5 + NaBr$

5. 乙苯 + 氯代环己烷 $\xrightarrow[\triangle]{无水\ AlCl_3}$ 对环己基乙苯

6. $CH_3CH_2CH(OH)CH_3 + HCl \xrightarrow{ZnCl_2} CH_3CH_2CHClCH_3$

7. 邻甲基苯酚（OH、CH_3）$+ NaOH \longrightarrow$ 邻甲基苯酚钠（ONa、CH_3）$+ H_2O$

8. $CH_3CH_2OCH_3 + HCl \longrightarrow [CH_3CH_2O(\rightarrow H)CH_3]^+ Cl^-$

9. $CH_3CH_2CHO \xrightarrow[无水乙醚]{CH_3CH_2MgCl} CH_3CH_2CH(OMgCl)—CH_2CH_3 \xrightarrow{H_3^+O} CH_3CH_2CH(OH)CH_2CH_3$

10. 环己酮 $\xrightarrow{HCN}$ 1-羟基环己腈（OH, CN）

五、简答

① 以苯或甲苯及其他无机试剂为原料合成 邻氯苯甲酸（COOH, Cl）

甲苯（CH_3） $+Cl_2 \xrightarrow{Fe}$ 邻氯甲苯（CH_3, —Cl） $+$ 对氯甲苯（CH_3, Cl） $\xrightarrow{分离}$ 邻氯甲苯（CH_3, Cl） $\xrightarrow{氧化}$ 邻氯苯甲酸（COOH, Cl）

②化合物 （Br, H_3C, 环己烯） 发生消除反应的主要产物是什么，为什么？

（环己二烯结构），消除形成共轭二烯结构更稳定。

③ 不能。含有醇羟基能提供活性氢，使得到的格氏试剂不能稳定存在。

④ 与金属钠反应有气体生成时，是醇类。加入卢卡斯试剂，立即变浑浊的是叔醇；放置一段时间浑浊的是仲醇；加热变浑浊的是伯醇。

⑤ 不一定。甲酸由于含有醛基也能发生银镜反应。

六、①D；②A；③B；④C。

参　考　文　献

[1] 国家药典委员会．中华人民共和国药典（2015 版，一部，四部）[S]．北京：中国医药科技出版社，2015.

[2] 崔德福．药剂学 [M]．7 版．北京：人民卫生出版社，2015.

[3] 蔡自由，叶国华．无机化学 [M]．3 版．北京：中国医药科技出版社，2017.

[4] 冉启文，黄月君．分析化学 [M]．3 版．北京：中国医药科技出版社，2017.

[5] 胡云昌．药用化学基础 [M]．北京：化学工业技出版社，2009.

[6] 陈任宏，董会钰，潘育方．药用基础化学 [M]．北京：化学工业技出版社，2018.

[7] 华中师范大学，东北师范大学，陕西师范大学，北京师范大学．分析化学（第 3 版上册）[M]．北京：高等教育出版社，2005.

[8] 赵斌．药物检验工培训教程 [M]．北京：化学工业出版社，2012.

[9] 俞晨秀，周建庆．药用基础化学实训 [M]．南京：东南大学出版社，2013.

[10] 张国升，吴培云．药用基础实验化学 [M]．北京：科学出版社，2007.

[11] 徐晶，谭洪辰，杜学勤．药品分析检验实验操作技术 [M]．北京：北京科学技术出版社，2016.

[12] 方宾，王伦．化学实验（上册）[M]．北京：高等教育出版社，2003

[13] 郝向荣，黄月君．基础化学实验操作技术 [M]．北京：北京科学技术出版社，2016.

[14] 游效曾，孟庆金，韩万书．配位化学进展 [M]．北京：高等教育出版社，2000.

[15] 吉林大学，武汉大学，南开大学．无机化学 [M]．3 版．北京：高等教育出版社，2015.

[16] 叶芬霞．无机及分析化学 [M]．2 版．北京：高等教育出版社，2014.

元素周期表

IUPAC 2013

原子序数 / 元素符号 / 元素名称 / 价层电子构型 / 原子量	说明
+2 +3 +4 +5 +6	氧化态(单质的氧化态为0，未列入；常见的为红色)
95	原子序数
Am	元素符号(红色的为放射性元素)
镅▲	元素名称(注▲的为人造元素)
$5f^7 7s^2$	价层电子构型
243.06138(2)✦	以 ^{12}C=12为基准的原子量(注✦的是半衰期最长同位素的原子量)

s区元素　p区元素　d区元素　ds区元素　f区元素　稀有气体

族/周期	1 ⅠA	2 ⅡA	3 ⅢB	4 ⅣB	5 ⅤB	6 ⅥB	7 ⅦB	8 ⅧB(Ⅷ)	9 ⅧB(Ⅷ)	10 ⅧB(Ⅷ)	11 ⅠB	12 ⅡB	13 ⅢA	14 ⅣA	15 ⅤA	16 ⅥA	17 ⅦA	18 ⅧA(0)	电子层
1	−1 +1 1 **H** 氢 $1s^1$ 1.008																	2 **He** 氦 $1s^2$ 4.002602(2)	K
2	+1 3 **Li** 锂 $2s^1$ 6.94	+2 4 **Be** 铍 $2s^2$ 9.0121831(5)											+3 5 **B** 硼 $2s^2 2p^1$ 10.81	−4 +2 +4 6 **C** 碳 $2s^2 2p^2$ 12.011	−3 −2 −1 +1 +2 +3 +4 +5 7 **N** 氮 $2s^2 2p^3$ 14.007	−2 −1 8 **O** 氧 $2s^2 2p^4$ 15.999	−1 9 **F** 氟 $2s^2 2p^5$ 18.998403163(6)	10 **Ne** 氖 $2s^2 2p^6$ 20.1797(6)	L K
3	−1 +1 11 **Na** 钠 $3s^1$ 22.98976928(2)	+2 12 **Mg** 镁 $3s^2$ 24.305											+3 13 **Al** 铝 $3s^2 3p^1$ 26.9815385(7)	−4 +2 +4 14 **Si** 硅 $3s^2 3p^2$ 28.085	−3 −2 +1 +3 +5 15 **P** 磷 $3s^2 3p^3$ 30.973761998(5)	−2 +2 +4 +6 16 **S** 硫 $3s^2 3p^4$ 32.06	−1 +1 +3 +5 +7 17 **Cl** 氯 $3s^2 3p^5$ 35.45	18 **Ar** 氩 $3s^2 3p^6$ 39.948(1)	M L K
4	−1 +1 19 **K** 钾 $4s^1$ 39.0983(1)	+2 20 **Ca** 钙 $4s^2$ 40.078(4)	+3 21 **Sc** 钪 $3d^1 4s^2$ 44.955908(5)	−1 0 +2 +3 +4 22 **Ti** 钛 $3d^2 4s^2$ 47.867(1)	0 ±1 +2 +3 +4 +5 23 **V** 钒 $3d^3 4s^2$ 50.9415(1)	−3 0 ±1 ±2 +3 +4 +5 +6 24 **Cr** 铬 $3d^5 4s^1$ 51.9961(6)	−2 0 ±1 +2 ±3 +4 +5 +6 +7 25 **Mn** 锰 $3d^5 4s^2$ 54.938044(3)	−2 0 ±1 +2 +3 +4 +5 +6 26 **Fe** 铁 $3d^6 4s^2$ 55.845(2)	0 ±1 +2 +3 +4 +5 27 **Co** 钴 $3d^7 4s^2$ 58.933194(4)	0 ±1 +2 +3 +4 28 **Ni** 镍 $3d^8 4s^2$ 58.6934(4)	+1 +2 +3 +4 29 **Cu** 铜 $3d^{10} 4s^1$ 63.546(3)	+1 +2 30 **Zn** 锌 $3d^{10} 4s^2$ 65.38(2)	+1 +3 31 **Ga** 镓 $4s^2 4p^1$ 69.723(1)	+2 +4 32 **Ge** 锗 $4s^2 4p^2$ 72.630(8)	−3 +3 +5 33 **As** 砷 $4s^2 4p^3$ 74.921595(6)	−2 +2 +4 +6 34 **Se** 硒 $4s^2 4p^4$ 78.971(8)	−1 +1 +3 +5 +7 35 **Br** 溴 $4s^2 4p^5$ 79.904	+2 +4 36 **Kr** 氪 $4s^2 4p^6$ 83.798(2)	N M L K
5	−1 +1 37 **Rb** 铷 $5s^1$ 85.4678(3)	+2 38 **Sr** 锶 $5s^2$ 87.62(1)	+3 39 **Y** 钇 $4d^1 5s^2$ 88.90584(2)	+1 +2 +3 +4 40 **Zr** 锆 $4d^2 5s^2$ 91.224(2)	0 ±1 +2 +3 +4 +5 41 **Nb** 铌 $4d^4 5s^1$ 92.90637(2)	0 ±1 ±2 +3 +4 +5 +6 42 **Mo** 钼 $4d^5 5s^1$ 95.95(1)	0 ±1 +2 +3 +4 +5 +6 +7 43 **Tc** 锝▲ $4d^5 5s^2$ 97.90721(3)✦	0 +1 ±2 +3 +4 +5 +6 +7 +8 44 **Ru** 钌 $4d^7 5s^1$ 101.07(2)	0 ±1 +2 +3 +4 +5 +6 45 **Rh** 铑 $4d^8 5s^1$ 102.90550(2)	0 +1 +2 +3 +4 46 **Pd** 钯 $4d^{10}$ 106.42(1)	+1 +2 +3 47 **Ag** 银 $4d^{10} 5s^1$ 107.8682(2)	+1 +2 48 **Cd** 镉 $4d^{10} 5s^2$ 112.414(4)	+1 +3 49 **In** 铟 $5s^2 5p^1$ 114.818(1)	+2 +4 50 **Sn** 锡 $5s^2 5p^2$ 118.710(7)	−3 +3 +5 51 **Sb** 锑 $5s^2 5p^3$ 121.760(1)	−2 +2 +4 +6 52 **Te** 碲 $5s^2 5p^4$ 127.60(3)	−1 +1 +3 +5 +7 53 **I** 碘 $5s^2 5p^5$ 126.90447(3)	+2 +4 +6 +8 54 **Xe** 氙 $5s^2 5p^6$ 131.293(6)	O N M L K
6	−1 +1 55 **Cs** 铯 $6s^1$ 132.90545196(6)	+2 56 **Ba** 钡 $6s^2$ 137.327(7)	57~71 **La~Lu** 镧系	+1 +2 +3 +4 72 **Hf** 铪 $5d^2 6s^2$ 178.49(2)	0 ±1 +2 +3 +4 +5 73 **Ta** 钽 $5d^3 6s^2$ 180.94788(2)	0 ±1 ±2 +3 +4 +5 +6 74 **W** 钨 $5d^4 6s^2$ 183.84(1)	0 ±1 +2 +3 +4 +5 +6 +7 75 **Re** 铼 $5d^5 6s^2$ 186.207(1)	0 +1 ±2 +3 +4 +5 +6 +7 +8 76 **Os** 锇 $5d^6 6s^2$ 190.23(3)	0 ±1 +2 +3 +4 +5 +6 77 **Ir** 铱 $5d^7 6s^2$ 192.217(3)	0 +2 +3 +4 +5 +6 78 **Pt** 铂 $5d^9 6s^1$ 195.084(9)	+1 +2 +3 +5 79 **Au** 金 $5d^{10} 6s^1$ 196.966569(5)	+1 +2 +3 80 **Hg** 汞 $5d^{10} 6s^2$ 200.592(3)	+1 +3 81 **Tl** 铊 $6s^2 6p^1$ 204.38	+2 +4 82 **Pb** 铅 $6s^2 6p^2$ 207.2(1)	−3 +3 +5 83 **Bi** 铋 $6s^2 6p^3$ 208.98040(1)	−2 +2 +3 +4 +6 84 **Po** 钋 $6s^2 6p^4$ 208.98243(2)✦	±1 +5 +7 85 **At** 砹 $6s^2 6p^5$ 209.98715(5)✦	+2 86 **Rn** 氡 $6s^2 6p^6$ 222.01758(2)✦	P O N M L K
7	+1 87 **Fr** 钫▲ $7s^1$ 223.01974(2)✦	+2 88 **Ra** 镭 $7s^2$ 226.02541(2)✦	89~103 **Ac~Lr** 锕系	104 **Rf** 𬬻▲ $6d^2 7s^2$ 267.122(4)✦	105 **Db** 𬭊▲ $6d^3 7s^2$ 270.131(4)✦	106 **Sg** 𬭳▲ $6d^4 7s^2$ 269.129(3)✦	107 **Bh** 𬭛▲ $6d^5 7s^2$ 270.133(2)✦	108 **Hs** 𬭶▲ $6d^6 7s^2$ 270.134(2)✦	109 **Mt** 鿏▲ $6d^7 7s^2$ 278.156(5)✦	110 **Ds** 𫟼▲ 281.165(4)✦	111 **Rg** 𬬭▲ 281.166(6)✦	112 **Cn** 鿔▲ 285.177(4)✦	113 **Nh** 鿭▲ 286.182(5)✦	114 **Fl** 𫓧▲ 289.190(4)✦	115 **Mc** 镆▲ 289.194(6)✦	116 **Lv** 𫟷▲ 293.204(4)✦	117 **Ts** 鿬▲ 293.208(6)✦	118 **Og** 鿫▲ 294.214(5)✦	Q P O N M L K

★ 镧系	+3 57 **La** ★ 镧 $5d^1 6s^2$ 138.90547(7)	+2 +3 +4 58 **Ce** 铈 $4f^1 5d^1 6s^2$ 140.116(1)	+3 +4 59 **Pr** 镨 $4f^3 6s^2$ 140.90766(2)	+2 +3 +4 60 **Nd** 钕 $4f^4 6s^2$ 144.242(3)	+3 61 **Pm** 钷▲ $4f^5 6s^2$ 144.91276(2)✦	+2 +3 62 **Sm** 钐 $4f^6 6s^2$ 150.36(2)	+2 +3 63 **Eu** 铕 $4f^7 6s^2$ 151.964(1)	+3 64 **Gd** 钆 $4f^7 5d^1 6s^2$ 157.25(3)	+3 +4 65 **Tb** 铽 $4f^9 6s^2$ 158.92535(2)	+3 +4 66 **Dy** 镝 $4f^{10} 6s^2$ 162.500(1)	+3 67 **Ho** 钬 $4f^{11} 6s^2$ 164.93033(2)	+3 68 **Er** 铒 $4f^{12} 6s^2$ 167.259(3)	+2 +3 69 **Tm** 铥 $4f^{13} 6s^2$ 168.93422(2)	+2 +3 70 **Yb** 镱 $4f^{14} 6s^2$ 173.045(10)	+3 71 **Lu** 镥 $4f^{14} 5d^1 6s^2$ 174.9668(1)
★ 锕系	+3 89 **Ac** ★ 锕 $6d^1 7s^2$ 227.02775(2)✦	+3 +4 90 **Th** 钍 $6d^2 7s^2$ 232.0377(4)	+3 +4 +5 91 **Pa** 镤 $5f^2 6d^1 7s^2$ 231.03588(2)	+2 +3 +4 +5 +6 92 **U** 铀 $5f^3 6d^1 7s^2$ 238.02891(3)	+3 +4 +5 +6 +7 93 **Np** 镎 $5f^4 6d^1 7s^2$ 237.04817(2)✦	+3 +4 +5 +6 +7 94 **Pu** 钚 $5f^6 7s^2$ 244.06421(4)✦	+2 +3 +4 +5 +6 95 **Am** 镅▲ $5f^7 7s^2$ 243.06138(2)✦	+3 +4 96 **Cm** 锔▲ $5f^7 6d^1 7s^2$ 247.07035(3)✦	+3 +4 97 **Bk** 锫▲ $5f^9 7s^2$ 247.07031(4)✦	+2 +3 +4 98 **Cf** 锎▲ $5f^{10} 7s^2$ 251.07959(3)✦	+2 +3 99 **Es** 锿▲ $5f^{11} 7s^2$ 252.0830(3)✦	+2 +3 100 **Fm** 镄▲ $5f^{12} 7s^2$ 257.09511(5)✦	+2 +3 101 **Md** 钔▲ $5f^{13} 7s^2$ 258.09843(3)✦	+2 +3 102 **No** 锘▲ $5f^{14} 7s^2$ 259.1010(7)✦	+3 103 **Lr** 铹▲ $5f^{14} 6d^1 7s^2$ 262.110(2)✦